XAVIER GARCÍA

La hiperescolarización de los niños

Guías para padres

Últimos títulos publicados

20. J. Pearce - *Peleas y provocaciones*
21. J. Pearce - *Buenos hábitos y malos hábitos*
22. B. M. Spock - *Un mundo mejor para nuestros hijos*
23. J. Potter - *La naturaleza explicada a los niños en pocas palabras*
24. P. Statman - *Niños a salvo de un mundo inseguro*
25. F. Dolto - *La causa de los niños*
26. D. Fleming - *Cómo dejar de pelearse con su hijo adolescente*
27. F. Dolto - *¿Cómo educar a nuestros hijos?*
28. S. I. Greenspan y N. T. Greenspan - *Las primeras emociones*
29. F. Dolto - *Cuando los padres se separan*
30. F. Dolto - *Trastornos de la infancia*
31. R. Woolfson - *El lenguaje corporal de tu hijo*
32. T. B. Brazelton - *El saber del bebé*
33. B. Zukunft-Huber - *El desarrollo sano durante el primer año de vida*
34. F. Dolto - *El niño y la familia*
35. S. Siegel - *Su hijo adoptado*
36. T. Grandin - *Atravesando las puertas del autismo*
37. C. S. Kranowitz - *101 actividades para entretener a tu hijo en lugares cerrados*
38. F. Dolto - *La educación en el núcleo familiar*
39. J. G. Fitzpatrick - *Cuentos para leer en familia*
40. R. A. Barkley - *Niños hiperactivos*
41. D. N. Stern - *Diario de un bebé*
42. D. N. Stern y otros - *El nacimiento de una madre*
43. G. Nagel - *El tao de los padres*
44. P. Ekman - *Por qué mienten los niños*
45. R. Schwebel - *Cómo tratar con sus hijos el tema del alcohol y las drogas*
46. F. Dolto - *Las etapas de la infancia*
47. J. Natanson - *Aprender jugando*
48. R. A. Barkley y C. M. Benton - *Hijos desafiantes y rebeldes*
49. L. Britton - *Montessori. Jugar y aprender*
50. L. Lawrence - *Ayude a sus hijos a leer y escribir con el método Montessori*
51. A. Gesell - *El niño de 1 a 4 años*
52. A. Gesell - *El niño de 5 y 6 años*
53. A. Gesell - *El niño de 7 y 8 años*
54. A. Gesell - *El niño de 9 y 10 años*
55. A. Gesell - *El niño de 11 y 12 años*
56. A. Gesell - *El niño de 13 y 14 años*
57. A. Gesell - *El adolescente de 15 y 16 años*
58. R. Pérez Simó - *El desarrollo emocional de tu hijo*
59. M. Borba - *La autoestima de tu hijo*
61. G. Pinto y M. Feldman - *Homeopatía para niños*
62. L. Lipkin - *Aprender a educar con cuentos*
63. M. Stanton - *Convivir con el autismo*
64. K. Miller - *Cosas que hacer para entretener a tu bebé*
65. Ch. Rogers y G. Dolva - *Nuestra hija tiene síndrome de Down*
66. A. Rosenfeld y N. Wise - *La hiperescolarización de los niños*

Alvin Rosenfeld y Nicole Wise

La hiperescolarización de los niños

Las actividades extraescolares, una presión añadida para tus hijos

PAIDÓS
Barcelona
Buenos Aires
México

Título original: *The Over-Scheduled Child*
Publicado en inglés, en 2001, por St. Martin's Griffin, Nueva York

Traducción de Roc Filella Escolà

Cubierta de Julio Vivas

ISBN: 84-493-1281-7
Depósito legal: B. 31.072/2002

Impreso en Novagràfic, S.L.
Vivaldi, 5 - 08110 Montcada i Reixac (Barcelona)

Impreso en España - Printed in Spain

A mi amada esposa, Dorothy, que tanto ha enriquecido y llenado mi vida y la ha convertido en algo que merece la pena; y a mis queridos hijos, Lisa, Sam y Mike, que me han enseñado del amor, del oficio de padre, de los hijos y de mí mismo mucho más de lo que jamás pudiera hacerlo texto alguno.

ALVIN ROSENFELD

A Ian, Devin, Bradley y Holly Sloss, con todo mi cariño.

NICOLE WISE

Sumario

Agradecimientos

Se necesitaría mucho espacio para dar las gracias a todos los familiares, amigos y pacientes que me ayudaron a concebir este libro y me animaron a terminarlo. Quisiera mencionar a unas pocas personas cuya ayuda fue de particular importancia. Quiero dar las gracias póstumamente a mi amigo Bruno Bettelheim, cuyas opiniones sobre los niños y sobre lo que necesitan para crecer sanos se han ido fundiendo tanto con mis propias ideas que no sabría decir exactamente dónde acaban las de uno y empiezan las del otro. Sé que sus ideas tiñen este libro y recuerdo también que decía que las ideas son propiedad de todos, de modo que no tengo que poner ninguna nota a pie de página siempre que me sirva de sus pensamientos. Mis amigos leyeron toda la obra y me hicieron muchas y valiosas sugerencias, que la han mejorado enormemente. Debbie Cohen, Jeff De Teso, el rabino Joshua Hammerman, Robert Kavet, los doctores Arnie y Gail Korval, Lisa Lee Morgan, Patty Nizlik, la doctora Beth Sackler, Margie Smith, Bill y Elissa Tinsman, y Peter Winn, todos ellos me hicieron comentarios estupendos sobre la marcha. Quiero dar las gracias también a mis pacientes, una fuente inagotable de inspiración e ideas y un ejemplo sorprendente de coraje, empeño y espíritu y tenacidad humanos. Steve Cohen y nuestra correctora, Jennifer Weis, de St. Martin's Press, han sido nuestros amigos y abogados, por lo que les estoy profundamente agradecido. Y sin el apoyo, el cariño y la comprensión de mi amada esposa Dorothy y mis maravillosos hijos Lisa, Sam y Mike, nunca habría podido conceptualizar este libro, y mucho menos terminarlo.

ALVIN ROSENFELD

Debo dar las gracias a muchas más personas de las que puedo relacionar, pero quisiera hacerlo expresamente a aquellas cuya ayuda ha sido especialmente importante. En primer lugar, y sobre todo, a mi marido, Bob Sloss, no sólo por su apoyo, sino también por sus muchas formas de ayudarme a mejorar este libro. Mi hijo Ian y mi hija Devin me ofrecieron un apoyo técnico inestimable; ellos dos y sus hermanos pequeños, Brad y Holly, merecen mi agradecimiento por comprender la extraña paradoja de tener una madre inasequible demasiado a menudo, distraída en la redacción de un libro que, en todos los sentidos, estaba inspirado en el profundo amor que les tengo.

Quisiera manifestar mi más sincero agradecimiento a Marie Faust Evitt y a Maxene Mulford, no sólo por su inteligente trabajo de corrección, sino también por su ánimo inagotable. Ed Barbieri, Sue Stoga y Leona Lobell Torkelson aportaron una perspectiva profesional que aprecio. Maida Webster merece que se le reconozca el mérito de algunas ideas que son esenciales en esta obra (y más). Mis hermanas, Valerie McDonald y Clair Wise me ayudaron mucho más de lo que imaginan; mis padres, Jake y Linda Wise siempre me han animado. También quisiera dar las gracias a mis buenos amigos —Valerie Law, Mary March, Kiki Cook, Bess Wareing y Vicki Harris— por haber leído diversos fragmentos y distintas versiones, y por un interés y un apoyo que me han parecido ilimitados.

NICOLE WISE

Prólogo

Lo que sigue es un libro importante, franco, interesante y atractivo, obra lúcida de un padre y una madre: Alvin Rosenfeld y Nicole Wise. Nos dan sus muchos conocimientos y su inteligencia psicológica. Quieren animarnos a quienes estamos criando hijos a detenernos a pensar qué deseamos para ellos, por no hablar de nosotros mismos, como madres y padres. Los autores son serios y reflexivos, pero también precavidos; saben de nuestras ansias de «asesoramiento» —cuanto más, mejor— de diversos «especialistas» y saben cuánto deseamos los consejos, las sugerencias, las recomendaciones y las observaciones autorizadas de alguien superior, hasta el punto de que hoy prácticamente no existe ningún aspecto de la vida familiar que no sea excusa para la orientación, cuando no para una total imposición, muchas veces dictadas en nombre de la ciencia o la medicina. Pero afortunadamente estamos ante dos autores que se abstienen de dictámenes simplistas, que llegan incluso a defender la ironía, en el convencimiento de que todos nosotros, como adultos o como niños, merecemos que se reconozca de forma general y continua la complejidad psicológica de las cosas, los misterios y las paradojas, las sorpresas y las decepciones que sin duda nos acompañan, aunque con todas nuestras fuerzas intentemos controlar nuestra vida, prever los problemas y pensar en cómo podríamos comportarnos mejor de como parece que nos comportamos.

En cierto sentido, pues, este libro pretende ser el compañero de quienes escuchamos sus llamamientos y atendemos sus mensajes, que, en su conjunto, nos dicen que nos detengamos a reflexionar, no sólo sobre nuestros hijos y, evidentemente, sobre nosotros mismos, como padres, sino sobre el mundo en el que vivimos: los valores sociales y los hábitos culturales, las actitudes del espíritu y el corazón que no dejan de imponer su presencia diaria y de persuadirnos, tentarnos e incluso convertirnos en personas que quizá no querríamos ser —todo ello hecho, lamentablemente con demasiada frecuencia, «por los hijos», una frase que persigue a tantos adultos cuando contemplan a sus chicos en casa o en cualquier otro sitio—. Huelga decir que ésta es la razón de que acudamos a una obra como ésta. En efecto, queremos acertar con nuestros hijos, hacer por ellos cuanto podamos. Por otro lado, muy a menudo nos preocupa que lo que nosotros pensamos que podemos hacer, o lo que *realmente* podemos hacer, tal vez no sea suficiente, y por eso acudimos a otras personas: a los amigos y vecinos, a personas religiosas que conocemos, a los profesores, y en estos tiempos, a hombres y mujeres que expresan sus ideas en libros, a médicos como el doctor Rosenfeld, psiquiatra infantil, o a escritores como Nicole Wise, que ha dedicado mucho tiempo a intentar exponer, en un lenguaje sencillo pero convincente, lo que se sabe sobre los jóvenes y sobre quienes tratan de educarles. Estos dos contemporáneos nuestros nos tienden la mano en las páginas que siguen. Nos cuentan lo que han descubierto, lo que a ellos les ha ido bien y lo que les preocupa porque ellos mismos han ido cumpliendo con sus obligaciones paternas y, también, han realizado su trabajo observando a otras personas con preocupaciones similares.

El resultado es un hallazgo extraordinario y absorbente que aguarda al lector, un encuentro entre los autores y nosotros, los que tratamos de criar con acierto a nuestros hijos, pero que a menudo y con razón nos sentimos apremiados a hacer todo lo que esté en nuestras manos y que también nos damos cuenta de los peligros que pueden acecharnos cuando olvidamos qué queremos, de verdad y en última instancia, de nuestros hijos. Y en esto es en lo que este libro pretende ayudarnos: parémonos a pensar, detengámonos y preguntémonos, para que, como miembros de una familia y una nación, dispongamos de nuevas ideas sobre adónde esperamos dirigirnos y por qué.

ROBERT COLES

Introducción

Hace varios años empezamos a escribir *Los hiperpadres: ¿perjudicamos a los hijos con nuestro excesivo celo?*, que ahora se publica con el título *La hiper-escolarización de los niños: las actividades extraescolares, una presión añadida para tus hijos.* Sabíamos que educar a toda una familia podía ser algo más agradable y que a nuestros hijos les iría mejor en todos los sentidos si los padres se retiraran un poco, frenaran y no se apresuraran tanto. Nuestro convencimiento se ha afianzado más aún —y, al parecer, hay otras personas que están de acuerdo con nosotros.

Nuestro libro ha sido objeto de mucha atención en el ámbito nacional e internacional. Periodistas, educadores y profesionales de la salud y el desarrollo infantiles aplauden unánimemente nuestras ideas y respaldan nuestra voluntad de ayudar a las familias a bajar el volumen y reducir la intensidad de ese ritmo tan frenético con el que muchos vivimos. Nuestro término «hiperpaternidad» es hoy un elemento de uso generalizado del vocabulario de la lengua inglesa, que se ha oído incluso en los debates del Parlamento británico.

Nos han escrito padres que solían vivir con ese ritmo desenfrenado y han reconocido en nuestro libro el mérito de enseñarles a ser más felices con sus familias y a sentirse más cómodos con sus hijos. Una madre decía: «Gracias por darme permiso para respirar». De forma simultánea e independiente, el programa «Families First» que inició en Wayzata, Minnesota, el profesor Bill Doherty, de la Universidad de Minnesota, ha impulsado a toda una comunidad a poner en práctica estos mismos principios, un esfuerzo que ha merecido la atención de todo el país.

Pero hubo una reacción que nos sorprendió. Una y otra vez, oíamos decir a los lectores que les gustaba nuestro libro, creían en su mensaje y en sus sugerencias y deseaban pasárselo a amigos y familiares, pero que tenían miedo de herir sus sentimientos. Lo que les detenía era el título del libro, no su mensaje, pero nos entristecía la idea de que, en algún sentido, nuestra obra pudiera despertar en los padres un sentimiento de culpa o ansiedad. Más que cualquier otra cosa, queremos animar a los padres, ayudarles a tranquilizarse, a confiar en sí mismos y en sus hijos, y a disfrutar más de la vida cotidiana. Como padres que hemos batallado con todas estas cosas (nos consideramos unos padres en parte recuperados de su hiperpaternidad), sabemos por experiencia que haciendo menos, en realidad, conseguimos más. Nos acerca mucho más a la meta que todos perseguimos en primer lugar: la de criar a unos hijos felices, sanos física y emocionalmente y que tengan éxito en la vida.

Ha cambiado el título del libro, pero nuestro mensaje sigue siendo el mismo. El fenómeno que hemos identificado tiene dos caras: los padres y los hijos. Los medios de comunicación se han centrado en los niños excesivamente programados, hijos de hiperpadres, por eso pensamos que otro título, que empleara una jerga cuya frecuencia iba en aumento, reflejaría mejor el mensaje de apoyo del libro.

Nuestra obra se ocupa de una forma de vida que está socavando la vida familiar actual, no sólo en Estados Unidos, sino en otros muchos países. Las buenas actitudes paternas de entrega a los hijos se han convertido en una lista incesante de cosas por hacer. La programación excesiva y la hiperpaternidad reflejan la forma en la que hoy se nos apremia a educar a nuestras familias en las revistas sobre padres, la prensa, las páginas *web* y los noticiarios. Los medios de comunicación asienten en la necesidad de disponer de tiempo para la inactividad, de «dejar que los niños sean niños», pero la aglomeración de todos los artículos y reportajes que leemos y oímos nos presiona en sentido contrario. Acosados por los mensajes de los expertos que nos dicen cuál es la forma correcta de educar a nuestros hijos, los padres y madres bienintencionados acabamos por preocuparnos por las cosas importantes y por las intrascendentes, luchando por controlar el menor detalle de la vida de nuestros chavales, empezando, a veces, antes de que nazcan.

Nos llevan a preguntarnos si un niño que no escuche a Mozart durante su infancia puede ser matemáticamente sagaz. Nos convencen de que, si nuestra hija de dieciocho meses no practica la gimnasia, es posible que no desarrolle un cuerpo armonioso ni se sienta cómoda con él, y no haga más que tropezar y dar bandazos por la vida. Hacen que nos preocupemos de que, si privamos a nuestro hijo de unas clases de natación, pueda ahogarse.

Hemos oído de padres que intentaron despejar un poco sus agendas y tuvieron que sentirse egoístas porque los hijos de otras familias de algún modo conseguían jugar a varios deportes, ir a clase de flauta y de francés avanzado, todo en una misma temporada. ¿Son mejores padres que nosotros? ¿Sus hijos tendrán alguna ventaja sobre los nuestros, hoy y en el futuro?

Como generación, los padres de hoy deseamos desesperadamente hacer lo que corresponde con nuestros hijos. Participamos de ese mensaje con las mejores intenciones. Muchas personas mayores dicen que se les crió en un entorno de benigna negligencia. Siguen debatiéndose en la pena y la inseguridad por el sentimiento de que sus padres fueron indiferentes con ellos. Esos padres, tratando de avanzar en sentido opuesto, con la firme voluntad de que sus hijos sepan lo importantes que son para ellos, sacrifican sus intereses de adultos para dar la máxima prioridad a la vida de sus hijos.

Pero ¿existe alguna prueba científica que apoye este estilo intensivo de paternidad?

¿De verdad que los padres han de romperse la cabeza por cada detalle insignificante de la vida del hijo, calculando, cuando vamos a concebirle, el mes en el que conviene que nazca para asegurarle el éxito en los estudios e inquietándonos por lo que el maestro pueda pensar de nuestra familia si ese niño lleva a una clase de preescolar un arma que lance rayos láser de juguete? ¿Es realmente aconsejable que los padres tengan que asistir a pruebas deportivas por las tardes y durante los fines de semana para asegurar que la hija de 9 años entre en el equipo de baloncesto, o que se preocupen tanto del resultado de un partido de fútbol entre alumnos de primaria como para maltratar al pequeño árbitro por algún comentario desafortunado? ¿Cómo ha llegado nuestra sociedad hasta el punto de que el entretenimiento de los niños se ha convertido en algo tan intenso que un padre de Massachusetts pueda matar a otro en una pelea por un partido de hockey entre adolescentes? Y lo más importante, ¿cuánto nos llevará recuperar una postura de equilibrio y cordura, en la que toda la familia, padres incluidos, sean más felices en la vida? De estas cuestiones trata este libro.

Todos deseamos lo mejor para nuestros hijos. Lo más frecuente es que pongamos su felicidad por delante de la nuestra —muy por delante, de hecho—. Nos entregamos por completo a su infancia, a expensas de nuestra propia vida, y esto no es bueno, ni para ellos *ni* para nosotros. Nosotros ya tuvimos nuestra infancia. Debemos dejar que nuestros hijos tengan su oportunidad para que puedan crecer y aprender de las experiencias buenas y no tan buenas de su propia vida, y así dispongan de tiempo libre para desarrollar su propia vida interior, para imaginar y crear ellos solos mundos nuevos. Al fin y al cabo, es ésta una parte importante de lo que la infancia ha de ser.

Cuando ponemos todo nuestro empeño en materializar para nuestros hijos la idea que tenemos de la infancia perfecta, perdemos de vista esa verdad esencial. En *La hiper-escolarización de los niños: las actividades extraescolares, una presión añadida para tus hijos* analizamos seriamente el grado de *híper* que, como generación, hemos alcanzado en nuestra paternidad. Identificamos las fuerzas externas e internas que conforman nuestra hiperpaternidad, y señalamos algunos puntos en los que podemos introducir cambios. Explicamos que, sorprendentemente, dedicar a nuestros hijos un tiempo improductivo resulta ser lo mejor y más constructivo que podemos hacer. Aportamos pruebas de que toda la familia se beneficia cuando los padres recuerdan su vida y dan oportunidad a sus hijos para que vivan la suya.

Nuestra hiperpaternidad nace de las mejores intenciones. Los padres de hoy no sabemos más que de obligaciones. Para nosotros, lo más importante del mundo es ser unos buenos padres: nada hay que interese más. Somos la generación mejor preparada de la historia de este país, y como tales queremos estar bien informados sobre cómo educar a los hijos para poder cumplir a la perfección con nuestro deber.

Así es como hemos llegado a prestar tanta atención a los consejos que se dan en libros, artículos, la radio y la televisión. Algunos padres persiguen cualquier información que puedan encontrar: se suscriben a diversas revistas para padres, invierten en libros sobre desarrollo infantil, asisten a cursos, seminarios y conferencias. No están seguros de poseer en sí mismos los recursos y la experiencia necesarios para educar correctamente a los hijos, por eso muchos están convencidos de que toda esta información es tan fundamental para la forma de actuar de la familia como lo son los folletos que acompañan al nuevo y caro ordenador portátil para su perfecta instalación y buen uso. Se imaginan que, si pudieran digerirla toda, sabrían exactamente cómo conseguir que su tan querido hijo rindiera a su máximo nivel.

Pese a nuestra experiencia como hijos que fuimos, muchos padres consideramos que la infancia es un territorio inexplorado. Los niños parecen muy misteriosos: ¿cuáles son los auténticos motivos de su forma de comportarse? Parece como si los buenos padres debieran saberlo todo sobre la vida de sus hijos desde el momento de su concepción. Ante la inseguridad y el miedo a cometer algún error fatal, muchos padres (y en especial los primerizos) escudriñan al detalle cada uno de los pasos de su hijo. Consultan libros sobre desarrollo infantil como si de manuales técnicos se tratara, evaluando las fases evolutivas y aterrorizándose cuando parece que el progreso del niño está un poco por debajo de lo normal. Cuando se contemplan a través de ese cristal empañado por la angustia y se analizan a la luz del éxito que deseamos para el hijo en la vida, muchos hitos llegan a parecer simples piedras colocadas en el arroyo que nos permiten saltar a la siguiente. «¡Ya gatea! ¿Cuándo crees que empezará a andar?» Nos hacemos ambiciosos. La niña reconoce las formas: «¿No leí yo en algún sitio que este tipo de reconocimiento precoz puede ser signo de talento excepcional en el área de las relaciones visuales y espaciales? Quizá sea hora de empezar a enseñarle a dibujar un círculo».

Muchos padres se inquietan cuando el desarrollo del hijo no se sitúa por encima de la curva media. Si el niño está «en la media», supongamos, a los diecisiete meses, se sienten muy avergonzados y temen que le aguarde una vida de baja estima, un empleo mal remunerado en algún tipo de trabajo que consideran indeseable. Si en algún aspecto particular el niño se encuentra casi en el extremo inferior de la curva de desarrollo, se preguntan —y tal vez lo consulten con el pediatra— si no convendría contar con la opinión de un especialista.

Los padres suelen ser los primeros en darse cuenta de que su hijo tiene algún problema, y desde luego el profesional que mejor puede aconsejar en estos casos es el pediatra. Para algunos niños, un poco más de ayuda en los primeros momentos será decisiva. Este libro trata de otro tipo de problemas. Los autores nos dirigimos a la inmensa mayoría de padres cuyos hijos gozan de una normalidad y una salud excepcionales. Confiamos en ofrecer una perspectiva y un equilibrio diferentes, una nueva forma de entender la vida de muchos padres que han llegado a la convicción de que (como nuestra generación se enorgullece en decir) la paternidad es un trabajo a tiempo completo. Queremos acabar con el mito actual de que la evolución natural del desarrollo infantil es sinónimo de mediocridad y de que mejoraría no sólo con un entorno más rico, sino con incentivos enormes y falsos.

El hecho es que el oficio de padres *no* debería ocuparnos todo el tiempo, ni deberíamos invertir en él todo nuestro dinero y todas nuestras fuerzas. Casi todos los estadounidenses de clase media y superior ya proporcionamos a nuestros hijos un entorno rico. Comparados con nosotros, la mayor parte de los niños del mundo viven en la mayor miseria. En cierto sentido, tenemos mucha suerte en la vida. Sin embargo, en vez de agradecerlo, muchos nos sentimos angustiados, inseguros y vulnerables, completamente ajenos al hecho de que, en muchos aspectos, estamos entre las personas afortunadas de la tierra. De algún modo, hemos llegado a temer por nuestros hijos, a desconfiar de su potencial y de nuestro propio instinto. Nos da miedo que un paso en falso en su educación, un lapso momentáneo en la vigilancia o en la atención, pueda ser traumático y temible desde el punto de vista emocional —o peor aún, que sea el detonante que convierta a un hijo encantador en un monstruo sociopático—. Nuestra incertidumbre les priva de la seguridad y la confianza que se merecen.

Los padres norteamericanos se han convencido de que ya no basta con estar en la media, con ser típico, ni siquiera con ser «normal». Todos los artículos e informes refuerzan esta idea. Para preparar adecuadamente a los hijos para la imposible competitividad del nuevo milenio, se insta a los padres a que les sitúen en puestos de ventaja con respecto a sus competidores. Los medios de comunicación emplean verbos categóricos para convencer a los padres de que no sólo pueden, sino que deben hacer todo lo posible para ayudar a su hijo a destacar sobre los demás: «*Haga* más valiente a su pequeño», exhorta la revista *Parenting*. «*Construya* un chico mejor», aconseja *Newsweek*. Es como si los niños nacieran mediocres, y los padres, ajustándoles las válvulas y afinando su diseño para ayudarles a funcionar al máximo nivel, pudieran hacer de ellos unas personas capaces de conseguir todo lo que se propusieran.

Es algo que parece razonable, dado el espectacular progreso científico y tecnológico del que oímos hablar todos los días. ¿Por qué no utilizar la ciencia —todas esas novedades que descubren los psiquiatras infantiles y juveniles, los especialistas en psicología evolutiva, los estudiosos académicos y médicos— para acelerar el desarrollo de los niños, para que emprendan a toda velocidad una vida más *productiva*? Angustiados por la idea de que se pueda desperdiciar la más mínima posibilidad del hijo, muchos padres bienintencionados piensan que, si un poco de algo es bueno, mucho de lo mismo ha de ser fantástico (una idea que puede plantear muchos problemas si se aplica, por ejemplo, a las vitaminas o a los medicamentos). Si unas figuras en blanco y negro colgantes del techo atraen la atención del pequeño, ¿toda una habitación con colores muy vivos no estimularía su capacidad cerebral?

Esta actitud se filtra insidiosamente en otras áreas de la vida. A menudo los padres piensan que el niño que no está activo constantemente y a cuya mente no se le plantean desafíos las veinticuatro horas del día y los siete días de la semana será un niño aburrido y perezoso. Así que, movidos por la inquietud y la ambición, fuerzan y apremian. Si un niño de preescolar conoce el abecedario, ¿no deberíamos hacer que empezara a leer? Si ya domina palabras sencillas como m-a-m-á y n-e-n-e, ¿por qué no empezar con un libro elemental? Y si ya es capaz de todo esto, pues quizá deberíamos buscar un escuela para niños superdotados que...

Aunque unos padres fuerzan más que otros y algunos niños (sobre todo los primogénitos) parece que son exigentes consigo mismos desde el primer día, muchos de nosotros no estamos seguros de lo que significa realmente este oficio de «padre» ni de cómo desempeñarlo de forma responsable. Somos muchos los que planificamos con un cuidado exquisito a nuestros hijos (al menos a los dos primeros). Dedicamos mucho tiempo a las obligaciones que tenemos con ellos, muchas veces a un elevado coste personal. No sólo intentamos ayudarles a crecer físicamente sanos, algo que los padres han procurado tradicionalmente, sino que tratamos también de ayudarles a desarrollarse emocionalmente bien, algo que las generaciones anteriores consideraban, en el mejor de los casos, un subproducto afortunado de cumplir con sus obligaciones de alimentarles, darles cobijo y educación.

Pero hoy muchos padres tropiezan con estas buenas intenciones. Muchos piensan, de forma instintiva al menos, que algo ha ido muy mal en la forma en la que criamos a nuestros hijos, en una vida de presión constante y de perpetuo movimiento. Aunque reconocen que algo pasa, les resulta muy difícil profundizar más en el problema. Al fin y al cabo, todo el mundo vive igual. ¿Y quién es capaz de oír la voz de la razón en medio de la estampida?

Todos sabemos que una vida buena es mucho más que el lugar donde vivimos o el coche que conducimos. Pero detenernos a considerar cuál es el camino que debamos seguir nos cuesta —a nosotros y a nuestros hijos— la carrera (aunque en realidad no sepamos decir hacia dónde corremos, dónde está la meta, ni cuál es el premio para el que llegue primero). La sola idea de sentarnos tranquilos a reflexionar sobre el sentido de la vida nos llena de angustia; es más fácil mantenerse ocupados. Así que seguimos adelante. ¿Cómo *no* vas a aceptar la invitación para que tu hijo de 11 años compita con el equipo de natación del condado? ¿Y si resultara que es en esta actividad donde pudiera destacar de verdad: adquirir confianza, ganar unas cuantas medallas, y tal vez algún día hacerse con una de esas becas para deportistas tan exclusivas y difíciles de conseguir? A pesar de que el programa desbordante de entrenamientos durante la semana y de competiciones los fines de semana por todo el estado, y a veces incluso más lejos, lleve a la familia casi al borde de la ruptura, lo consideramos y lo aceptamos. Cuando se trata de hacerles la vida próspera a nuestros hijos, no estamos muy seguros de dónde termina lo razonable y empieza lo ridículo.

¡No es extraño que estemos todos exhaustos!

Los padres de hoy quieren criar a unos «buenos» hijos, pero les aterroriza que éstos puedan acabar en la bebida, el consumo de drogas, o vagando por la ciudad con el pelo teñido de azul y anillos en la lengua. Ante las presiones a las que hoy se enfrentan los niños —sexo, drogas y violencia— y los valores que asimilan de la televisión, el cine y la música, echamos de menos unos tiempos más inocentes, como aquellos en los que nosotros nos hicimos mayores (aunque podemos apostar cualquier cosa a que para nuestros padres el sexo, las drogas y el *rock and roll* de los años sesenta y setenta no eran precisamente inocentes). Queremos asegurarnos de que nuestros esfuerzos sinceros y constantes nos protejan de cualquier posible resultado perverso en nuestro hijos. Estamos dispuestos a hacer todo lo posible para llegar a un final feliz.

Así pues, no es extraño que nos moleste que se nos censure y ridiculice sin compasión en libros, revistas, películas y programas de televisión, en caricaturas como la de la supermamá al volante de su utilitario deportivo chupando una barrita energética por las zonas residenciales, considerando con todo celo asuntos importantes, por ejemplo qué programas atléticos locales prepararán mejor a su ágil hijo de 4 años para futuras competiciones. ¿A quién no le molesta que le miren con desdén por considerarle superficial o ignorante, sobre todo si lo hace alguien que jamás ha corrido una milla con unas Nike como las nuestras? ¿Es que los padres de hoy no empleamos nuestro escaso tiempo libre en tratar de evitar que cierren el teatro infantil de más de cien años o invitando a algún niño de la ciudad a pasar unas semanas de vacaciones en el campo todos los veranos?

Pero las críticas ponen el dedo en la llaga. Muchos de nosotros conocemos de verdad a personas así. Hablamos con «ellas» cuando nos sentamos en el banco del parque mientras observamos a los niños que juegan en la arena, les oímos hablar en el supermercado. Reconocemos las muchas versiones del tema. Nos parece ridículo que, para quedar para jugar con el niño de 5 años que vive en la finca de más abajo, haya que preverlo con tres semanas de antelación porque el programa del niño está muy apretado. Nos burlamos del tipo del despacho de al lado que contrató a un «entrenador de choque» para que reforzara el estilo libre de su hijo de 7 años. Dice que no tiene más remedio, ya que, de no hacerlo, su inteligente hijo se quedará rezagado en la competición. ¿A los 7 años?, nos burlamos con sarcasmo. Luego sentimos odio por nosotros mismos cuando le preguntamos, con cierta vergüenza: «¿Va bien?». Cotilleamos sobre esa pareja del otro extremo de la calle que, con un sentido tan enfermizo de la competición, han contratado a un asesor pedagógico para asegurarse de que su hijo, que está en enseñanza secundaria, pueda acceder a la Ivy League.* Y después nos preguntamos tímidamente: «¿Qué posibilidades pensarán que tiene? ¿Qué actividades extracurriculares le recomiendan que realice? ¿Cuánto trabajo de comunidad tendrá que hacer para que le acepten?».

En la misma medida en la que rechazamos este estereotipo, muchos de nosotros, padres modernos, nos horrorizamos al encontrarnos preguntándonos, en ciertos momentos, si realmente somos tan distintos de estos padres enérgicos —o si, de poder permitírnoslo, no seríamos como ellos—. Hasta podemos llegar a pensar que esos padres, los dispuestos a hacer todo lo que haga falta, cumplen mejor que nosotros con sus obligaciones. Si un asesor pedagógico pudiera mejorar sustancialmente las posibilidades de que nuestro hijo ingresara en una universidad de élite, ¿cuántos nos sentiríamos tranquilos si *no* tuviésemos que pagar un dineral? Fijémonos en cómo reaccionamos —y nosotros, los autores, también lo hemos hecho— cuando nuestros propios hijos nos decepcionan, como es inevitable que hagan en ciertos momentos. Por ejemplo, cuando nos sentimos preocupados porque el hijo que tenemos en primer curso —que, según su boletín de notas, está por encima del nivel de su curso en casi todas las áreas— no es más que «normal» en «organización» del trabajo escrito, cualquier cosa que esto signifique en primer curso. ¿Quién se contenta con tener un hijo que está «en la media»? O cuando nos encontramos recomponiendo los párrafos del trabajo del hijo que está en octavo para que la lectura resulte más fluida.

Quizá se pueda aceptar que un buen rendimiento académico merece una dedicada atención por parte del padre o la madre. Pero ¿y las actividades —las clases de manualidades del pequeño, los talleres de teatro de jornada completa, los programas de gimnasia de seis días a la

* Grupo de ocho prestigiosas universidades de Estados Unidos. *(N. del t.)*

semana—? ¿Es que los niños no pueden sencillamente jugar? Parece que no, a no ser que lo hagan de forma programada y bajo vigilancia. Hoy todo está organizado y todo empieza a una edad cada vez más temprana, en especial los deportes. Ver a un niño tirándose una pelota con un amigo o subiendo en uno de esos caros columpios de madera colocados en los jardines traseros de todas las comunidades residenciales se ha convertido en algo inusual. ¿Quién tiene tiempo para ello?

Si el hijo dice que está cansado cuando sale de la escuela, los padres se inquietan por su grado de motivación y le animan a que se busque algo que le «apasione», para que no acabe siendo un zopenco. Entretanto, olvidan o dan por supuesto el hecho de que su hijo tal vez sea uno de los chavales más populares, creativos o divertidos de su clase de quinto. Al parecer, ocho horas diarias de trabajo no son suficientes en el caso de los niños.

Ampliar las perspectivas de los niños e introducirles en actividades de las que puedan disfrutar es bueno, por supuesto. El ejercicio es fundamental para niños y mayores. Las universidades competitivas buscan alumnos que sean excelentes en una actividad pero que, a la vez, sean de algún modo polifacéticos. Pero con la universidad a diez años vista, ¿supone algún beneficio frustrar a niños de 4 años al inscribirles en programas que pulan su habilidad para el fútbol cuando es evidente que carecen de las destrezas evolutivas que les permitan dominar el juego? ¿Cuántos de nosotros practicamos algún deporte de equipo antes de saber leer? Nos sentíamos muy estimulados y motivados dando patadas a una pelota, jugando a pillarse o al escondite, o sencillamente columpiándonos o escalando por los toboganes y los juegos del parque con los niños del vecindario; no teníamos que desplazarnos a 250 km para enfrentarnos a un equipo de otro Estado que jugara «al mismo nivel».

Subestimamos el peaje que nuestros hijos han de pagar por este modo de vida tan apresurado, incluso los que realmente tienen condiciones para triunfar. A una gimnasta de 12 años que tenga posibilidades olímpicas, ¿de verdad que le beneficiaría trasladarse a miles de kilómetros para vivir con algún entrenador y ver a su familia sólo algún que otro fin de semana? ¿Puede ser bueno para *algún* adolescente un programa de dieciséis horas semanales de clase de patinaje? Es evidente que estas programaciones frenéticas y estas actividades intensas y competitivas pueden ayudar a nuestros hijos a afinar sus habilidades atléticas, pero ¿les ayudarán a convertirse en personas adultas felices y equilibradas, con las destrezas necesarias para construirse una vida y una familia propias y satisfactorias?

La infancia se ha convertido en una seria empresa, sin duda, pero la vida de adulto tampoco es precisamente como una escapada a algún balneario. El mundo de los mayores siempre ha tenido sus presiones, pero todas estas prisas, tratando de dar a los niños todo, además de hacer las otras cosas que los adultos han de hacer para mantener a flote una casa y una familia, convierten a muchos padres en unos desgraciados. ¿Cuándo llegará *nuestra* hora?, se preguntan muchos. ¿Es que el destino de un padre o una madre no es más que sacrificio, hasta que el geriatra se convierta en nuestro médico de cabecera? Decimos que no nos importa, pero si realmente fuéramos tan optimistas, emplearíamos menos cantidad de nuestro tiempo social quejándonos de tener que hacer de chófer de nuestros hijos, desde las clases de natación de primera hora de la mañana, hasta las prácticas de patinaje sobre hielo bien avanzada la noche. Si tanto nos lamentamos de esta forma de vida, podemos estar seguros de que también agobia a nuestros hijos, que se contagian de nuestra irritación pero necesitan sin duda de nuestra ayuda. Se contagian de nuestro humor; todos los niños lo hacen. Pensemos en cómo lo ven ellos, los supuestos beneficiarios de todas estas prisas. Imaginemos que somos un niño que observa a esos padres tan estresados. ¿Sería éste el tipo de vida que decidiríamos emular? ¿O quizá pensaríamos en abandonar esa febril competitividad de la vida moderna para poder tranquilizarnos? ¿A alguna familia le resulta beneficioso un programa que exige una actividad ininterrumpida desde las 6 de la mañana hasta las 8 de la noche, siete días a la semana?

Es un modo de vida demasiado caro... desde el punto de vista económico, desde luego, pero también desde el punto de vista emocional.

Pocos somos los que llevamos nuestra hiperpaternidad hasta la exageración, en parte porque puede ser una pretensión tremendamente cara y que exige mucho tiempo. Pero muchos hacemos todo lo que está en nuestras manos. Sin pensarlo dos veces o sin considerar seriamente el valor que pueda tener el estilo de vida al que nos apuntamos, educamos a nuestros hijos de una forma increíblemente intensa y competitiva. Quienes creen en la educación siempre se han interesado por el futuro universitario de sus hijos, pero la edad de la intensidad intelectual se ha adelantado drásticamente. Pocos somos los que seguimos siendo iconoclastas cuando se trata de nuestros hijos. Incluso Don Imus,* el cínico del siglo, dijo en la radio que mandaba a su bebé a la «escuela» para que aprendiera un idioma extranjero. Los currículos de preescolar se han convertido en un asunto serio. Son muchísimas las familias que consideran muy importantes las actividades extracurriculares ya en la más tierna infancia; muchos pensarían de verdad que son unos padres negligentes si no se ocuparan al detalle de que su hijo tuviera experiencias enriquecedoras en los años de enseñanza elemental.

Muchos padres se comportan como si la vida se pudiera planificar y los niños, programar, y ponen su meta en que éstos sean admitidos en una universidad de prestigio, y en el supuesto éxito que de ello se sigue invariablemente. Pero no olvidemos que Ted Kaczynski,** *Unabomber*, era licenciado por la Universidad de Harvard, que muchos delincuentes de Wall Street y antiguos alumnos de escuelas de prestigio hoy juegan al golf entre rejas, y que muchísimos que fueron a universidades públicas se convirtieron en autores de éxitos de ventas, en directores de empresas, o amasaron fortunas de otras formas. No es que amasar fortunas haga feliz a la gente, ni debe ser en modo alguno la meta de un niño. Muchos chavales sueñan en hacerse mayores para ser policías, profesores o poetas. El mundo es muy grande. No todos tenemos que ser banqueros.

Hoy, muchos padres se esfuerzan más en que su hijo sepa realizar un buen servicio en tenis que a la humanidad. Ponen más empeño en asegurarse de que los hijos sepan hablar en público que en enseñarles a comunicarse de forma abierta y honesta con los demás. ¿Cuál debe ser nuestra meta? ¿Prepararles para que puedan cursar estudios en la uni-

* Personaje de la radio, famoso por su cinismo y actitud jocosa ante todo y todos. *(N. del t.)*

** Antiguo profesor que enviaba bombas por correo como parte de su diatriba contra la tecnología y la sociedad. *(N. del t.)*

versidad que decidan o para que vivan la *vida* que escojan? No es necesariamente lo mismo.

Es posible que, en el fondo de nuestro corazón, los padres creamos que sabemos qué es lo importante en la vida, y sin embargo empleamos gran parte de nuestras fuerzas en las cosas que no lo son. No hay duda de que la educación es importante y tiene valor. Pero en realidad el verdadero éxito en la vida tiene poco que ver con el título que cuelga de la pared. Las buenas conexiones pueden ayudar realmente a abrir puertas que a otros les pueden resultar más duras y difíciles de abrir. Pero, al final, lo que da sentido a la vida nace de la capacidad de construir una vida productiva y satisfactoria, de tener amigos que sintamos próximos, de forjar un matrimonio y una vida con alguien a quien se quiera. Surge de realizar un trabajo que tenga sentido para uno y de crear una familia a la que se quiera y que le quiera a uno, incluso cuando las cosas no vayan muy bien.

Y eso es verdad tanto si uno es ex alumno de un colegio de élite y cuenta con la amistad de antiguos compañeros, como si no. Hay que recuperar lo esencial de la vida. Como decía, con cierta sorpresa, el director de un banco de una gran ciudad del sur, el mejor momento de su vida, el recuerdo que hasta entonces más le enorgullecía, era el de cuando su hijo adolescente le dijo: «Te quiero, papá», y el padre sabía que lo decía de verdad.

Da miedo mirar el interior de nuestra alma, preguntarnos: «¿En qué creo realmente? ¿Qué quiero realmente de esta vida?». Las respuestas del pasado ya no sirven del todo. No es que seamos frívolos. ¡Qué va! Si acaso, nos tomamos la vida demasiado en serio por nuestro propio bien. Inseguros de qué es lo que valoramos personalmente, nos resulta más fácil seguir la corriente. Actuamos como si debiéramos escribir el futuro. Para la mayoría de las familias, este mortal fervor nace de las mejores intenciones... pero ya sabemos adónde conducen los caminos que están llenos de éstas.

De estos temas nos vamos a ocupar en las páginas que siguen. En el primer capítulo se ofrece una perspectiva general sobre la hiperpaternidad y las fuerzas que la han introducido en nuestra generación. En el segundo explicamos que nos engañamos al creer que controlamos mucho a nuestros hijos, y que esto nos lleva a hacer horas extra para educarles bien, antes incluso de que nazcan. Los capítulos 3 y 4 mostrarán cómo quienes tienen cosas y consejos que vender consiguen que creamos que necesitamos sus productos y su «sabiduría» si queremos ser unos buenos padres. En los capítulos 6 y 7 nos ocupamos de cuestiones como la microgestión, el perfeccionismo y la competitividad. En el capítulo 8 estudiamos el precio que supone la hiperpaternidad para los mayores de la casa. Y en el último capítulo, «Lo que importa de verdad», analizamos qué es lo que realmente hemos estado buscando y cómo conseguirlo.

Los autores sabemos cómo es esta vida. También nosotros somos padres que trabajamos, desarrollamos al máximo nuestras capacidades, somos profesionales que dedican muchas horas a trabajos muy exigentes. Vivimos en una ciudad pequeña, con muchos barrios de elevada posición, en un condado extraordinariamente rico. Entre nuestras familias respectivas tenemos tres religiones y siete hijos. Dedicamos las horas «libres» a ver cómo actúan nuestros chicos en los juegos, los encuentros de gimnasia y los partidos de fútbol; pasamos las tardes turnándonos como chóferes y quejándonos de los deberes. Sabemos de qué va la cosa porque también nos incumbe. Nos debatimos por los mismos problemas y no pretendemos estar curados por completo —algunos días parece que no lo estamos en absoluto—. Pero hemos hecho en nuestras vidas, en nuestros planes y, sobre todo, en nuestras actitudes, algunos cambios que nos han compensado bastante. Últimamente somos menos hiperpadres y disfrutamos más de la vida, al igual que nuestras familias, y de esto trata realmente este libro.

También somos profesionales. El doctor Alvin Rosenfeld es psiquiatra de niños, adolescentes y adultos, que ejerce en Nueva York y Greenwich, Connecticut. Fue profesor de la Facultad de Medicina de Harvard y dirigió el programa de psiquiatría infantil de la Facultad de Medicina de la Universidad de Stanford. Ha trabajado de forma intensiva con niños, adolescentes y personas mayores, de familias acomodadas e indigentes. Nicole Wise es periodista independiente que se ha especializado en temas de vida familiar a lo largo de más de diez años.

En todos los capítulos de este libro hemos intentado ilustrar con historias y anécdotas los temas que planteamos. Todas están sacadas de la vida real, pero se han cambiado para proteger la confidencialidad. Hoy, estas historias de vida familiar se pueden interpretar de muchas maneras, en función de las experiencias, los valores, las aspiraciones y el modo de vida de cada uno.

Por muy interesantes que resulten, hay que señalar que estas historias y anécdotas sólo sirven para introducir e ilustrar unas ideas. Lo que los autores esperamos hacer de verdad es impulsar un proceso por el que los padres se pregunten qué quieren realmente para sus familias —para que después empiecen a introducir los pequeños cambios que les ayuden a conseguirlo—. Deseamos ayudarles a que vean de otra forma la vida de su familia para que sepan afrontar un problema que afecta a la felicidad e incluso a la salud de todos los miembros de la familia.

Esto significa que nos tenemos que hacer algunas preguntas difíciles. Para triunfar en la vida, ¿todos los niños necesitan realmente ese intenso grado de entrega que hoy se ha convertido en característica de la vida familiar de Estados Unidos? ¿La aceptación incuestionable de este apresurado estilo de vida es signo de una bancarrota del sentido común? ¿Hasta tal punto todas las familias norteamericanas se han metido en esa locura que, en nuestra ceguera, sencillamente no vemos otra alternativa? ¿O tal vez existe otro modo de vida para nuestras familias, mejor, más fácil, más equilibrado y más gratificante?

Creemos que puede existir. Si aprendemos a reconocer los síntomas de la hiperpaternidad y empezamos a poner freno a esa insana y apresurada vida, no sólo mejoraremos de inmediato la calidad de la vida cotidiana de nuestras familias, sino que tendremos también mayores posibilidades de ser felices en el futuro. Entretanto, probablemente podemos, además, ahorrar tiempo y dinero si nos convertimos en consumidores más inteligentes de todas esas cosas destinadas al mundo infantil que se agolpan en nuestro camino y de los bien formados asesores que dictan consejos y normas que no podemos evitar absorber mientras nos movemos por nuestro mundo empapado por los dictados de los medios de comunicación. Y nuestros hijos pueden recuperar la infancia, un regalo que la mayoría de ellos nos agradecería muchísimo.

Padres e hijos se beneficiarán, no sólo ahora, sino en los años venideros, de los cambios pequeños pero significativos que introduzcan en su forma de vida. La relación con nuestros hijos será más auténtica, más estrecha y menos frenética... que es lo que realmente ha deseado la mayoría de nosotros.

ALVIN ROSENFELD y NICOLE WISE
Stamford, Connecticut
Octubre de 1999

1

Con las mejores intenciones

Kathy y Paul se sienten un poco inquietos. Después de tres años de intentos, por fin están encantados de ser padres, y Julia es una preciosa niña de ocho meses de carácter maravilloso. Pero últimamente han observado que no avanza ni mucho menos al ritmo que lo hace su primo Andrew, que, pese a tener un mes menos, ya gatea e incluso dice ma-má y pa-pá. «Procuro no ponerme nerviosa», dice Kathy. «El pediatra me dice que el desarrollo de la niña está en lo normal... pero me preocupa que Julia pueda aburrirse y se haga una perezosa. Está todo el día en casa con la canguro. Deseo de verdad que sea lista.» Así que Kathy y Paul se disponen a pedir un equipo de materiales que incluye vídeos, libros y una tabla para seguir el desarrollo de la niña. Parece un buen programa para pedirle a la canguro que lo siga, pues la publicidad promete que «alimentará y enriquecerá el desarrollo de la inteligencia de su hijo».

Son las 6,45 de la mañana. Belinda, de 7 años, duerme aún. La escuela no empieza hasta las 9 y su madre suele dejarla dormir hasta las 7,30. Pero no los martes. Es el día que Belinda tiene clase de piano a las 7,30 de la mañana. De ahí se va directamente al colegio, hasta las 3. Luego la canguro la lleva en coche al gimnasio, para la clase de 4 a 6,30. Aunque el martes es el día que tiene más ocupado, el resto de la semana también lo tiene completo, con la catequesis y el ensayo del coro, el ballet y la equitación (lo que más le gusta a Belinda). «Al final del día está agotada», se lamenta su madre. «Pero está mucho más despierta en la clase de piano de la mañana que cuando la tenía los viernes por la tarde.» Se detiene un momento y luego, pensativamente, dice: «Los niños están hoy mucho más ocupados que nosotros a su edad. No estoy segura de que sea bueno. Pero quiero darle las ventajas que yo no tuve». A continuación, abre la puerta de la habitación de Belinda y le da un suave golpecito en la espalda para despertarla.

Tate, de 12 años, es un excelente jugador de hockey. Empezó a patinar a los 2 años. Al principio le enseñaba su padre, que fue una estrella del hockey siendo alumno de secundaria en un colegio privado. Unos meses después, Tate empezó a entrenar con carácter formal. Cuando tenía unos siete años, demostraba ser una auténtica promesa y empezó a jugar en el Programa de Hockey Juvenil de su Nueva Jersey natal, siguiendo un horario muy absorbente. Hoy es tan bueno que está en el equipo estelar del condado y juega un hockey agresivo todo el año. Tiene cuatro entrenamientos a la semana, con prácticas de patinaje sobre hielo a primeras horas de la mañana y partidos los sábados. Ha viajado hasta Virginia y Maine para torneos y campeonatos. El entrenador quiere que el año próximo entrene seis días a la semana. No hay duda de que es mucho tiempo el que le tiene que dedicar —no sólo él, sino también sus padres, que asisten a todos los partidos, y su hermana pequeña, Morgan, que también tiene que ir—. Pero su madre, Elaine, dice: «Me divierte de verdad verle jugar. Y además», añade arrepentida, «me necesita aún para que le ate los patines. Claro que se los sabe atar, pero la mayoría de los chavales con los que juega tienen 15 años y se los pueden apretar más. No quiero que tenga desventaja alguna sólo porque es más joven».

¿Buscar un programa para un bebé de ocho meses? ¿Programarle a una niña de 7 años una semana tan ocupada que el adulto responsable necesita una agenda electrónica para controlarla? ¿Supeditar la vida de una persona mayor a la obligación de tener que atarle los cordones al hijo de 12 años que juega a hockey?

Sin duda suena a exagerado, siempre que hablemos de otros padres. Pero cuando se trata del futuro de nuestro hijo, las cosas cambian. ¿Qué buen padre no se gastaría 79,95 dólares en materiales de apoyo que aseguran una estimulación extra, especialmente para una niña de quien nos preocupa que pueda quedarse rezagada? Es posible que estemos ocupados, pero si nuestro hijo demuestra algún talento particular o tiene muchas ganas de probar un actividad nueva, y podemos encontrar el menor resquicio de tiempo en nuestra agenda, ¿por qué *no* intentarlo? Y ¿qué padre no ayudaría a su hijo a atarse los cordones de los patines si resulta que este pequeño esfuerzo es definitivo para el chico porque el hockey es tan importante en su vida? Y, para ser sinceros del todo, la destreza que demuestra con el disco del hockey supone para nosotros una auténtica responsabilidad.

Pero, al mismo tiempo, cuando nos afanamos sin cesar, sincera y honestamente, en hacer todo lo que convenga para que nuestro hijo tenga un buen inicio en la vida, muchos de nosotros, papás y mamás, vemos que trabajamos demasiado, nos sentimos abrumados y poco apreciados. Por supuesto que amamos a nuestros hijos. Queremos para ellos el mundo y haríamos cualquier cosa para darles lo que necesiten para triunfar, primero en el mundo de su infancia y después en el juego de la vida de los mayores. Pero al esforzarnos tanto en hacer todo lo posible por ellos, muchos (incluidos nosotros, los autores) no estamos seguros de dónde acaba lo razonable. Nos damos cuenta de que la vida de la familia está hecha polvo, pero no sabemos por qué. Sabemos que hacemos demasiado por los chicos, pero ignoramos dónde convendría cortar, sobre todo porque, siempre que cogemos el periódico, ponemos las noticias o tratamos de distraernos con una revista, alguien añade algo nuevo a la lista de cosas que se supone que deberíamos estar haciendo por nuestros hijos para estar seguros de que sean como deben ser.

También nosotros, los autores, lo hacemos. Uno de nosotros recuerda que, como madre joven e inexperta, le parecía de vital importancia proporcionar a su hijita la dieta más natural posible —nada que no fuera la leche materna y alimentos preparados en casa, alimentos infantiles cultivados biológicamente, cortados y cocinados al vapor en grandes cantidades y congelados en raciones individuales—. Era un esfuerzo enorme, pero teóricamente merecía la pena. Todos aquellos informes que relacionaban los pesticidas y los aditivos con las alergias y el cáncer de niños asustaban de verdad.

Sin embargo, la vida a menudo impone unos desenlaces paradójicos, y ocurrió que esa niña tan escrupulosamente alimentada resultó ser la que siempre estaba enferma y al final necesitaba tomar antibióticos todos los días para evitar la plaga de infecciones que la acosaba. Con el tiempo, sus problemas de salud se atribuyeron a una inmunodeficiencia genética, que al final superó —como su madre superó la ingenua convicción de que con sus grandes esfuerzos podía controlar y configurar la vida—. Esta fe sincera y bienintencionada es la esencia de la hiperpaternidad.

Muchas veces podemos permitirnos tranquilizarnos, aunque sólo sea por motivos de sensatez tradicional, y no digamos por los más recientes consejos de la ciencia. El otro autor tenía una hija a la que le encantaba el chocolate, y de pequeña pedía un poco todas las tardes antes de cenar. Sus padres, aunque con un poco de miedo por las consecuencias nutritivas y dietéticas, decidieron, pese a todo, dejarla hacer. ¿Qué ocurrió? Sigue siendo esbelta y después de diez años sólo ha faltado a clase un día por no encontrarse bien.

Pero es duro «intentar» tranquilizarse, especialmente cuando nos asusta ser negligentes. Lo que los padres necesitamos, tanto o más que todos esos importantes consejos sobre cómo criar a los hijos, es recordar que nadie lo hace todo bien y que, al final, la mayoría de los niños terminan bien. No perfectos, pero lo suficientemente buenos. Y, como veremos en los capítulos siguientes, esto es, en última instancia, lo mejor que podemos esperar.

Los autores no creemos que, cuando nos acordamos de lo mucho más sencilla que era la vida cotidiana —al menos para las familias blancas y de clase media—, miremos el pasado a través de un cristal de color de rosa. No era una vida perfecta, que conste, pero era menos complicada. La mayoría de nosotros fuimos a la escuela pública del barrio y no a centros privados bastante caros. Jugábamos en la calle con los chicos del barrio; no teníamos profesores particulares de canto, ni jugábamos en la liga de lacrosse.* Nuestras madres no tenían que marcar el calendario con diferentes colores para señalar las actividades de cada miembro de la familia.

* El lacrosse es un deporte de campo que se juega con unos bastones provistos de una pequeña red. *(N. del ed.)*

La vida parecía razonablemente previsible. Nuestros padres se consideraban una generación fuerte que había sobrevivido a la Gran Depresión, había vencido al mal en la Segunda Guerra Mundial y había salvado a Corea del Sur de las fauces del comunismo. Tenían mucho de lo que sentirse orgullosos. Los Estados Unidos anteriores al Vietnam eran como una tarjeta postal, el mejor país del mundo, al menos en lo que se refería a los ciudadanos de raza blanca y clase media. Era un pueblo respetable, temeroso de Dios, generoso, justo y respetuoso de la ley; nuestros padres descubrieron muchos lugares seguros, sanos y de buen clima donde vivir. Evidentemente, entonces, como ahora, existían, más de lo que cualquiera pudiera imaginar, el racismo, las familias mal avenidas y los padres alcohólicos, violentos, deprimidos, o todo a la vez. Pero los problemas quedaban sellados tras las puertas bien cerradas, por eso no empañaban la «agradable» imagen que teníamos de nosotros mismos.

Hoy no somos víctimas de esas tranquilizadoras falsas ilusiones; de hecho, lo que ocurre es todo lo contrario. Se nos bombardea con noticias que nos ponen los pelos de punta. Los autores nos damos cuenta de que a menudo apagamos las noticias en casa —no sólo son demasiado terroríficas para los más pequeños, sino que a nosotros mismos nos impiden dormir por la noche—. Las masacres en centros educativos, las atrocidades de las guerras y los desastres de la naturaleza son espantosos, sin duda.

Pero no sólo es el horror fortuito de los propios acontecimientos lo que nos hace subir la presión sanguínea; los seres humanos siempre han sufrido acciones perversas y destrucción, tanto naturales como por obra del hombre. Lo que hoy es particularmente angustioso para las familias es cómo toda información de cualquier hecho horroroso primero llega directamente a la sala de estar de nuestras casas y se convierte en algo cercano y personal. Los canales que emiten noticias las 24 horas del día nos mantienen informados minuto a minuto, con interrupciones puntuales para consultar a algún «especialista», que hace lo mejor que puede para dar una explicación prolija de las últimas causas de lo que acontece (aunque la verdad es que algunos de esos hechos son sencillamente inexplicables), y además se nos da una serie de instrucciones de uso sobre lo que debemos hacer para evitar que nos ocurra a nosotros. Lo que se dice implícitamente es que, con el esfuerzo suficiente, uno *puede*.

Por lo tanto, cuando a algún niño le ocurre una tragedia horrible, se nos inunda de historias que analizan por qué sucedió, se trate de lo que se trate: qué descuidos fueron la causa de la fatal caída de un niño pequeño desde la ventana de un rascacielos, qué *no* se hizo que hubiera evitado que un niño de 8 años se ahogara en el campamento de verano, qué factores han hecho de un alumno de secundaria aparentemente normal un asesino múltiple. En cierto modo, estas historias calman nuestra angustia porque ofrecen unas explicaciones que sirven para que estos hechos parezcan menos arbitrarios; por otro lado, sin embargo, avivan nuestras preocupaciones porque nos dan una lista de las cosas que los padres podemos hacer para evitar que este tipo de tragedias nos arruine la vida. Podemos invertir en clases de natación, en estudiar al detalle cuál es el campamento de verano más seguro de los que estamos considerando, tirar a la basura todos los juegos de vídeo violentos, y muchísimas cosas más. Los que no toman todas las precauciones concebibles empiezan a preguntarse si deberían hacerlo. ¿Deberíamos cambiar todas las normas de nuestra casa? Nos preguntamos si nuestros hijos corren algún grave peligro. Es posible que algunas veces así sea; por lo general, no. Algunos hechos no son predecibles ni previsibles.

Los medios de comunicación, al agudizar la inseguridad que sentimos por el futuro de nuestros hijos y al avivar nuestra incertidumbre sobre si sabemos ser unos buenos padres, afectan profundamente a nuestro modo de vivir y de educar a la familia. Nos convencen de que, del mismo modo que en nuestras profesiones debemos trabajar más tiempo y con mayor celo, así debemos hacerlo también en la educación de los hijos. No hay tiempo para el ocio. Las revistas, los periódicos, los libros y los programas de televisión configuran de nuevo y de múltiples formas nuestra idea de lo que es real y posible.

Es fácil, y está a la orden del día, culpar a los medios de comunicación de todos los problemas sociales, desde la violencia hasta el consumo de drogas o el desmoronamiento de los valores familiares. Pero, pese a sus protestas en contra de tales acusaciones, no vemos en ellos al chivo expiatorio que tan práctico nos resulta. Los medios exponen a los niños, a los adolescentes y a las familias a imágenes de la vida innecesariamente violentas, horribles y de excesivo contenido sexual (y a otras de una edulcoración ridícula). Y esto es malo. Pero los autores creemos que la información que los medios transmiten *indirectamente* puede incidir más aún en cómo educamos los padres de hoy a nuestros hijos. Sitúan delante de todos y cada uno de nosotros una imagen de lo que hemos dado en aceptar como la forma de vida correcta. Estos metamensajes tan contagiosos y subliminales sobre la vida familiar y la paternidad han alterado drásticamente nuestra forma de ver el mundo. En nuestra opinión, es casi imposible *sobrestimar* el efecto de los medios en nuestra vida familiar.

No está de más repetirlo e insistir en ello. Directa e indirectamente, de una forma de la que somos inconscientes por completo, los medios envenenan nuestra idea de cómo debería ser la vida familiar en los albores del nuevo milenio. Retratan al mundo «de ahí afuera» como algo brutal, lleno de peligros imprevisibles, una vorágine maliciosa de la que debemos prevenirnos constantemente. Desdibujan la línea de separación entre la ficción y la fantasía, y nos impelen, a nosotros y a nuestros hijos, a creer que la aniquilación acecha por doquier, pero que la perfección y la seguridad absoluta están al alcance de nuestra mano.

La «realidad» que se nos presenta a menudo es mucho más perturbadora de lo que la peor fantasía pueda mostrar. Nada da más miedo en la televisión que las noticias de la noche. Todos los lugares son peligrosos; nadie está realmente seguro. Cuando padres e hijos nos sentamos pasivamente a ver todo lo que nos pongan, se nos transmite una sensación incesante de urgencia y de inmediatez, una amenaza constante de la muerte que aguarda en la esquina de al lado o en el próximo bocado de lo que estemos comiendo. Estamos sobre unas arenas movedizas, sin lugar firme alguno donde nos sintamos a salvo. La vigilancia es lo que impera; no nos podemos permitir relajarnos *ni* suavizar nuestros principios.

Se nos apremia a que enseñemos a nuestros hijos a tener cuidado con las personas que no conocen, pese a que el número real de niños a quienes algún extraño haya hecho daño o secuestrado es minúsculo. Se hace sensacionalismo con terroríficos reportajes sanitarios: «Las comidas de la cantina contienen bacterias carnívoras». Se provoca que los padres se sientan irresponsables por darle a su hijo un perrito caliente, que puede producir leucemia o listeria. Un helado con crema, fruta o jarabe es algo pecaminoso —¡toda esa grasa y tanto azúcar!—. Puede que cambien las circunstancias, pero, mes tras mes, la sensación de apremio sigue constante, porque al mes siguiente, sin ser conscientes de la contradicción, cualquier historia importante les cuenta a los telespectadores que, definitivamente, la *ausencia* de grasas en la dieta de un bebé puede impedir el desarrollo del cerebro, y que el consumo de chocolate puede alargar nuestra esperanza de vida.

Por su propia naturaleza, los noticiarios distorsionan nuestro sentido del tiempo y la frecuencia, haciendo que los desastres parezcan algo habitual, tan inevitables como los cambios de tiempo. Esas imágenes que vemos una y otra vez alteran nuestra percepción de la seguridad con la que contamos y de la improbabilidad de que esas catástrofes se vayan a producir en nuestra vida. Son muchas las personas que creen que el cáncer infantil avanza al galope, cuando en realidad es bastante infrecuente. El *Challenger* estalló una sola vez, pero con nuestros propios ojos vimos literalmente cientos de veces cómo explotaba.

A diferencia de los cuentos de hadas —que empiezan: «Detrás de las siete montañas, más allá de los tres grandes mares», un excelente mecanismo de distanciamiento para evitar que los niños se asusten por algo que ocurrió hace mucho tiempo y muy lejos—, las diversas noticias locales destacan el horror que se produce al volver la esquina y a personas como nosotros. Todos los días, personas como nosotros mueren de un disparo en la calle, o son secuestradas, o se les cae encima el andamio de algún rascacielos. Con nuestros propios ojos y oídos y con la ayuda de un cámara fuera de serie, escuchamos las palabras sorprendidas del vecino, vemos las lágrimas de la madre. Contemplamos su aflicción y compartimos su dolor. Expuestos así a esa realidad, nos convertimos en partícipes involuntarios de la tragedia, en víctimas silenciosas que viven en otro continente. Hemos imaginado qué se siente cuando a uno le secuestran a su hijo, o le violan y mutilan a una hija. Y nuestra reacción es tomar las huellas digitales de toda la familia y comprar otro cerrojo para la puerta de casa.

Hace una generación, el manual de cuidado práctico de los hijos, del doctor Spock, fue un éxito de ventas. Su autor pretendía dar seguridad a los padres y les decía que sabían más de lo que creían. Hoy, por el contrario, los medios de comunicación y algunos anunciantes se esfuerzan por convencernos de lo contrario. Sabedores de cómo atraer nuestra atención, los medios emplean técnicas para provocar la inquietud, para así podernos decir cómo ser unos padres mejores. No sólo sabemos muy poco, sino que la información nueva y esencial es tan compleja, y se genera con tanta rapidez, que no tenemos más remedio que sintonizar o entrar en el sistema para estar al día de lo que ocurre —o arriesgarnos a fracasar en el trabajo más importante de nuestra vida.

Los medios nos muestran una y otra vez que la perfección es posible: *puede* usted hacer esto; *debería* hacer aquello. Y a continuación vienen los grandes consejos. Las historias ejemplares cuentan cómo, con el esfuerzo necesario realizado con tiempo suficiente, todos podemos educar a una superestrella como, por ejemplo, Tiger Woods, el prodigioso golfista. Estas historias implican que todos los niños deben estar por encima de la media, como si esto, por definición, no fuera imposible.

Una madre que vivía en una zona residencial de Nueva York, una de esas que John Cheever retrataba con tonos tan sombríos en sus historias y famosa por albergar uno de los centros de educación secundaria públicos más competitivos del país, describía a su hijo como «normal, no muy brillante», pese a que el chico había sido admitido a la primera en el Boston College. Es ilusorio esperar que todos nuestros hijos (o, sinceramente, muchos de ellos), saquen dieces, sean el capitán de tres equipos universitarios y se ocupen de los animales en fines de semana alternos. No todos podemos alcanzar la excelencia, pero eso no significa que haya que considerar que nuestra vida es decepcionante.

Hasta nuestras obras y comedias favoritas nos dan una visión exagerada de la realidad. Es fácil olvidar que la única razón de que las familias que aparecen en la televisión puedan hacer tantas cosas, tener unas relaciones tan plenas y comportarse con tanta elegancia y fascinación, es que son ficticias. A muchos nos parece que conocemos mucho mejor a los personajes de la televisión que a nuestros propios vecinos, porque les vemos con más regularidad y les oímos hablar con mayor franqueza. Parecen más equilibrados e importantes que los tipos reales que pueblan nuestras vidas. En la televisión, todo está ordenado y coordinado. Hasta las casas de familias humildes están siempre bien decoradas; los muebles nunca desentonan y, por supuesto, no están manchados de vino ni raídos por el uso continuado. Son personajes con problemas económicos, pero que holgazanean por la casa, con un pijama estupendo que jamás encontraríamos en los estantes de los populares grandes almacenes Wal Mart.

Es posible que en esas comedias se planteen problemas de la vida real, como el consumo de drogas, el sexo entre adolescentes o la pérdida del empleo, pero se hace con un estilo y una ternura refinada de la que la vida, tal como la conocemos, carece. Todas las escenas se sitúan con cuidado y el guión elabora un desenlace siempre feliz, aunque hagan falta dos episodios para llegar a él. En el mundo real nos podemos encontrar con que deseamos animar a algún amigo que sufre, y sentirnos abrumados y sin saber qué decir. En la televisión, las personas siempre dan con las palabras precisas. Casi nunca se les ve indecisos pensando en qué pueden decir, y cuando algo así ocurre, se trata de una confusión que no hace sino destacar lo sinceras, vulnerables y encantadoras que son. No tienen el aspecto del zopenco que nosotros imaginamos ser cuando decimos lo que no conviene o sencillamente no decimos nada.

En la televisión, el jefe intermedio de una empresa que haya perdido el empleo por reducción de plantilla tal vez aparezca deprimido durante la primera mitad del espectáculo. Pero en veinte minutos, que el guión distribuye con exquisito detalle, no sólo encontrará un buen empleo con el que podrá resolver sus problemas económicos, sino que lo probable es que tenga con su familia las conversaciones que debió tener antes, unas charlas sensibles y conmovedoras, y al final descubra el verdadero sentido de la vida. Ojalá la vida fuera así. Incluso en los barrios más acomodados, las personas que pierden el empleo sufren, con su familia, problemas de depresión, divorcio y alcoholismo. Los que nos hemos quedado sin trabajo recordamos lo difícil que era levantarse de la cama por las mañanas, y no digamos seguir las exhortaciones de los amigos que nos apremiaban a reponernos, desempolvarnos y entrar de nuevo en el juego.

Por mucho que lo intentemos, las personas reales del mundo real sencillamente no podemos alejar los problemas que la vida plantea, ni conseguir que ésta discurra con una exquisita suavidad. Implícitamente, al hacer comparaciones, nos sentimos ineptos. A diferencia de lo que ocurre en la televisión o el cine, no contamos con los recursos que nos permitan corregir el guión para eliminar la parte adversa del día. No disponemos en casa de guionistas, especialistas en vestuario, maquilladores ni directores. Después de habernos comportado de una forma que quisiéramos haber evitado, no podemos rebobinar la cinta y rodar otra toma. La vida familiar real tiene y siempre tendrá sus momentos difíciles y sus interacciones de las que nos arrepentimos. Pero a muchos nos es difícil aceptar esta realidad y quizá no creamos realmente que tengamos que hacerlo. Al fin y al cabo, hemos visto esta imagen distorsionada de la realidad perfectible, de cómo debiera ser la vida, tan a menudo que hemos llegado a creer que es una meta en la que debemos poner todo nuestro empeño.

Como todos sabemos, de una u otra forma, en uno de esos rincones de la mente a los que raramente nos tomamos la molestia de mirar, realmente los objetos, los logros y las posesiones no son lo que dan sentido a la vida. Nunca lo han sido y nunca lo serán. Las relaciones, sí. Pero nuestra vida es tan ajetreada, está tan llena de cosas que hay que comprar y hacer que nos queda muy poco tiempo para fomentarlas. Es difícil conocerse, atender a nuestras relaciones y a nuestros matrimonios cuando no dejamos de ir de un lado para otro.

Algunos otros factores han contribuido a la especial intensidad que hoy reviste la paternidad. Uno de ellos es que el tiempo parece apremiar más que nunca, al menos en nuestra mente. En tiempos pasados, antes de que todos los hogares contaran con electricidad, y no digamos con America Online, el anochecer marcaba el término de la producción y de la jornada laboral. Toda la familia, incluidos los hijos, trabajaban durante todo el día, a menudo en una empresa común, como la granja familiar. El tiempo discurría despacio. La vida diaria tenía un ritmo natural que dependía del sol, la luna y las estaciones. La puesta del sol significaba que había llegado la hora de dejar el trabajo.

No existían la radio ni la televisión y las posibilidades de entretenimiento eran escasas, de modo que los miembros de la familia tenían que pasar el tiempo juntos. Padres e hijos, y muchas veces también tías, tíos y abuelos, cenaban siempre juntos. Después, pocas eran las opciones que no fueran charlar, leer (normalmente la Biblia), jugar una partida o escuchar las historias familiares que llegaban de tatarabuelos y abuelos. La vida en familia no era ni idílica ni siempre apacible, pero a pesar de ello todos sus miembros tenían que vivir juntos y llevarse bien —había pocas posibilidades distintas—. Muchas personas desarrollaban un sentimiento de identidad a partir de su fe, que durante siglos había sido la religión de la familia, la guía que delimitaba lo que era importante en la vida y explicaba que había que tratar a los semejantes como uno deseaba que le trataran. La fiesta religiosa semanal, cualquiera que fuera la religión de uno, era sagrada, el momento en el que se congregaba la comunidad en un lugar de oración, un día dedicado al auténtico descanso y la contemplación.

La tecnología ha propiciado una situación que tiene sus pros y sus contras. Nos congratulamos sinceramente por los antibióticos, que podrían haber salvado a Todd Lincoln, el hijo del presidente, y por la vacuna contra la polio, que podría haberle evitado la enfermedad a Franklin Roosevelt. No podemos imaginarnos la vida sin agua corriente o calefacción central. Pero la electricidad y la bombilla —por no hablar de otras mejoras tecnológicas, como los ordenadores portátiles con fax y módem, y los de bolsillo con permanente información actualizada sobre la bolsa y noticias generales— nos han encerrado en nosotros mismos, alejándonos de los demás. Han propiciado también una febril competitividad que ha cambiado radicalmente nuestra idea del tiempo. Antes la vida estaba organizada por el cambio de las estaciones; hoy, por el contrario, se mide en segundos apremiantes. Los relojes digitales hacen de cada minuto que pasa un acontecimiento notable; los hornos de microondas funcionan tan bien que nos impacientamos mientras aguardamos ese par de minutos que tardan en dejar lista la cena familiar de todos los días.

Nos movemos cada vez más deprisa. Todo debe ir más rápido y funcionar mejor: las máquinas, las personas, los hijos. Nos afanamos por ocupar nuestro sitio. Los teléfonos móviles y los busca nos tienen al habla día y noche; evitamos la soledad, temerosos de que podamos perdernos algo crucial si desconectamos del mundo, aunque sea sólo un momento. Después de todo, a cualquier hora, el mercado está abierto en alguna parte del mundo. La tecnología del trabajo en casa que aseguraba proporcionarnos más tiempo para la familia de hecho ha incumplido sus promesas. Los profesionales agotados, que antes solían tener al menos un fin de semana libre, hoy se sienten empujados a «dedicar unos minutos» al trabajo («De verdad, cariño; no me llevará más que un par de minutos») incluso en vacaciones.

No existe ser vivo que no pueda ser más productivo. En medio de una abundancia asombrosa, de algún modo nos sentimos eternamente insatisfechos de quienes somos, de lo que hacemos y de lo que tenemos. Si trabajando con todo el empeño del que somos capaces no dejamos de sentirnos culpables de no hacer más aún, ¿cómo lo interpretarán nuestros hijos? ¿Serán capaces de dejar de acuciar en algún momento? La sombría visión de lo que deben ansiar puede ser un factor que intervenga en el hecho de que, durante la adolescencia, muchos chavales decidan tirar la toalla, abandonar unos estudios en los que no dejaban de fracasar y huir a través de las drogas y el alcohol.

Como un elemento más de nuestra cultura, hemos aceptado la idea de que el trabajo debe ser permanente y la gratificación, inmediata. Trabajamos constantemente, pero no creemos de verdad que las cosas importantes requieran tiempo. En nuestro mundo de correo electrónico, donde transmitimos nuestras palabras casi con la misma velocidad con la que las *pensamos,* ¿cómo ayudamos a nuestros hijos a que comprendan que elaborar una novela, por no decir hacer maravillosamente cualquier cosa, supone un trabajo muy duro? ¿Cómo aprenderán que encontrar el mejor camino en las relaciones muchas veces exige tiempo, paciencia, reflexión y morderse la lengua hasta que a uno se le pasa el enfado, para que así pueda ver mejor lo que piensa y siente, lo que debería hacer para conservar una relación que realmente le es valiosísima?

Adoramos la tecnología. Se ha convertido en un falso ídolo que simula proporcionar intimidad. Transmite a nuestros hijos la falsa creencia de que la buena vida es la vida rápida y perfectamente interconectada. Los ordenadores nos pueden conectar mediante el módem, pero nos impiden mirarnos a los ojos. Nuestros aparatos y dispositivos electrónicos pueden llenarnos y organizarnos el tiempo, pero no consiguen dar sentido a nuestra vida y nos distraen de otras cosas que podrían dárselo. Tal vez nos eviten el aburrimiento, pero no son capaces de alimentarnos el espíritu.

¿Cómo enseñamos a nuestros hijos que el amor es algo realmente importante, que la reflexión y la meditación son valiosas, que la forma de comportarnos con la familia y lo que por ella sintamos merece mucho más la pena que las más recientes zapatillas de baloncesto Air Jordan o que un coche más lujoso y que corra más? ¿Cómo nos convencemos *a nosotros mismos* de que disponer del tiempo suficiente en casa para estar con las personas que queremos nos enriquece más que pasar otra hora en el despacho o llevar a un deportista joven y tenso a una competición de atletismo a tres estados de distancia?

Según Sigmund Freud, amar y trabajar en algo que uno considere importante son los elementos esenciales para el bienestar emocional. Ambos están malparados en nuestra vida. Es evidente que necesitamos trabajar, no sólo para alcanzar nuestros sueños y respaldar a nuestra familia, sino también para apoyar la visión que tenemos de nosotros mismos. Sin embargo, también necesitamos encontrar una forma de vida que no nos agote por completo, que no nos tenga siempre cargados de trabajo y agobiados.

No debería acontecer algo traumático —ver la muerte de cerca, perder a algún ser querido o ver nuestro matrimonio amenazado— para darnos cuenta de lo frágiles y preciosas que son la vida y las relaciones. Quienes han perdido a un ser querido cambiarían un BMW nuevo —o toda una flota de ellos— por la posibilidad de sentarse a su lado y hablar de cosas importantes o intrascendentes. Muchas veces hemos oído decir a quienes han estado cerca de la muerte que *ahora* saben qué es lo importante de la vida. En los momentos en los que uno se da cuenta de que su hijo está muy enfermo y teme que pueda tratarse de algo grave de verdad, está dispuesto a hacer cualquier sacrificio para que no sea así. ¿Es éste el único camino que nos lleva a ver las cosas con claridad? ¿Y por qué cerramos los ojos a esas reflexiones tan pronto como se supera la crisis?

¿Una sensiblería? Tal vez. Pero una y otra vez se la escuchamos a personas que han ido por los senderos más oscuros de la vida. Es triste que, con demasiada frecuencia, el mundo nuevo y de alta resolución en el que vivimos urja a las personas a que empleen más tiempo en cosas que van en sentido contrario. Nuestros días nunca tendrán las suficientes horas para hacer todo lo que queremos hacer o creemos que debemos hacer. Por supuesto, sabemos qué es lo importante de la vida, de verdad, pero imaginamos que tenemos muchísimo tiempo —basta con tomar el complejo de hierbas adecuado y seguir los consejos de salud apropiados— para ponernos al día en todo lo que importa en algún momento del futuro. Así que ponemos nuestras energías inmediatas en los logros y la adquisición, e imaginamos que más tarde podremos completar lo que falta —porque, allá en lo más profundo, sabemos que algo falta—. Pero ¿llegará alguna vez ese más tarde?

Cuando charlamos con los amigos hablamos de la jubilación anticipada para poder disfrutar más de la vida, pero pocos disponemos de tiempo para pensar seriamente sobre el sentido de la vida, ante la inseguridad del actual mercado de trabajo, y no digamos para tomar medidas para encontrarlo. Un chiste muy conocido hoy es el que dice que peor que perder el trabajo es *tenerlo* porque las empresas han reducido hasta tal punto las plantillas que un empleado se ocupa hoy de lo que antes era responsabilidad de tres. Quizá seamos más productivos, pero no deja de ser verdad que ese ritmo frenético nos deja exhaustos. Lo paradójico es que, si trabajamos las horas suficientes, con el suficiente esfuerzo y la suficiente eficacia, contribuimos a que el sistema económico, mezquino y avaricioso, nos convierta también en innecesarios.

El sociólogo Melvin Kohn demostró hace tiempo que, basándonos en nuestra propia experiencia, todos preparamos a nuestros hijos para el trabajo que prevemos que van a tener. En muchos hogares de hoy, el padre y la madre llegan a casa cargados con carteras repletas de trabajo que no pudieron terminar durante su jornada laboral. Si papá y mamá tienen que trabajar sin cesar para poder terminar esos papeles, informes y formularios, quizá convenga que los hijos se acostumbren también a vivir así. No hay duda de que es esta visión del mundo la que hace que los padres se dirijan a los centros educativos de primaria y secundaria para exigir que a sus hijos les pongan más deberes y tareas más difíciles.

También ha cambiado la idea del tiempo en el que vivimos. Pese a la enorme prosperidad, muchos tememos que los años venideros serán difíciles. Ejercemos de padres en un estado de ansiedad y pesimismo sobre el futuro, aunque nuestra ansiedad general quede mitigada por el alto grado de confianza consumista para los días inmediatos. Nadie de los que conocemos se siente seguro de verdad. La seguridad en el trabajo es casi tan difícil de encontrar hoy como un autocine; confiar en que la Seguridad Social y un plan de pensiones nos ayudarán en nuestra vejez es como creer en Santa Claus cuando uno está terminando la secundaria.

La economía está cambiando tan deprisa, y de forma tan drástica que incluso las personas de mayor éxito han de replantearse sus carreras. Profesionales que dedicaron muchos años a la formación ya no tienen asegurado un empleo para toda la vida. Un cardiólogo en otro tiempo de prestigio, de unos cuarenta años y padre de unos gemelos en edad de secundaria obligatoria y de otro hijo más pequeño, ha vuelto a los estudios. Estudia por las tardes y los fines de semana para sacarse un máster en Administración de Empresas que espera, sin estar completamente seguro, que le dé una seguridad profesional y económica. Con tres hijos en edad escolar, su esposa también ha vuelto a trabajar. Esta familia llevaba una vida ocupada y llena; hoy tiene que estirar sus recursos hasta el límite, o incluso más.

La insistencia en la perfección y el movimiento continuo está destruyendo la vida familiar. El primer paso para corregirlo es verlo en sus justos términos. Para que nuestras familias se sosieguen, debemos aceptar, en serio, la idea de que nuestros sentimientos tienen un sentido, reconocer que son mensajes taquigráficos que nosotros mismos nos mandamos. Si el ritmo de vida que llevamos nos enloquece, no se debe necesariamente a que algo vaya mal en *nosotros*; tal vez se deba a que la mayoría de las personas no pueden vivir a un ritmo desenfrenado. O nos agota por completo o nos deja toda la noche en vela. En vez de preguntarnos por qué nos sentimos tan mal, con demasiada frecuencia pedimos al médico que nos recete tranquilizantes.

Siga leyendo el lector. En los capítulos siguientes aportaremos pruebas de que todo empieza antes incluso de concebir a nuestros hijos. Veremos cómo nuestros esfuerzos sinceros por hacer lo correcto resultan ser un obstáculo. Demostraremos que hemos llegado a dedicar tanto tiempo a «ejercer de padres» que a veces acabamos por disponer de poco para serlo, para ser las personas que nuestros hijos encuentran siempre que nos necesitan, las que emplean tiempo en escuchar, las que les quieren y les protegen, no importa de qué, y las que en su interior se sienten satisfechas de la comunicación que tienen con sus hijos y de las oportunidades que les brindan. Hay una diferencia enorme entre ejercer de padre —o paternidad— y ser padre. Es previsible que descubrirlo, y vivirlo, nos haga la vida muchísimo más rica.

2

Ideas preconcebidas

Tara y Tom brindan al cenar... y Tara lo hace con agua mineral con gas. Precisamente ayer, Tom fue ascendido en su trabajo (nada menos que a vicepresidente), algo importante que habían estado esperando. Están a gusto en su casa de tres habitaciones en una ciudad famosa por sus buenos colegios. El verano pasado estuvieron tres semanas recorriendo Francia en bicicleta. Ha llegado, por fin, la hora de formar una familia. Tara sabía que iba a ocurrir pronto. Previéndolo, hacía sólo unos pocos meses que había cambiado el aeróbic energético por los paseos energéticos, además de tomarse también unas vitaminas energéticas. Lo primero que ha de hacer mañana es ir a la farmacia por un equipo de predicción de ovulación. «¿Por qué perder tiempo?», preguntó Tara a Tom durante los postres. «Si me quedo embarazada ya, el niño nacerá en primavera, lo cual es mucho mejor para cuando llegue el momento de ingresar en la escuela infantil.»

A pesar de las diez semanas de clases de preparación para el parto, de la confianza que Kegel puso en los ejercicios para fortalecer los músculos de la pelvis, de la bolsa preparada con todo cuidado para que la agonía durante el trabajo fuera más soportable, pese a haber memorizado prácticamente el capítulo 14 de Qué se puede esperar cuando se está esperando, *y a su determinación perseverante de no tomar ningún tipo de medicamento para evitar el dolor, a Karen le tuvieron que practicar una cesárea para que naciera su hija (3,800 kg). Y está decepcionada. «Hayley es preciosa», le dice por teléfono a su mejor amiga. «La quiero. Estoy contenta de que esté bien. Y yo me encuentro bien también, físicamente. Pero no sé qué es lo que falló. ¡Puse tanto empeño!»*

Nell, embarazada de su tercer hijo, está sorprendida porque su ginecólogo quiere hacerle un test genético —para algo que no es ni lo bastante fiable ni lo bastante grave como para que considere la posibilidad de abortar—. Sus otros dos hijos padecen un pequeño trastorno de hemorragias que, una vez que la familia y el médico lo conocen, no se considera tan grave. Pero los chicos llevan unas tarjetas de alerta médica, y Nell siempre advierte a los profesores y a los entrenadores de todo lo que necesitan saber en caso de urgencia, asegurándoles una y otra vez que «no es nada grave». Por eso la desconcierta la insinuación de que tal vez desee considerar la posibilidad de interrumpir el embarazo si ocurriera que el niño tuviera también el mismo problema. «¿Por qué iba a hacerlo?», pregunta. «Apenas afecta a sus vidas.»

La sola idea de iniciar hoy una familia resulta sobrecogedora. Lo que más queremos es estar seguros de que nuestro hijo nazca sano. Haremos lo que haga falta. Así que como mínimo tres meses antes de empezar a intentar concebirlo, las futuras madres sinceras y bienintencionadas hacen ejercicio para ponerse «en forma» para el embarazo (curiosa expresión cuando lo que aguarda es un embarazo). Incluso las parejas que no tienen ningún motivo para pensar en que vayan a tener problemas para concebir piensan que deben empezar por controlar la temperatura basal el primer mes. Para darle al futuro feto la mejor posibilidad de éxito antes incluso de su concepción, nos cargamos de vitaminas y minerales, eliminamos de la dieta las toxinas conocidas y seguimos un régimen sano, de ejercicios suaves, tal como los libros nos aconsejan que hagamos. ¡Son tantas las cosas que hay que hacer cuando se espera concebir un hijo!

Como ocurre a menudo, nuestra actitud al embarcarnos en esa empresa configura toda la experiencia. Incluso las que nos hemos hecho una ligadura de trompas y hemos tirado ya las cunas y las sillitas para comer nos damos cuenta, cuando miramos hacia atrás, de que el final es (y fue) obvio desde el principio. Empezamos a trabajar más de lo conveniente para que nuestros hijos crezcan bien, antes incluso de que nazcan. En este capítulo analizamos cómo nuestras ideas preconcebidas presagiaban los hiperpadres angustiados que hoy muchos de nosotros somos, o al menos corremos cierto riesgo de ser.

La raíz de muchos de nuestros problemas está en nuestra convicción de que podemos planificar todo lo referente al futuro, incluidos nuestros hijos. Cuando pensamos en cuándo «empezar a intentarlo», sopesamos todos los factores —el trabajo, los objetivos marcados, la economía—, tratando de definir el momento exacto adecuado. El espermatozoide ha de encontrarse aún con el óvulo, y algunos nos preocupamos ya por el vecindario y el calendario escolar. Dispuestas a hacer todo lo que haga falta para criar sano a nuestro hijo, cambiamos drásticamente los hábitos alimenticios, nos obligamos a tomar al menos tres vasos de leche al día, aunque nos dé asco, y luego añadimos todo un complejo vitamínico. Al cabo de unos pocos meses, vestidas ya casi de premamá, diseñamos un plan para el parto que detalla cómo debe realizarse y lo completamos con detalles sobre si queremos o no que nos anestesien cuando llegue el momento. Es evidente que debemos ser responsables y hacernos una idea razonada de la vida cuando nos convertimos en padres. Pero mientras ponemos tanto celo en que todo vaya bien, planeando todos los detalles del futuro de nuestra nueva familia, es posible que acabemos por olvidarnos del auténtico milagro que es la creación de una vida nueva.

Ser padre puede dar más miedo que casarse, puede asustar más que comprar la primera casa. No hay responsabilidad que parezca mayor que la de traer al mundo a un ser humano nuevo y completamente dependiente. Si algo va mal, ¿a quién podremos culpar sino a nosotros mismos? Valientes, preparados y decididos a no cometer fallos en todo el camino, llegamos a la conclusión de que debemos extremar la vigilancia desde el principio.

Los preparativos que hacemos son serios, racionales y científicos. Prestamos toda la atención a los innumerables libros y artículos que nos hablan de cómo quedarse embarazada y seguirlo estando. Junto con nuestra pareja, nos hacemos una revisión médica exhaustiva: «¿Qué tal su salud? ¿Y la de sus padres? ¿Y la de los padres de sus padres? ¿Existe alguna enfermedad genética que aconseje hacer un chequeo al embrión?». Luego, las preguntas más personales. «¿Bebe al día más de

40 ml de alcohol? ¿Fuma? ¿Cuánto exactamente? ¿Ha estado alguna vez en una habitación que contuviera alguna sustancia peligrosa? ¿De niña chupaba las fichas pintadas al plomo? ¿En su remoto y egoísta pasado, consumió esas drogas de pasatiempo? (Ya sabemos, por supuesto, que lo lleva negando más de una década en sus solicitudes de trabajo, y que quizá lo hacíamos para divertirnos.)»

¿Una obsesión? Tal vez, si se consideran estas conductas aisladas o se tiene algún interés personal en los padres de hoy. Pero nuestras motivaciones son sinceras, y nuestras actitudes y forma de comportarnos, comprensibles. Los futuros padres quieren hacer todo lo posible para tener un hijo sano y darle una buena vida a la futura familia. ¿Qué persona responsable rehuiría un asunto de tanta importancia y se dejaría llevar por la corriente? Nadie que *nosotros* conozcamos. Desde nuestra perspectiva muy personal de padres de hoy, puede resultar difícil comprender cómo todo ese fervor por hacer las cosas bien se convierte en un obstáculo, especialmente para los muchos que pensamos que nuestros padres pusieron demasiado poco interés en nosotros. Pero antes o después, así ocurre.

Es completamente normal que los padres y madres que esperan un hijo sientan cierta ansiedad —y una ansiosa expectación también, es de esperar— ante la perspectiva de lo que les aguarda. Después de todo, nos embarcamos en un viaje emocionante rumbo a lo desconocido. Casi todo cambiará en nuestras vidas cuando tengamos hijos, incluso lo que pensamos de nosotros mismos. A menos que seamos pediatras o maestros, la mayoría de nosotros hemos pasado los años anteriores a nuestra paternidad hablando sobre todo con personas mayores y sobre personas mayores, de temas más o menos adultos. En el trabajo, tal vez hayamos estado años comportándonos como adultos trabajando con responsabilidad, por ejemplo como ingeniero experto de Motorola. Pero cuando llegábamos a casa por la noche, podíamos retrotraernos sin peligro alguno: ponernos la bata, tomarnos una pizza, un Big Mac o un Devil Dog, y colocarnos al revés una gorra de béisbol para sentir al menos que no estábamos acabados; seguíamos siendo niños de corazón. Podíamos ir a ver una película sin pensarlo dos veces; no teníamos que depender de la canguro. Sin embargo, cuando pensamos en ser padres, nos damos cuenta de que ser la mamá o el papá de alguien nos convertirá irremediablemente en adultos, nos sintamos o no preparados para ello. Se trata de un paso en la vida importante, como importantes son las responsabilidades que conlleva.

Y sin embargo, ¿es preciso que sea algo tan duro? Una multitud incontable de seres humanos ha dado antes el mismo paso de modo aceptable. Como decía una madre experta a una amiga que esperaba su primer hijo: «Mira, el parto es duro, como lo es ser madre. Pero yo me dije: si todas esas mujeres que veo por la calle pueden dar a luz, yo también. Y si saben criar a unos buenos chicos, pues también lo sabré yo. Y tú también». Casi todo el mundo que conocemos supera los desafíos. No a la perfección, pero así son las cosas: para la mayor parte de quienes somos hiperpadres, el problema *no* son las imperfecciones, sino el perfeccionismo.

Y esto quizá explique por qué, como futuros padres, todo nos pone nerviosos, desde el principio. Los autores creemos que hoy se presta demasiada atención a determinados aspectos de la educación de los hijos, lo cual nos pone más nerviosos de lo que deberíamos estar, mientras que a otros se les presta demasiada poca —concretamente a la emoción natural que supone crear un ser humano nuevo y único—. Nos ocupamos tanto en intentar imaginar cómo hacer perfecta la vida de nuestros hijos, deseamos tanto ayudarles a convertirse en lo que queremos que sean —unos hombres y unas mujeres valientes y de éxito, que enriquezcan nuestra vida y, confiamos, algún día pasen a enriquecer el mundo— que apenas nos damos cuenta de lo más importante de la paternidad, que consiste en tomarse el tiempo necesario para conocer quiénes *son*, ya, nuestros hijos.

La hiperpaternidad de hoy es un auténtico producto de nuestro tiempo, fabricado en un entorno de alta tecnología, de acuerdo con un conjunto de expectativas de dimensiones cósmicas. Nos explotan nuestros temores y se convierten en beneficio de anunciantes. Leemos, vemos, escuchamos y nos convencemos de que existe una forma segura de que los padres alcancen el éxito, y de que un libro, un disco compacto, un vídeo o un complemento nutritivo determinados harán que así ocurra en nuestros hogares. Aunque queramos seguir otro camino, hacerlo parece en realidad algo irresponsable, quizás incluso arrogante. ¿Cuántos tenemos la suficiente seguridad para desafiar a los expertos? Parece que el currículum está bien elaborado; bien definidas las tareas (bueno, tal vez esa clase de aeróbic acuático para embarazadas de los martes se podría poner como optativa).

Cuando emprendemos por primera vez ese viaje que es el oficio de padre, la mayoría de nosotros cuenta con una experiencia personal limitada en educar niños, pese a que todos lo fuimos en su día, de modo que, aunque teóricamente *no tenemos* que aceptar esa visión concreta, la realidad es que nos sentimos más seguros si adoptamos el enfoque práctico que la voz serena y experta de los medios de comunicación nos dice que es el adecuado. Si se dice que hacer las cosas tal como se prescribe es el camino más seguro para llegar a unos buenos resultados, parecería infantil e irresponsable insistir en adoptar una visión más relajada del mundo, como si nos presentáramos a una importante entrevista de trabajo con los tejanos viejos y raídos de los fines de semana. ¿No es más maduro seguir el consejo de quienes más saben? Queremos que crear un hijo no suponga riesgo alguno, como si los hijos llegaran con una serie explícita de directrices que los convirtieran en un proceso tan bien concebido, tan cuidadosamente pensado, que nada pudiera fallar. Por todas partes se ofrecen recetas para triunfar. Leánse las instrucciones, añádanse los ingredientes adecuados en su justa medida, síganse las orientaciones al pie de la letra y... ¡zas! ¡Ahí está su afable, atractivo y atlético licenciado por la Universidad de California, Los Ángeles!

Todas las generaciones se esfuerzan por conseguir que sus hijos triunfen. Pero últimamente la ventana de la responsabilidad paterna se ha abierto de par en par. Las generaciones anteriores procuraban por todos los medios que sus hijos llegaran a ser unos ciudadanos seguros. Nosotros queremos lo mismo, *y además* asumimos la obligación de dar a nuestro futuro bebé un legado genético inmaculado, el suelo perfecto donde crezca el óvulo fecundado, y después unas oportunidades ilimitadas. Antes incluso de adaptarnos a nuestra nueva condición de padres, se nos dice que ser «responsable» significa dar todos los pasos posibles previos al parto para ofrecerle al futuro hijo las máximas oportunidades posibles. Mucho antes de que nuestro bebé sepa darse la vuelta, contar hasta diez o incluso deslizarse por el canal del parto para nacer, por poner algunos ejemplos, leemos que existe una forma científica demostrada de enriquecer su entorno y sacar el máximo provecho a sus capacidades físicas y mentales. Y esto significa que debemos dedicarnos a esa empresa con todo ahínco. Así que, por supuesto, como buenos futuros padres, empezamos a poner las sinfonías de Mozart para que suenen junto al vientre de la futura mamá, y a hacer todas las otras cosas que nos dicen que debemos hacer para que nuestros hijos empiecen la vida de la mejor manera posible.

¡Vaya diferencia de cómo empezaban los padres de la generación anterior! Ocurriera o no así, muchos imaginamos a nuestros padres de jóvenes cortejando en el columpio del porche, bebiendo limonada y escuchando a Frank Sinatra cantar con voz suave sus románticas baladas. (No nos pareció que Gore Vidal exagerara cuando, en un entrevista que le hicieron en la radio cuando murió Frank Sinatra, dijo que la mitad de los estadounidenses que rondaban los cuarenta años fueron concebidos con la música de fondo de sus discos.) Nuestros padres discutían con ojos soñadores qué nombres (¿Bobby? ¿Barbara?) les gustaban más para los hijos que confiaban tener algún día. ¿Niños? ¿Niñas? ¿Cuántos de cada? Claro que les preocupaba la guerra nuclear y se preguntaban qué les depararía el futuro a sus hijos, pero no sentían el peso de tener que construirlo porque se haría paso a paso. Al igual que nosotros, les encantaba imaginar cómo sería su familia; pero a diferencia de nosotros, no se les habría ocurrido elaborar un proyecto. Esperaban que los hijos se adaptaran a sus vidas; nunca pensaban en construirlas en función de ellos.

Se daba por supuesto que la vida podía dar algunas sorpresas. Muchos de nuestros padres se casaron jóvenes, muchas veces al terminar la educación secundaria. Los hijos eran sencillamente lo que se tenía después de casarse. (O más exactamente, quizá, lo que se tenía *después* de hacer lo que se hacía cuando uno se casaba.) Prácticamente no se podía contar con controlar la natalidad, de modo que sólo en un sentido muy aproximado se podría decir que se planeaban los embarazos. Si no se iba con cuidado, eran frecuentes los nacimientos no previstos, al menos hasta que un par de chavalines iba jugando junto a la camioneta familiar, un momento en el que muchos de nuestros padres hacían lo que hiciera falta para no tener más.

La razón de que la madrastra sea un personaje habitual en los cuentos de hadas antiguos es que hace unos doscientos años muchas mujeres morían en el parto. Incluso para nuestras madres, la experiencia del embarazo fue enormemente distinta. Era difícil, si no imposible, distribuir el tiempo con cuidado y espaciar los partos. La aportación del varón al proceso del parto se limitaba a llevar a su mujer al hospital en buenas condiciones; una vez allí, podía deambular cómicamente por la sala de espera o buscar algún bar cercano donde pasar el tiempo hasta que llegara el momento de repartir los puros.

La mayoría de nuestras madres se sentían satisfechas si podían pasar los nueve largos meses de embarazo con elegancia, buen humor y no demasiados kilos de más. No había duda de que la ciencia les había hecho la vida más fácil y segura: una mejor higiene y unas nuevas técnicas en caso de urgencia habían convertido en algo anormal que una mujer muriera en el parto. Pero se comprendía que la medicina tenía sus límites. La convicción de que la genética y la naturaleza humana estaban controladas, y que la vigilancia sanitaria podía erradicar, y erradicaba, todo peligro y toda incomodidad, fuera un aborto espontáneo al tercer mes o una conducta casi delictiva del hijo, no se había convertido aún en dogma de fe. Había que pasar por el parto, que era un medio para llegar a un fin, y no algo para lo que hubiera que prepararse o que sirviera para fotografiarse, grabarlo en vídeo y celebrarlo como una de las principales experiencias de la vida. Todo el mundo daba por supuesto que el embarazo podía ser peligroso, que podían ocurrir cosas lamentables, sin que necesariamente tuviera que haber un responsable.

Hoy, sencillamente no aceptamos tal premisa. Un estudio de Vern Katz, realizado en 1993, titulado «Two Trends in Middle-Class Births in the United States» decía que los padres estadounidenses no se dirigen a ningún ser superior para que explique algún problema que pueda presentar el embarazo, sino a su ginecólogo:

Las tremendas innovaciones tecnológicas, como los ultrasonidos, el análisis genético prenatal y la vigilancia fetal, han favorecido la idea de que los médicos pueden controlar el entorno prenatal y predecir el resultado del embarazo. Esta expectativa se puede traducir en amargura y enojo si ese resultado es adverso.

Y no hablemos de la culpabilidad. Dado todo lo que se sabe sobre lo que es mejor para el desarrollo del feto, muchas mujeres se echan todas las culpas cuando algo va mal durante el embarazo o en el parto. La profesora de ciencias Alice Dreger, que, paradójicamente, cuando sufrió el aborto espontáneo estaba estudiando las anomalías evolutivas, publicó un elaborado estudio en *The New York Times.* Pese a todos sus conocimientos, se encontró con que, extrañamente, culpaba de su pérdida a un accidente doméstico:

> Unos pocos días antes del aborto, me cogí los dedos en la puerta del garaje, lo cual me provocó un dolor que se extendió por todo mi cuerpo. Fue ahí donde debió de ocurrir...

Cuando una amiga le aseguró que no podía ser así, Dreger dijo:

> Tuve que darle la razón. Después de todo, soy una persona de espíritu científico... si el hecho de cogerse los dedos en la puerta del garaje provocara realmente un aborto, aumentarían las ventas de esas puertas y disminuirían los abortos en hospitales. Así que, cuando me vi libre de tener que dar explicaciones, me sentí aliviada. Y después, impotente.

Evidentemente, la culpa es el lado sarcástico del control. Los dos forman un conjunto bien acoplado, aunque no siempre lo comprendemos cuando aceptamos la premisa de que el destino humano se puede doblegar completamente a nuestra voluntad, cuando nos dejamos convencer de que, con una planificación cuidadosa, podemos evitar todo dolor y toda tragedia. Incluso con todos los avances científicos de los que se dispone hoy, no todos los niños nacen perfectamente. Pese a las mejores técnicas de cirugía a corazón abierto y al desarrollo del surfactante pulmonar sintético, sencillamente algunos bebés no van como debieran.

Pero ¿quién nos puede culpar de desear que los hechos y los análisis para ponderar riesgos y ventajas fueran distintos? Sobre todo cuando se trata de nuestros hijos, nos desesperamos por mantener la ilusión de estar completamente seguros y de que siempre lo estaremos, a menos que cometamos algún error. Cuando se trata de dar a luz, creemos que podemos contar con dos cosas: un ginecólogo que nos asegure un buen final, pero que nos permita controlar cómo vaya a ser el parto, un hijo perfecto y una experiencia trascendental. En el estudio ginecológico mencionado, Katz señala también que «las mujeres y sus familias desean hoy un mayor control de la experiencia del parto. Si el plan que los padres han diseñado para el parto no se cumple y no alcanzan sus expectativas, muchos piensan que no han actuado como debieran».

La columnista Lillian Bressman, hija de una familia de inmigrantes del Lower East Side de Nueva York, escribió un artículo precioso que exponía las diferencias entre hoy y hace tan sólo un par de generaciones. Recordaba que su hija Beth, psicóloga formada en Harvard, hablaba con la matriarca de la familia, la madre de Lillian, sobre un libro, *Expectant Fathers,* que se describía como «guía práctica para el varón ansioso, para que pueda compartir con su esposa el increíble milagro que *los dos* van a alcanzar».

La abuela escuchaba y se disculpaba, diciendo que no querría parecer insensible. «Pero nunca en toda mi vida he oído de ningún hombre que haya muerto en el parto.» Añadía que, aunque el futuro padre tuviera la mejor calificación en el prolongado curso sobre el parto: «Seamos prácticos y realistas: desde un punto de vista físico, ¿qué otra cosa puede hacer más que ayudarla a gemir y quejarse?». La señora continuaba diciendo, quizá con cierto tono de cascarrabias pero también con un considerable buen juicio:

> Estoy segura de que las parejas que siguen los cursos sobre parto natural creen que se trata de un invento nuevo. El parto era algo natural; hoy hay que practicarlo, estudiarlo y aprenderlo. Si queréis saber lo que pienso, es hacer «artificial» lo natural.

A medida que en las últimas décadas se ha extendido y ha evolucionado la atención ginecológica, la percepción subjetiva sobre el embarazo y el parto ha cambiado drásticamente, un cambio que trasciende de la posibilidad de saber de antemano el sexo del bebé. Dos inventos de los años sesenta transformaron tanto el objeto de la atención ginecológica como nuestra forma de entender el embarazo: el estetoscopio de Doppler, que permitía tanto a la madre como al médico oír los latidos del corazón del feto, y los ultrasonidos, que permitían visualizar al futuro bebé en sus primeras fases, con lo cual no sólo aumentaban las posibilidades de mejorar la atención ginecológica, sino que, de alguna manera, se alteraba su propia filosofía. El centro de atención pasó de la madre al hijo. Y ahí está hoy: «¡Su Majestad, el feto!».

Hoy, antes incluso de que se les queden estrechos los pantalones, las futuras madres establecen lazos afectivos con el «bebé» que llevan en el útero (con lo que el aborto espontáneo resulta mucho más doloroso). Las nuevas tecnologías permiten curiosear en la vida que pronto va a nacer, y así podemos escuchar latir el corazón del bebé, ver con los ultrasonidos cómo hace volteretas, incluso predecir con cierta precisión lo que va a pesar cuando nazca al cabo de unos meses. Las investigaciones demuestran que, en los tiempos en los que el recuento de las patadas que la madre sentía durante una hora era la mejor forma de juzgar la salud del feto, la mujer empezaba a considerar que su feto era un «bebé» sólo en las últimas semanas previas al parto. A los padres les costaba más aún. Hoy, una prueba de embarazo positiva, de las que se hacen en casa, hace que las parejas corran hacia el banco a abrir un libreta de ahorros para cuando el hijo tenga que ir a la universidad. Cuando estudiamos minuciosamente las íntimas fotografías de Lennart Nilsson, *Nacer, la gran aventura,* pensamos en términos muy concretos en el proceso por el que un óvulo se fecunda, para convertirse en un feto, y éste, en una persona. «En esta semana es cuando empezó a latir el corazón de mi hijo.» «Aquí mi hija ya tiene pestañas.» Hay incluso batallas por la custodia de embriones congelados.

Con las instantáneas, y muchas veces las grabaciones en vídeo, de las hoy preceptivas imágenes por ultrasonidos a las veinte semanas, el bebé se convierte en miembro de la familia —posiblemente en el centro de la familia— mucho antes de hacer su aparición en el mundo. Enseñamos orgullosos esas fotos y nos preguntamos con nuestros compañeros a quién se parece el diminuto feto. Aunque muchas parejas deciden no saber de antemano el sexo del hijo, para «mantener el misterio» durante el proceso, otras no ven razón para no pintar ya la habitación del bebé. Es posible que sólo sepan del embarazo la familia y los amigos íntimos, que el feto no pese más que unos gramos, pero, una vez que el hombre y la mujer han visto a su hijo no nacido aún chuparse el dedo y dar patadas con sus preciosas piernas, el sueño se ha hecho ya realidad. Tal vez el hijo futuro no mida más de 5 cm, pero cuando ya se han sentido esos primeros indicios de amor paterno, no hay vuelta atrás.

En esta época de la información, para la mayoría de las futuras madres primerizas, la primera parada después de salir de la consulta del médico es en la librería, para comprar un manual sobre el embarazo. Un asombroso 93 % de todas las mujeres embarazadas lee hoy el clásico imperante del género: *Qué se puede esperar cuando se está esperando*. Este libro, junto con otros manuales para futuras madres, ayuda mucho a aliviar la comprensible ansiedad de las mujeres que acaban de saber que están embarazadas y de sus maridos; unas y otros quieren saber qué ocurre en el interior del cuerpo de la mujer. Disponer de esos conocimientos factuales, sea a las 3 de la tarde o a las 3 de la madrugada, da mucha confianza, sobre todo cuando no se tienen familiares o amigos íntimos con quienes hablar. Después de hojearlo rápidamente, la lectura del libro puede incluso ayudar a dormirse de nuevo a los futuros padres preocupados.

Pero avanzamos muy deprisa por todo el cuerpo de conocimientos. Primero queremos comprender sólo para poder estar bien informados. Luego queremos saber más para poder hacer lo que corresponde. Y después, casi inevitablemente, empezamos a desear cierto control, otorgamos mucho valor a la «perfección» de lo que hacemos y nos reprendemos siempre que no conseguimos hacer las cosas bien del todo para nuestro amado y completamente indefenso futuro hijo.

Deberíamos ser más amables con nosotros mismos. El sacrificio desinteresado no es más razonable durante los nueve meses de embarazo que en las décadas de paternidad activa que aguardan, pero de algún modo ese sacrificio se ha convertido en la regla con la que creemos que debemos medir nuestra vida. La verdad es que la vida no se mide según una escala por la que a uno se le da un diez o un cero. En el mundo real, hay mucho espacio para tranquilizarse y relajarse. Muchas ya nos ocupamos perfectamente de nuestro futuro hijo y de nosotras mismas. Someternos a una dieta triste sólo de pan integral y fruta y verduras biológicas no mejorará sustancialmente nuestras inmensas posibilidades de dar a luz a un niño sano, ni medidas como éstas van a disminuir el pequeño riesgo de que nuestro hijo pueda nacer enfermo. Un buen helado no cambia en lo más mínimo esas posibilidades. No es preciso que el embarazo esté reñido con el placer.

Huelga decir que la mujer embarazada que deliberadamente abusa de los medicamentos y expone a su futuro hijo a peligros y riesgos desconocidos ha de sentir remordimientos. Algunos malos senderos llevan a las personas a buen destino: volar con ala delta en el Parque Nacional de Yosemite, fumarse dos paquetes de cigarrillos al día o llevar una vida de continua diversión no son conductas responsables para una futura madre ni, posiblemente, para nadie. Sin embargo, la mayoría de nosotros no nos comportamos de forma flagrantemente opuesta a lo que dicta el buen juicio. Pero, dada la forma en la que hoy se ofrece la información, es como si no existiera ninguna diferencia entre un vaso de vino una vez a la semana y una botella de tequila diaria. Es muy difícil que cualquier ser humano normal y mentalmente sano se sacrifique hasta el grado que se nos dice que es el óptimo.

Esta puntillosa actitud perfeccionista crea el marco de lo que va a venir, sobre todo si algo va mal. Si, por alguna razón desconocida, el niño nace con problemas, es posible que la madre mejor intencionada piense que fue culpa suya por alguna razón desconocida. ¿Por qué? Porque, como señalaba Alice Dreger, asumir la culpa mantiene en la mujer la ilusión de que sigue gozando de cierto control. De haber sabido antes eso o lo otro, el bebé podría haber nacido perfectamente bien. Curiosamente, es algo que da confianza, aunque el sentimiento de culpa sea terrible.

Al menos esto es lo que parece a corto plazo. Una mujer, madre de dos hijos, que ha sufrido seis abortos espontáneos en diez años, dice que su experiencia le ha enseñado que el control no es más que una ilusión y que hay mucho que aprender de una actitud despreocupada.

> «Duele perder un hijo, aunque ocurra cuando te acabas de enterar que estás embarazada», dice. «Pero he aprendido a pensar así para poder ocuparme de lo siguiente. No tiene sentido martirizarme, enfadarme, ni poner en entredicho todo lo que hice y todo lo que los médicos dejaron de hacer. Todo lo que saco con esto es sentirme peor, y durante más tiempo. No puede cambiar la situación en modo alguno. Encuentro cierta paz en la aceptación de que, por la razón que fuera, aquel hijo no tenía que nacer.»

Todos debemos aprender a aceptar los límites de lo que podemos controlar. Es la única forma de mantener la serenidad. Pero es difícil despreocuparse de este modo. Hoy sabemos mucho de lo que le conviene al bebé, qué circunstancias son las óptimas para que crezca sano, pero no conocemos todas las razones de que a veces las cosas se tuerzan. La biología tiene su propio juicio, su propia forma de proteger a los genes humanos de muchas mutaciones fatales. Los abortos muchas veces son la forma que tiene el cuerpo de resolver defectos congénitos graves antes de que el embarazo avance demasiado. Algunos bebés no empiezan la vida con el mejor pie; otros ni siquiera superan la infancia. Pero debido a lo difícil que resulta aceptar el hecho de que tenemos escaso control, en última instancia, incluso en nuestra época de ciencia y medicina de alta tecnología, es bastante frecuente que, lamentable y tristemente, los padres más sinceros, los que ponen su mejor voluntad y su mayor empeño son los que terminan por sentirse más culpables. Muchos hacemos las cosas como mejor sabemos, somos mucho más que «lo bastante buenos», pero nos sentimos ineptos por tomar unas decisiones que, si no son exactamente las óptimas, sin duda son inocuas.

Y si nos fijamos bien en todo lo que leemos, no es extraño que nos sintamos así. Considérese el capítulo «La mejor dieta» de *Qué se puede esperar cuando se está esperando*. Empieza por citar un estudio de la Universidad de Harvard en el que se descubrió que el 95 % de las mujeres que seguían dietas que definían «de buena a excelente» había tenido unos hijos sanos. Sólo el 8 % de las que decían seguir una dieta «realmente horrible» había tenido un hijo sano. Bien, no se trata de ninguna noticia. ¿Qué mujer embarazada aceptaría tomar principalmente comida basura? ¿Es que una comida sana es lo único de lo que carecen esas mujeres o quizás haya también un problema de, por ejemplo, prostitución y adicción a la cocaína? ¿Quién lo sabe? No se nos facilita esta información. Ni se nos recuerda que las personas que comen bien también suelen cuidarse en otros sentidos, aunque de vez en cuando se permitan una chocolatina. Desde un punto de vista científico, sería útil saber si el estudio era retrospectivo o más bien tenía un carácter prospectivo, aunque la verdad es que, si se facilitara toda la letra pequeña de esa información, pocos seríamos los que la leyéramos. No obstante, es presumible que desde todos los puntos de vista, y no sólo desde el de la nutrición, a estos niños se les ofrecen las mejores posibilidades.

Una vez fijado este marco, sin embargo, es posible que no pensemos con tanta precisión y seriedad cuando seguimos leyendo las recomendaciones que se derivan de esa premisa: «Procurar que todo bocado cuente»:

> Antes de cerrar la boca ante el nuevo bocado que nos presenta el tenedor, pensemos: «¿Es lo mejor que le puedo dar a mi bebé?». Si le va a beneficiar, sigamos masticando. Si sólo va a procurarnos placer para la lengua o satisfacernos el apetito, apartemos el tenedor.

¿Y luego qué?, se pregunta una. ¿Salir al jardín a buscar un puñado de judías verdes cultivadas biológicamente? ¿Y si una está en el despacho y la única comida de la que puede disponer es una bolsa de Doritos, que, bien mirado, tienen muy buena pinta? Cuando las mujeres éramos la principal protagonista del embarazo, se comprendía que las embarazadas quisieran comer cosas raras a horas intempestivas. Los nueve meses de embarazo, muchas veces incómodos, son el momento de aceptar el hecho de convertirse en padres. Pero hoy la atención está en el feto: cuando se dice que todo bocado debe beneficiar al bebé, el espacio que queda para la futura mamá es muy escaso. Es seguro que no reviste ningún peligro real permitirse esos pepinillos o ese helado que tanto apetece, aunque no lleven ninguna vitamina ni ácido fólico extra.

Y está bien que, cuando las embarazadas tienen hambre —y la mayoría de ellas dirán que satisfacer el apetito, lejos de ser un lujo o algo opcional, constituye una necesidad, cuya importancia sólo supera la de vaciar a menudo la vejiga—, coman lo que deseen, siempre que, en conjunto, sigan una dieta razonable y equilibrada. Y ese «en conjunto» se puede referir a unos cuantos días, no a cada una de las comidas.

Según los criterios expuestos, un puñado de M&M no constituye ningún maltrato para el niño. Es evidente que una dieta que consista exclusivamente en Crunch de Nestlé, barras de Mars y Baby Ruth no tiene nada de buena para la madre ni para el hijo, pero no existe ninguna razón para pensar que las embarazadas corren el riesgo de provocar daños a sus hijos si toman determinado tipo de alimentos, incluida alguna que otra golosina, para darse un gusto. La madre naturaleza diseñó el sistema lo bastante bien para que las mujeres no necesiten un chequeo a cada hora con algún especialista en nutrición que les garantice que el feto que está creciendo reciba lo que necesita.

Es evidente que la mujer que piensa en quedarse embarazada debería evitar engullir martinis o dar cuenta de toda una botella de vino en la cena. Cada persona debe responsabilizarse, al menos ante sí misma, de sus propios hábitos sanitarios, sobre todo cuando estos hábitos inciden en la salud y el bienestar de alguien que no ha nacido aún. Sin embargo, parece que hemos perdido de vista la línea que media entre una conducta responsable y un control fanático. ¿Deberían los camareros o la pareja de la mesa de al lado en un restaurante caro hacer que se sintiera culpable de algún delito la embarazada que toma un sorbo de la cerveza de su marido? ¿Es que toda Francia y toda Italia obtendrían mejores resultados en los test de coeficiente intelectual si sus costumbres nacionales fueran distintas? Nos resulta difícil comportarnos como consumidores inteligentes, incluso de lo que la buena ciencia aconseja, y, como comentamos en el capítulo 4, no toda la ciencia de la que se habla en los medios de comunicación e incluso en las mejores publicaciones profesionales se ha diseñado de forma que asegure unos resultados dignos de confianza.

Cuando se trata de la salud, los estadounidenses somos unos extremistas. Damos por supuesto que, si una cantidad exagerada de algo resulta dañina, la abstinencia completa debe ser lo que corresponde. O todo o nada. Esta interpretación rígida nos hace sentir seguros; apoyándonos en el sentido común, si un producto de algún modo *no* es habitual hoy, definitivamente hay que temerlo. La consecuencia es que, si algo va mal, no tenemos a nadie a quien culpar más que a nosotros mismos.

No defendemos que haya que meter al niño en el baño si el agua está demasiado caliente o puede resultar tóxica. Determinadas precauciones sanitarias son muy importantes. Toda mujer que pueda estar embarazada debería saber que la ciencia moderna ha demostrado que tomar ácido fólico desde los primeros momentos de la gestación ayuda a reducir la incidencia de la espina bífida, una incidencia que ya es muy baja. Los complejos vitamínicos prenatales aseguran que el feto en desarrollo reciba unas aportaciones nutritivas beneficiosas que podrían no ser muy abundantes en la dieta de una mujer. Pero los beneficios de estas medidas se basan en conclusiones estadísticas sacadas de estudios realizados a toda una población. No hay razón para que una mujer razonablemente sana, que descubra con sorpresa que está embarazada y no empiece a tomar ácido fólico hasta la octava semana, se aterrorice. La futura madre que padece muchas náuseas y no es capaz de retener ni unas sales —y no digamos unas fuertes vitaminas prenatales— normalmente puede prescindir de estos complementos hasta que se encuentre mejor, sin que deba temer que pueda afectar a la salud o el bienestar de su hijo. Entre lo óptimo, si es posible, y lo suficientemente bueno, sin poner en peligro a nadie, suele haber una gran diferencia.

Todos los consejos sobre dieta y ejercicio físico, vitaminas y alcohol forman parte de la ilusión que la modernidad ha creado. Nos llevan a la falsa creencia de que tenemos un control absoluto sobre lo que alumbran las madres. Pero casi todo se puede argumentar «científicamente». Si uno cree que dando palmadas en el centro de Minneapolis evitará una inminente invasión de elefantes, se puede pensar en pruebas que lo demuestren, gracias a esas palmas y al hecho de que no haya elefantes: se produce una relación causal. Consideramos que con la maternidad ocurre lo mismo. Dado que, gracias a Dios, la mayoría de los niños nacen bien y sanos, nuestras fantasías talismánicas nos pueden ayudar a disminuir la ansiedad. Sin embargo, este tipo de comportamiento jamás será una garantía. Si seguir estas orientaciones estrictas hace que una mujer embarazada se sienta angustiada y abrumada, si llega al convencimiento de que ya no importan mucho su felicidad, su bienestar y esas ganas de un buen helado doble, tal vez algunos de esos consejos acaben por ser más perjudiciales que beneficiosos.

Los estudios científicos y médicos nos pueden dar consejos prácticos con los que mejorar las probabilidades matemáticas de tener un hijo sano. En cada caso concreto, el dictamen clínico, y no sólo la última historia de la sección de salud de las noticias de la tarde, orienta al médico competente a la hora de decidir qué es lo más conveniente para una determinada mujer embarazada en este momento de su embarazo. Cada situación se ha de juzgar de forma individual.

Por eso es necesario buscar a un profesional de la salud en quien poder confiar, para que, en el improbable caso de que las cosas vayan mal de verdad, pueda tomar una decisión particular, bien fundamentada y experta sobre lo que mejor conviene a la madre y al feto. Pero, en nuestra edad de la información, confiar en un profesional parece poco inteligente. Es difícil saber a ciencia cierta que nuestro tan ocupado ginecólogo vaya a tener tiempo de leerse todos los análisis y de asimilar los resultados más recientes y de última hora. Ese regalo de la vida que otrora considerábamos en partes iguales un milagro, un misterio y una cuestión de medicina, hoy queremos pensar que somos capaces de que ocurra con nuestra sola intervención y un poco de ayuda de nuestros médicos y científicos.

La información estadística de estudios científicos puede ayudar a aumentar las probabilidades de que las cosas vayan bien. Pero, como cualquier matemático reconocerá, las estadísticas nunca pueden eliminar en un sorteo la suerte, que sigue desempeñando su papel en la medicina. Ninguna precaución ni pastilla alguna pueden asegurar un hijo perfecto. No nos gusta reconocerlo, pero es algo que escapa a nuestro control.

El final está en el inicio. Si iniciamos nuestro viaje como padres con la idea preconcebida de que podemos y debemos controlarlo todo antes de que nazca nuestro hijo, no hay duda de que así nos comportaremos una vez que esté de verdad en el mundo. Olvidamos que la auténtica maravilla es que se conciba un hijo. Sabemos que es algo científico, pero no deja de ser asombroso que el esperma se reúna con el óvulo (¡y de qué forma!) y que todo acabe en un hijo.

Pero los tiempos han cambiado. Antes, por ejemplo, la mujer soltera que deseaba desesperadamente ser madre tenía dos opciones: aprender a vivir con la realidad de que en su destino no entraban los pañales ni las guarderías o aceptar el rechazo público por tener un hijo fuera del matrimonio. Hoy, la madre soltera verdaderamente moderna está donde está porque así lo ha decidido. Las mujeres ya no necesitan una relación, ni siquiera de una sola noche, para tener un hijo. Sencillamente, pueden acudir a un banco de esperma y escoger los rasgos superficiales del varón que elijan como donante, al que «conocen» por la descripción que de él se hace en el catálogo, que suele extenderse en la enumeración de las maravillas que sus genes aportarán a «su» futuro hijo.

Una ejecutiva de la televisión, excelente profesional, soltera y de mucho talento, de entre 34 y 40 años, no deseaba casarse... nunca. Hace poco acudió a una clínica, pagó la tasa correspondiente, hojeó los libros y escogió como padre genético de su hijo a un universitario atlético con un supuesto coeficiente intelectual de 151. Siempre había deseado tener un hijo que fuera deportista y erudito. Al recordar su experiencia con una amiga, se deshacía en elogios al joven y desprendido donante —su gran personalidad, su apuesto porte, su inteligencia y sus habilidades atléticas—, todo por un ser humano al que nunca había conocido y de quien todo lo que tenía era una simple y sencilla carta de presentación.

Donantes de esperma escogidos de un catálogo, donantes de óvulos recogidas en los campus universitarios, empresas que te permiten escoger el sexo de tu hijo... son unas situaciones un poco extrañas y muy complejas. Pero comparadas con las posibilidades de planificar a las que previsiblemente nos llevan, la inseminación artificial y la donación de óvulos son algo muy sencillo. Tal como van las cosas, los avances en el control genético pronto harán posible que un padre potencial seleccione unos rasgos concretos para un óvulo fecundado, como si de añadir elementos opcionales a un coche de lujo se tratara.

Las leyes de la oferta y la demanda influyen en las investigaciones científicas, tan seguro como lo hacen en lo que se ofrece en las estanterías de nuestros supermercados. Dada nuestra predilección cultural por la perfección, se gasta una gran cantidad de energía no sólo en combatir enfermedades, sino también en empeños más viables desde el punto de vista comercial. Es posible que pronto nos convirtamos en una sociedad donde seleccionar los atributos físicos del futuro hijo se considere algo normal, tan normal como hemos llegado a considerar la cirugía. Porque cuando hacer algo se convierte en posible, se hace difícil decidir no hacerlo.

Algunas personas maravillosas son alérgicas al progreso, a veces por muy buenas razones, otras, sencillamente porque odian el cambio. Para algunos la máquina de escribir «está bien», aunque reconocen que los procesadores de texto son herramientas mejores. Quizá no existan verdaderos inconvenientes en el uso de la genética para sacar el máximo provecho al potencial humano. Es demasiado pronto para saberlo. Pero los avances en genética, desde la insulina creada por ingeniería genética hasta la clonación de mamíferos, se producen con tal rapidez que apenas tenemos tiempo para plantearnos importantes cuestiones morales y éticas. A medida que aumentan nuestros conocimientos técnicos y pasamos a temas más arduos desde el punto de vista ético, como el de la inteligencia o la creatividad, o incluso, si en eso es en lo que se especula, la homosexualidad, es posible que pronto se les pregunte a los padres y a las madres, basándose en un perfil genético, cuál de sus hijos debe vivir pasado el primer trimestre. Con tecnologías como las de la fecundación in vitro y la inseminación artificial, con las que una pareja puede arreglárselas para asegurar el éxito, implantando para ello únicamente óvulos de diseño y esperma perfecto, cualquiera que pueda permitirse esos servicios especiales pronto podrá creer en la única supervivencia de los auténticamente *perfectos.*

¿Existe entre nosotros alguien que esté seguro de su capacidad de decidir qué es lo «perfecto» en los seres humanos? Tal vez debamos contemplar nuestra sabiduría con más humildad, estar un poco menos seguros de que eliminar de la reserva humana los genes «indeseables» significaría hacer un servicio a la humanidad. ¿No sería posible que, al escoger determinados rasgos, creáramos unos peligros imprevistos? Algunos científicos sostienen que los mismos genes que en unas personas provocan el trastorno bipolar o incluso la esquizofrenia guardan una relación extraordinaria con la capacidad musical, matemática o creativa. Si el supuesto gen, o los supuestos genes, de la adicción se eliminaran de la reserva genética humana, ¿no es posible que priváramos a las futuras generaciones de genios alcohólicos como Mozart y Hemingway?

Cuestiones como la de nuestra tendencia a hacer lo que *técnicamente* podemos simplemente porque hoy sabemos cómo hacerlo nos sitúan al borde de una pendiente muy resbaladiza. Los autores no pretendemos contar con respuestas. Sólo queremos recordar, a nosotros, los padres de unos hijos a quienes nos esforzamos en pulir, proteger y perfeccionar, que deberíamos considerar con mucho cuidado la dirección en la que nos precipitamos. Si, como puede ocurrir algún día, la sociedad acepta la premisa de que los padres son responsables de cultivar los atributos genéticamente positivos de sus hijos no nacidos, es muy probable que cambie también nuestra forma de ver a los imperfectos que ya existan. Es posible que empecemos a actuar como si fuera responsabilidad nuestra hacer todo lo posible para perfeccionarlos también a ellos. (En los capítulos 7 y 8 demostraremos que ya hemos avanzado un buen trecho por esa pendiente.)

La complejidad científica de nuestros conocimientos es asombrosa. Sin embargo, la bendición de la ciencia genética, al igual que otras —por ejemplo, la energía atómica—, nos desafía a demostrar que poseemos una genuina sabiduría para saber cómo, cuándo y dónde utilizarla. El hecho de que sepamos algo, de que los especialistas crean que disponen de herramientas para escudriñar el futuro y saber qué es lo que va a ocurrir, y de que *podamos* hacer algo no siempre significa que debamos hacerlo. Los grandes avances de la genética y nuestro ardiente deseo de dar a nuestros hijos cualquier cosa que les pueda ser ventajosa nos tientan a actuar de forma prematura, sin comprender enteramente las consecuencias de nuestros actos. Como dice la madre de un niño de 3 años: «Todas empezamos diciendo que lo que deseamos es que el hijo esté sano. Pero una vez que lo tenemos, parece que empezamos a desear muchísimas cosas más».

Todos queremos un hijo perfecto y una vida perfecta. Pero haríamos bien en pensar que la etimología latina de la palabra «perfecto» es *per-ficio,* que significa «completo o acabado». La vida es un viaje, con sorpresas aguardando en cada esquina. Nunca somos perfectos, ni completamos nuestro destino, al menos mientras seguimos vivos.

El mercado y los medios de comunicación contribuyen a que centremos nuestros preparativos en lo físico, lo práctico y, como veremos en el capítulo siguiente, lo material. Esta orientación facilita que olvidemos que los elementos realmente importantes de nuestra preparación para poder amar al hijo son nuestros sentimientos y nuestra vida interior, las relaciones con nuestro cónyuge, con la familia y con los amigos. Lo que muchos futuros padres temen profundamente es que entre nuestros hijos y nosotros, al menos en las primeras fases, no existen intermediarios. Crear y llevar en nuestro interior a un hijo es realmente lo más próximo que jamás se pueda estar con otra persona (lo cual, según muchos psicólogos, es lo que los hombres más envidian de las mujeres).

Muchas mujeres encuentran que incluso la primera separación —la que se produce en el momento del parto— es dolorosa, y no sólo porque esas últimas contracciones las obliguen a agarrarse del techo con las uñas. El hijo que empezó a vivir como parte de una se ha de separar y empezar a crecer hacia la independencia, pasito a pasito. El mayor reto, el más duro sacrificio de la vida para una madre *o* un padre es primero querer enloquecidamente al hijo y después dejar que se vaya. Esta separación, pese al dolor punzante que pueda provocar, es absolutamente esencial en cada paso positivo de la educación del hijo. Por eso un conocido nuestro, superviviente de un campo de concentración, decía que el día más duro de su vida fue cuando tuvo que llevar a su hija a la universidad y dejarla allí.

Educar juntos a un hijo nos obliga a conectar con nuestro cónyuge de forma que nunca antes habíamos hecho. Debemos ser auténticamente honrados con nosotros mismos sobre quiénes somos y quiénes deseamos ser como padres. Los dos hemos de trabajar juntos para saber qué es lo que consideramos importante y menos importante, y cómo nos queremos y solucionamos los conflictos. Como padre y como madre, deberíamos hablar de nuestras esperanzas y nuestros sueños, de lo que nos parece fundamental, y de lo que realmente no nos importa demasiado a ninguno de los dos. Los meses previos al nacimiento del hijo son el mejor momento para la intimidad, para divertirse juntos, para compartir el placer de la preparación y la exploración, un momento de comunicación y conexión, y no de un frenético ir y venir, de hacer esto y lo otro, que nos sirve de excusa para abandonar la reflexión sincera y estremecedora.

La sociedad no aplaude nuestras cualidades personales más difíciles de alcanzar, los rasgos y las características que debemos desarrollar para convertirnos en padres, de la misma forma que aplaude, por ejemplo, la más despiadada competitividad, la seducción en el arte de la venta o las habilidades maquiavélicas para la gestión, de modo que muchas futuras madres, en vez de mirar hacia su interior, de examinar su condición espiritual y su preparación emocional, se sienten apremiadas a centrarse en su cuerpo y en los aspectos físicos de la preparación como madre. Toda esa planificación y todos estos preparativos sirven para distraer por igual a la madre y al padre.

Porque cuando uno se prepara para ser papá o mamá, es muy importante alimentar también nuestra propia salud y nuestro propio bienestar emocionales. En vez de comprar más planificadores prenatales que nos van a decir cómo debemos hacerlo todo —trabajar, viajar, decorar la habitación del niño, hacer ejercicio, prepararnos para el parto, tomar alimentos nutritivos y, claro está, practicar un sexo de alucine hasta el día del parto—, como futuros padres debemos dedicar más tiempo a hacer menos cosas.

Después de todo, nadie procede de un familia que realmente se pareciera a la imagen del «séptimo cielo» de la perfección. Por eso nos inquietamos en el silencio de la noche, mientras permanecemos despiertos preocupados porque no podemos dormir. Nosotros, que pronto seremos padres, ya no podemos evitar fácilmente nuestros auténticos temores. La mayoría vivimos una infancia que, de un modo u otro, fue todo menos perfecta. ¿Es esta insatisfacción por cómo *nos* criaron la que nos tiene despiertos, preguntándonos si nosotros, también, gritaremos con esa voz temible, seremos tan exigentes o cometeremos los mismos errores?

Quizá recordemos con el mínimo detalle algún episodio terriblemente doloroso de la infancia y nos preguntemos: «¿Voy a aterrorizar tanto a mi hijo? ¿Poseo realmente en mi interior el amor que necesitaré para ayudarle a crecer bien?».

«¿Qué hago con el hecho de que, pese a todas mis ideas sobre la maternidad y la perfección, siempre que pienso en mamá, aparece con aquellos ojos vidriosos que tenía cuando nos sentábamos a cenar todas las noches?»

«¿También yo voy a quejarme y a criticar constantemente?»

«Y si creo en la importancia de ser un buen padre, ¿qué significa realmente esto? ¿Qué me hace pensar esto de mi padre, que siempre decía las palabras correctas, pero invariablemente nunca *hacía* lo correcto, ni mucho menos? El tiempo familiar de los fines de semana fue siempre el de después de jugar los dieciocho hoyos del golf —y normalmente un diecinueve.»

Son preocupaciones reales y legítimas. El mismo hecho de reconocer este tipo de sentimientos y luchar contra ellos es una parte de su superación. En este mismo sentido, aunque más adelante, si luchamos honradamente contra el impulso de darle una bofetada a nuestro hijo, como la que nuestra madre nos daba, éste se dará cuenta al menos de que realmente lo intentamos, de que nos esforzamos por dominar esos impulsos nuestros, que nada tienen de perfectos.

¿Qué más puede esperar nuestro hijo de un padre o una madre que resulta que también son auténticos seres humanos? ¿Qué deberíamos esperar de nosotros mismos? Estas cuestiones en las que nos debatimos forman parte de lo que somos, del mismo modo que el amor que sentimos por las actividades al aire libre, la música clásica, el esquí o la lectura. A la pasión y el entusiasmo increíbles que significa la creación de una persona completamente nueva, una combinación biológica de la pareja que formamos y de algunos otros elementos cuyo origen nunca podremos rastrear con precisión, le acompaña una cierta ansiedad por lo que nos espera.

Dice una madre que recuerda a menudo el sabio consejo que le dio el pediatra cuando al entrar en la habitación del hospital la vio con su hijo recién nacido en brazos. Sabedor de que ella y su marido eran personas exigentes, unos profesionales excelentes, licenciados por la prestigiosa Universidad de Rice, le dijo: «Me gustaría que intentaras recordar siempre este momento porque ese pequeño perfecto que tan plácidamente duerme en tus brazos se va convertir en un muchacho, y luego en un hombre, que nunca más va a ser tan perfecto como ahora. Y lo mejor y más importante que puedes hacer por él es quererle siempre como ahora le quieres».

En el proceso de prepararnos para ser padres, conocernos y apreciarnos, respetar los genes buenos y los valores que vamos a transmitir, aceptar los malos como parte inevitable del conjunto, celebrar aquellos aspectos nuestros de los que más orgullosos nos sentimos y tratar de modular lo que de desagradable tengamos... éstas son las cosas más importantes que podemos hacer para prepararnos para el nacimiento del hijo. En última instancia, vamos a criar a una persona que, como nosotros, no va a ser ideal. Como bien enseña el sentido común, nadie será una persona perfecta ni un padre perfecto. Todo lo que podemos esperar es que dispongamos de la suficiente voluntad y resistencia.

3

Lo que haga falta

¡Vaya vista la que tiene el pequeño Jason desde su cuna! Las paredes de su habitación están recubiertas de tela a cuadros de color azul suave; el techo, azul celeste, tiene pintadas unas nubes blancas y esponjosas, que recuerdan el cielo de Montana en una clara mañana de verano. Unos paragolpes esponjosos le protegen de los barrotes fríos y duros de su cuna de bronce; un edredón a juego le mantiene calentito mientras duerme. Se han añadido a la habitación unos enchufes para conectar el vaporizador, el monitor de vídeo, la luz que se oscurece automáticamente, el casete autorreversible (para canciones de cuna), y un limpiador y secador de pañales. Los padres de Jason se han gastado mucho en elementos de transporte. Han comprado dos cochecitos (uno ligero para guardarlo en el coche y otro más cómodo para largos paseos por el barrio), un asiento portátil de bebé para el coche, una mochila y una bandolera. Para tener entretenido a Jason en casa, han pedido prestado a la tía Jean un columpio para bebés, han comprado una «cuna gimnasio» de la que cuelgan animales de juguete y una silla de colores vivos con una bandeja repleta de juguetes, con la que podrá girar y acunarse con seguridad. También hay un parque para el interior de la casa y una «cabaña para bebés» portátil en la que Jason puede resguardarse de los bichos en el exterior. Su armario y su cómoda rebosan ya de ropa y juguetes para todo el año próximo. «Estamos preparados para cualquier cosa», dice con confianza su papá, mientras tiene acurrucado en sus brazos al hijo recién nacido, de sólo cuatro días y aproximadamente el tamaño de una barra de pan.

Sally se siente completamente frustrada. Sus dos hijas pequeñas, Erin y Elizabeth, son tan propensas a las infecciones de oído que tiene que acudir al pediatra todas las semanas. Se gastó cuarenta dólares en un aparato para revisar los oídos, pensando que al menos podría evitarse una serie de visitas, pero fue en vano. El problema no es el aparato, que básicamente consiste en una linterna que te permite observar el conducto auditivo. Hace una buena luz. Lo que pasa es que incluso después de contrastar con las fotografías del folleto que acompaña al aparato, y a pesar de que ha empezado a usar el aparato todos los días para familiarizarse con el aspecto que ha de tener un oído sano, Sally no sabe ver la diferencia entre un oído normal y otro en el que se esté desarrollando una infección. (Lo cual no fue ninguna sorpresa para su pediatra, que ya le había advertido de que a él le llevó años de formación y unas dos mil o más observaciones de oídos infectados conseguir los conocimientos básicos, para en muchos casos no poder más que aventurar un diagnóstico.) Así que, cuando Erin se resfría, una situación que tradicionalmente ha ido seguida la mitad de las veces de una infección del oído, Sally deja de perder el tiempo y llama al médico para pedirle cita para ese mismo día: «¡Vaya desperdicio!», dice echando chispas. «Nunca debí comprar eso.»

Los padres somos un objetivo fácil. En estos tiempos de consumismo desenfrenado y de exceso de información, compramos cualquier producto que nos prometa una vida más fácil, una mejor infancia para nuestro hijo o ambas cosas.

Hemos trabajado mucho y hemos llegado a apreciar la calidad, sobre todo en los bienes materiales. Y eso es también lo que queremos para nuestros chicos. Al fin y al cabo, muchos tuvimos que esperar bastante para poder tenerlos. ¡Hay que estar preparado! ¡Cuanto más, mejor! ¡Mejor estar seguro que preocupado! Estas consideraciones son las que nos guían mientras recorremos los pasillos de los grandes supermercados de productos infantiles, tratando de imaginar cuáles de los cientos de artículos para niños que allí se venden son realmente esenciales para criarles. Al final, echamos mecánicamente al carro termómetros electrónicos, cadenas para chupete y «sistemas» de pañales, y nos vamos, equipados para una vida con hijo, como si fuéramos a emprender un safari de dos años en la jungla.

Sin embargo, en la práctica los chavales necesitan poca tecnología. Casi siempre, la solución más sencilla y menos cara es más que suficiente. Pero en cada paso que damos somos reacios a cualquier cosa que no sea lo mejor. Nos gastamos un dineral en accesorios, sombreros, cintas del pelo, cinturones y otros artículos que pueden resultar francamente un fastidio para cualquier bebé vestido de forma tan incómoda. Empleamos otros cientos de dólares en programas de gimnasia para bebés y, luego, al cabo de uno o dos años, cuando creemos que no podemos posponerlo más, nos gastamos miles de dólares en el ordenador más avanzado. Y esto a pesar de que nuestro hijo de 3 años lo va a utilizar para juegos de señalar y nombrar, y, cuando pueda aprovecharse de todas sus prestaciones, ya estará completamente anticuado. Unos pocos años después, cuando nuestros hijos están preparados para empezar a practicar deportes de equipo, nos hurgamos los bolsillos para proporcionarles los artículos y los accesorios deportivos de la mejor calidad, para que parezca que juegan (y esperemos que así lo hagan) como los grandes deportistas, cuyo talento pensamos en secreto que nuestros hijos comparten.

Luego se nos escapa un grito de asombro por el horror que sentimos cuando los medios de comunicación nos salen con sus cálculos anuales del coste desorbitado que hoy supone criar un hijo.

Prácticamente en todos los aspectos de la vida actual de los estadounidenses, incluida la paternidad, la felicidad se mide desde un punto de vista material. Nos hemos permitido llegar al convencimiento de que el hecho de poseer los bienes adecuados nos hará más seguros y más felices. Contemos o no con los medios para permitírnoslo, todos nos sentimos con derecho a llevar una vida acomodada —y a criar en este estilo a nuestra familia—. Queremos que nuestros hijos, como nuestros coches, nuestros ordenadores y toda nuestra vida, sean brillantes, nuevos y del último modelo.

Lo que configura nuestra paternidad es vivir por encima de nuestras posibilidades y planear que en el futuro ganemos lo suficiente para permitirnos los excesos. Así ocurre incluso cuando nuestra situación económica es completamente acomodada. Mientras perseguimos tener más propiedades, más casas y unos mayores ingresos, nos olvidamos del bien más precioso e insustituible de la vida: el tiempo. Al buscar la felicidad, siempre y en todo lugar, y al aspirar a vernos como unos padres buenos y benevolentes, empleamos nuestro tiempo, nuestras energías e incluso una buena parte de nuestra propia identidad en dar a nuestros hijos un ambiente de lujo en sus vidas ya materialmente privilegiadas. Y los que afrontamos problemas económicos —y el consumismo significa que somos muchos, en secreto al menos— intentamos con mayor ahínco satisfacer las necesidades imaginadas y no manifestadas de nuestro precioso bebé, que, si pudiera dar su opinión, probablemente diría que le basta con estar calentito, harto y seco. Luchamos por criar a nuestros hijos al estilo de Luis XIV, libres de cualquier incomodidad y frustración que se puedan evitar.

Y luego, cuando nuestros hijos llegan a los 4 o 5 años, ¡nos preguntamos cómo es posible que estén tan mimados!

Prepararse para tener un hijo es un deseo natural, incluso biológico. Pero para los humanos, este período de planificación realmente debería significar algo más que salir a comprar todo lo que se tercie en la *boutique* infantil local. En parte, este proceso significa también intimar más con uno mismo y con el cónyuge, reflexionar y plantearse cuestiones serias sobre las creencias, las esperanzas y los sueños. La preparación para la paternidad es una parte esencial de la aceptación de nuestra identidad previa y de las obligaciones, el placer y el profundo sentido de la nueva.

No hay duda de que gran parte de la diversión que supone aprestarse para nuestro nuevo hijo está en la preparación física: comprar la cuna y la silla del coche, decorar la habitación del niño, hacerse con los pañales, la ropa del bebe y la de la cama. Y en la práctica, la vida durante las primeras semanas en casa con el recién nacido es más tranquila si hemos tenido la posibilidad de prepararla de antemano. Pero realmente no tiene por qué ser tan cara ni materialista. No necesitamos, ni muchísimo menos, todo eso que creemos indispensable. Una de nosotras, mientras esperaba su cuarto hijo, se quedó desconcertada cuando, la semana antes de la fecha prevista para el parto, pasó por la habitación del futuro hijo y vio que estaba literalmente abarrotada hasta el techo de cajas con ropa y material infantil —todo para un diminuto bebé que, como muy bien sabía esta experta madre, en realidad no necesitaba más que unos cuantos pañales, un par de elásticos cómodos y un lugar cálido y acogedor donde dormir.

Los almacenes y los catálogos especializados, al ofrecernos unos productos que parecen satisfacer nuestras más pequeñas necesidades —entiéndase: unas supuestas y muchas veces creadas necesidades— alimentan nuestro impulso a la preparación. Se aprovechan de nuestra falsa idea de que como buenos padres tenemos la obligación de asegurar a nuestros hijos un paso por la vida rico y suave como la seda. Deseamos evitar, mientras sea posible, que nuestros hijos sepan que todo el mundo recibe sus golpes y tiene sus baches en la vida. Es posible incluso que lleguemos a pensar que, si cumplimos bien con nuestra labor, nuestros hijos serán la excepción. Y así llegamos a la conclusión de que para que estén seguros y protegidos necesitamos esos cochecitos de vivos colores y supercómodos, con sistemas de entretenimiento.

El deseo de ayudar a nuestros hijos a evitar la incomodidad es natural y beneficioso. Pero emplearíamos mejor el dinero en cosas que realmente importan. Todo eso que compramos puede significar una capa más que nos distancie de nuestros hijos, cuando lo que ansían, y lo que tan bueno nos parece cuando tenemos la oportunidad de dárselo, es amor, orientación, intimidad, entrega y estímulo. Lo que nuestros hijos desean de verdad es estar con nosotros.

Pero este mundo de alta tecnología nos aleja de cualquier visión sencilla. Se nos ofrece una variedad realmente increíble de productos diseñados para hacer la vida de los padres algo fácil y práctico, a la vez que resulten divertidos y educativos —*siempre* educativos— para los hijos. Podemos comprar un sistema de sonido para que el hijo que está en el útero pueda escuchar música clásica y otro que nos permita escucharle durante los meses previos a su alumbramiento. Debemos escoger cuidadosamente entre los diferentes tipos de monitores para bebés: ¿hemos de invertir en ese de máxima potencia que, como dice la publicidad, nos permite «escuchar el mínimo gorjeo y arrullo» o podemos pasar tranquilamente con otro que no sea tan sensible? Aunque, quizá, si de verdad queremos ser responsables, deberíamos considerar la versión en vídeo, para que a la vez podamos ver y oír a nuestro bebé mientras duerme por la noche. Queremos productos que garanticen una seguridad completa para que la ansiedad que nos produce ser padres desaparezca suavemente, como el muñeco de nieve se funde al sol. Si llevamos estas ideas a su conclusión lógica, quizá tenga sentido invertir en un monitor cardíaco y una unidad de cuidados intensivos. Entonces podríamos dormir profundamente.

¡Y hay tantas cosas que se pueden comprar! Bandoleras para llevar sujeto al bebé delante, en la cadera, en los brazos o a la espalda. Y si nos decidimos por una mochila, pensemos bien en todas las posibilidades: se puede adquirir desde un modelo básico de algodón hasta la versión Rolls-Royce, que dispone de sitio para guardar biberones y juguetes, ribetes reflectantes y un protector opcional contra la lluvia o el sol de vinilo plástico para que tenga la máxima visibilidad el diminuto pasajero, quien, si se le pidiera su opinión, posiblemente preferiría dormir en su cálida cuna a ir de excursión bajo la lluvia torrencial. Se puede disponer de una bolsa desechable que contiene —exactamente, en bolsillos y espacios específicos— los pañales, la ropa, la comida y todos los biberones necesarios para un día. Tal vez queramos un sostenedor de vasos que se ajusta al carrito de la compra. Y para personas realmente pulcras —uno sabe quién es, así que dejemos de alinear los bolígrafos sobre la mesa y prestemos atención—, productos como los protectores para pirulís están diseñados especialmente para que esos deditos no se pringuen.

Muchos de estos productos son manifiestamente absurdos y, sin embargo, están patentados. Un pato de goma con termómetro incorporado nos avisa —a las personas mayores— si el agua está «DEMASIADO CALIENTE» para el bebé. Pobres los padres de antaño, que tenían que meter el codo para probar el agua. Los papás que desean experimentar qué se siente al dar de mamar se pueden sujetar al pecho un artilugio en forma de sujetador. ¡Por favor! Oigan, señores: un sujetador del que penden biberones con ubres de felpa no se parece lo más mínimo al pecho de una madre.

El hecho de vender productos a los padres se ha convertido en lo siguiente: si alguien, en algún momento y en algún lugar tiene una frustración o una fantasía, aparece un comerciante con una solución pragmática y, para él, potencialmente rentable. Cualquier pelea, cualquier inconveniente sin importancia, cualquier deseo absurdo significa una oportunidad. Y por eso vivimos en un mundo donde disponemos de sistemas especialmente diseñados para calentar comida y biberones, delantales de felpa para bañar al niño con bolsillos gigantes donde se guardan los muchos productos que necesitamos para asegurarnos por completo de que ese bebé de dos meses puede pasar una inspección sanitaria. Por esto podemos comprar dianas para el pipí para los reacios al orinal y unos vasos de seis fases para ayudar al pequeño a pasar sin esfuerzo del biberón al vaso.

¿Quién sabe si todos estos productos se venden bien? Pero lo que sí sabemos es que todos podemos escoger; no tenemos que comprarlos todos. Pocos son los que nos hacen unos mejores padres. La mayoría no ayuda a nuestros hijos a largo plazo. De hecho, algunos pueden inhibir el desarrollo de la autonomía del hijo. El pequeño que pasa tranquilamente del biberón al vaso sin ni siquiera darse cuenta de que lo ha hecho se ve privado —sí, privado— de la satisfacción que sentiría al descubrir cómo coger el vaso solo. Al fin y al cabo, una de las primeras formas de orgullo personal de los bebés y los niños más pequeños se produce cuando consiguen dominar alguna destreza física nueva. Hasta los más pequeños se sienten bien consigo mismos cuando logran hacer algo difícil; no deberíamos arrebatarles esta sensación de logro personal. La vida ya ofrecerá multitud de caminos reales que los padres pueden ayudar a allanar. No es necesario rebajar cada dos por tres todas las elevaciones que vayan apareciendo.

Hacerlo puede resultar contraproducente. La idea de que todos y cada uno de los momentos de la vida de nuestro hijo han de ser felices, que nunca debería saber qué significa «sufrir», es equivocada. Cierto sufrimiento es inevitable en la vida. Freud definía la «salud emocional» como la capacidad para tolerar las desgracias humanas inevitables y para alejarse de las provocadas por uno mismo. No obstante, en nuestro esfuerzo por alcanzar la desacertada meta de eliminar cualquier incomodidad y molestia, los bienintencionados padres cada vez hacemos más, y más, y más, y acabamos por obsequiar a nuestro amado bebé con una cuidadora agotada, estresada y angustiada. ¿Quién necesita que algún especialista en cuidados infantiles le diga lo malo que *eso* es para el niño?

En el fondo, esta conducta tiene su origen en el profundo amor que tenemos a nuestros hijos, y disponer de esa sólida base de cariño les hace unos seres afortunados, sin duda. Nada puede reemplazar la sensación inquebrantable que les transmitimos de que les queremos, les valoramos y son para nosotros un tesoro. Nuestra devoción y nuestros esfuerzos sinceros contribuyen a este sentimiento de seguridad. Algunos muy afamados especialistas en educación infantil, como el legendario pediatra y psiquiatra infantil inglés, D. W. Winnicott, han aportado una base teórica a esta visión de la educación de los hijos. Winnicott decía que durante el primer año de vida del hijo, el padre o la madre debían crear la ilusión de que el mundo es maravilloso y espléndido, que necesidades como la de que a uno le cambien y le den de comer se satisfacen con tanta facilidad que parece algo casi mágico. *Nosotros* sabemos que somos los que prestamos estos servicios. Pero desde el punto de vista naturalmente egocéntrico del niño, todo lo que tiene que hacer es llorar, y se le soluciona el problema. Tiene un poder enorme —fijémonos con qué fuerza llora—. Siempre funciona: uno se pone a llorar y siempre aparece papá o mamá, como por arte de magia. En algún punto de su interior empieza a pensar que es omnipotente y eficiente. A medida que va creciendo y sabe comprender mejor la realidad, los padres y la experiencia cotidiana poco a poco van borrando esa ilusión. A veces tiene que esperar un poco. La visión de Winnicott es preciosa y una hermosa filosofía para la educación de los niños. Pero no necesitamos de ninguna producción multimedia de David Copperfield para conseguirlo, cuando lo podemos hacer perfectamente con nuestra propia magia. ¿Tienes hambre? Yo te daré de comer. ¿Te sientes solo? Ven a mi regazo.

Sí, es admirable que pongamos tanto empeño en criar bien a nuestros hijos. Pero todos esos artilugios en realidad pueden interferir en nuestra capacidad para establecer una fácil conexión emocional, una relación recíproca mutuamente gratificante. No debemos ponernos el listón a una altura imposible. No es necesario que protejamos completamente del dolor, la incomodidad y la infelicidad a nuestros hijos. Sería humanamente imposible y en última instancia contraproducente, ya que, cuando después la vida desbarate tantos esfuerzos, como ocurre invariablemente en la vida real, es posible que nuestros hijos tan cuidadosamente «protegidos» no hayan desarrollado las herramientas que necesitan para afrontar la adversidad.

Lo que contaba una madre de dos pares de gemelos es una lección importante: «Cuando los dos primeros eran pequeños, lo compraba todo repetido. Quería que todo fuera justo. Pero a sus 4 o 5 años, me di cuenta de que realmente no sabían compartir las cosas. No creían que debieran hacerlo. Los otros dos más pequeños son mejores en este sentido porque se vieron obligados a compartir. No se lo puse tan fácil».

No es necesario que les demos a nuestros hijos una vida perfecta. Los niños nacen fuertes y con una tolerancia considerable a la frustración, un fuerte instinto de supervivencia y una gran capacidad para recuperar la homeostasis una vez satisfechas las necesidades básicas. Si se sienten infelices y desconsolados (o inconsolables, como se sabe que a veces se sienten los niños), se duermen; es el mismo mecanismo con el que el adulto «desconecta» después de un día aciago. La capacidad del niño para dormirse en cualquier lugar, casi en cualquier circunstancia, es un escudo protector interno. Después de escapar con éxito de la situación agobiante, se despierta como nuevo y listo para probar otra vez. Bien haríamos los mayores en adoptar esa actitud de saber recuperarse: dar un paseo, echar una siesta o tomarse un día libre, para luego volver al problema y probar de nuevo.

De hecho, existen pruebas sólidas de que los padres estadounidenses de clase media realmente nos podemos permitir estar mucho más relajados con nuestros hijos, de que el simple hecho de nuestro seguro estatus socioeconómico es una garantía para nuestros pequeños. El investigador Clyde Hertzman cita un estudio que «demuestra que un embarazo problemático y un parto con complicaciones no afectaban negativamente al desarrollo físico y psicológico de los hijos de familias de clase alta como lo hacían en los de clase inferior. Este ejemplo indica que un elevado estatus de clase no sólo protege a los niños sanos de futuros riesgos y vulnerabilidades, *sino que en realidad ayuda a invertir las consecuencias a largo plazo de los problemas del parto*» [la cursiva es nuestra]. Hertzman habla de conclusiones similares incluso en lo relativo a la conexión entre la exposición a la pintura de plomo suave y los problemas de aprendizaje y conducta.

Lamentablemente, el panorama es menos prometedor para los pobres. Si empiezan con alguna desventaja, tienen menos probabilidades de llegar a alcanzarnos por completo. No cuentan con los recursos —económicos, educativos, sanitarios ni, muchas veces, emocionales— para salvar esa brecha, de modo que casi siempre a los más acomodados es a quienes les va mejor.

Una de las razones de que intentemos con tanto tesón que nuestros hijos sean felices es que confiamos en que se conviertan en personas optimistas, que vean el mundo como un lugar agradable. Pero parece que lo que en última instancia provoca el optimismo del hijo —la sensación de que todo ha de ir bien— es la capacidad de los padres de hacer una labor «lo bastante buena», para utilizar la feliz expresión de Winnicott. Sin embargo, a los padres de hoy «bastante buena» no les parece ni siquiera una expresión adecuada. Decimos que nos comportamos como hiperpadres en beneficio de nuestros hijos. Pero es evidente que lo hacemos también para satisfacer esa gran parte de autoimagen que conlleva la paternidad. Tememos que, si nuestros hijos se sienten incómodos, infelices o frustrados, aunque sólo sea un momento, podamos estar haciendo algo mal. Nos inquieta que la menor angustia pueda dar una mala imagen de nosotros, por no decir que pueda provocar un trauma irreversible.

Si nuestra especie fuera tan frágil, no habríamos sobrevivido tanto tiempo. En la realidad, pasar por alguna decepción o frustración tolerables —por ejemplo, tener que estar llorando un ratito antes de que a uno le cojan y le den de comer— y aprender que se puede soportar este tipo de experiencias es un aspecto de la salud y el bienestar mentales a cualquier edad. La capaçidad de aplazar la satisfacción, en cualquier nivel del desarrollo, es signo de madurez. Uno de los grandes regalos que los padres podemos hacer a nuestros hijos es la convicción interior de que se puede superar la adversidad y sobrevivir a ella. Si estamos a su lado, apoyándoles en los momentos difíciles, haciéndoles ver que creemos de todo corazón que pueden hacerlo, muchas veces nos sorprenderán con lo que son capaces de conseguir. El triunfo entonces es suyo, no nuestro. Esta convicción, este sentimiento de competencia personal sólo se pueden adquirir mediante la experiencia directa.

La frustración no sólo es inevitable, sino que familiarizarse con unas dosis pequeñas y manejables de ella ayuda al niño a desarrollar una visión realista de lo que puede esperar de la vida y el mundo. Muy a menudo la vida es desagradable. En este sentido, un proverbio chino dice: «Ninguna familia puede colgar el cartel de "Aquí no hay problemas"». La tensión, la ambivalencia y la dificultad asedian a todas las familias en todas las culturas. Todos tenemos que batallar con nuestra propia naturaleza y nuestros propios impulsos cuando pensamos en cómo ajustarnos cómodamente a nuestras familias. Ésta es la razón de que hoy los psicólogos hablen de la importancia emocional que tiene que un niño haya de esforzarse en realizar su aseo personal o a vivir con la rivalidad con el hermano pequeño, de la importancia de la dificultad del adolescente para encontrar su identidad y un papel que desempeñar o de la importancia de la crisis de los cincuenta. Identificar y prever esas fases normales del desarrollo no las hace menos dolorosas personalmente ni menos penosas. Cuando pugnamos por superar las dificultades, muchos nos sorprendemos de lo que somos capaces de hacer. Y después, nos sentimos más fuertes por haberlo hecho.

Esto no quiere decir que para formarles el carácter debamos fabricar un régimen espartano para nuestros hijos ni inscribirles en esas caras actividades de supervivencia en medios hostiles. El bebé o el pequeño al que se frustre intencionadamente puede llegar a imaginar que el mundo es un lugar cruel y hostil, y luchará con uñas y dientes contra él. Pero el que puede experimentar la frustración normal y lógica que deriva del hecho de ser miembro de una familia de mortales imperfectos que, no obstante, intentan hacer un buen trabajo, desarrollará unas expectativas positivas sobre las personas y una visión optimista del mundo. La pertinaz creencia en que, si lo hacemos bien, pero que muy bien, podemos evitar cualquier adversidad no conduce más que a la decepción.

No defendemos que haya que recuperar la costumbre de fajar a los niños —ni siquiera la de utilizar pañales de tela—, a menos que uno realmente desee hacerlo. Los pañales desechables han hecho más fácil la vida de nuestras familias. Hay otros muchos productos que nos permiten vivir mejor. Los nebulizadores mejoran muchísimo la vida de los niños que padecen de asma. La ropa de cama de colores, unos juguetes estupendos y unas cintas de música encantadora añaden a la vida diaria una riqueza estética.

Pero muchos de los objetos que los padres están absolutamente convencidos de que deben poseer no son más que un gasto innecesario. No sólo ocupan demasiado espacio, algo que no deja de ser verdad aunque se invierta en un buen sistema de almacenamiento. Ni siquiera es una cuestión del lío que resultan ser estos productos supuestamente necesarios —plegar algunos de esos cochecitos de fácil uso nos ha puesto a muchos de nosotros de un humor infantil, sobre todo cuando nos apresuramos a entrar en un taxi—. Y cuando, cada vez que decidimos salir, tenemos que arrastrar una lista de dieciocho artículos misteriosos —un refrescador colgable y un ventilador ajustable para el carrito, un vaso de entrenamiento de fase tres con tapa, toallitas de mano antibacterias—, pues muchas veces acabamos por quedarnos en casa.

No, los verdaderos problemas de la proliferación de toda esa parafernalia de la paternidad son más sutiles y más graves. Demuestran, de forma subliminal, una visión perniciosa y en última instancia tristemente errónea de la vida familiar. Esos anuncios prometen —implícita o explícitamente— que, por el solo hecho de comprar ese pequeño artículo, la vida con los hijos será sana y la «adecuada», contará, en cierto modo, con la aprobación oficial, una especie de mezcla de la Cruz Roja Americana y el Sello de Aprobación del Buen Gobierno del Hogar. Uno se imagina a Betty Crocker y Robert Young, con su eterna rebeca en la famosa serie *Father Knows Best,* asintiendo con la cabeza para aprobar su decisión. Sin migas, sin caídas, sin desorden. ¡Sin problemas!

¡Ni hablar! Los niños son desordenados e impertinentes, pobrecitos. Es su forma de ser. Y lo más temible es que no tienen garantía. Las familias han de esforzarse por encontrar el equilibrio entre los deseos individuales, los diferentes caracteres y las necesidades de la familia como unidad. Todos necesitamos aprender a vivir con cierta frustración, cierta insatisfacción y cierta inconveniencia, sin perder los nervios tan a menudo, ni la cabeza (aunque hemos de admitir que en cierta medida es algo consustancial a la vida), ni las ansias de vivir. Así es sencillamente como funciona el mundo. Hacemos bien en aceptarlo y en seguir con nuestra vida. Podemos hacer lo que mejor sepamos, esperar lo mejor. Y lo más probable es que nuestros hijos sean excelentes. Ocurre con la mayoría de ellos.

Pero no podemos contar con mejorar las oportunidades por el simple hecho de comprar. No hay duda de que vale la pena pagar por una buena atención médica, ni de que las vacunas mejoran considerablemente las probabilidades de llegar a la madurez. Pero si el dinero pudiera comprar, aunque fuera de forma indirecta, una buena vida familiar, las prolijas biografías de los ricos y famosos serían mucho menos fascinantes. El dinero no compra más que la seguridad económica —y muchos dirán que, subjetivamente, ni eso se puede comprar con sólo dinero en efectivo.

Muchas de las «cosas» que compramos no nos mejoran la vida. En realidad, producen un efecto más bien insidioso. En cierto sentido, los supuestos que se esconden en esas compras pueden agudizarnos la ansiedad. Después de derrochar un dinero conseguido con mucho esfuerzo, con la esperanza de encontrar solución a nuestros problemas, terminamos por sentirnos más frustrados aún con nosotros mismos porque con toda esa ayuda y todo ese equipamiento tan caro, seguimos sin conseguir que la maquinaria de nuestra vida se mueva suavemente como pensamos realmente que se debería mover. Sin embargo, aquel elaborado sistema de bolsa de desechables, llena de biberones, ropa y pañales, sigue siendo un elemento pesado del equipaje, que hay que vaciar y rellenar al final de una larga jornada. El niño que aún no esté preparado se resistirá a hacer solo sus necesidades, a pesar de ese ingenioso modelo nuevo de orinal que emite una melodía en recompensa por cada pequeña gracia que en él se deposite.

El perfeccionismo, disfrazado de promesa de que uno, también, puede tener una vida perfecta, tiene un rostro aparentemente atractivo, y en nuestro comportamiento como padres nos entregamos a él con el mismo entusiasmo con el que nos untamos con la crema antienvejecimiento todas las mañanas. Los comerciantes venden una visión única y brillante de la vida americana: fácil, feliz, limpia, práctica y, sobre todo, cómoda. En realidad no saben más que nosotros sobre cómo deberíamos vivir la vida. Pero sí saben exactamente cuán torpes se sienten el padre o la madre primerizos al cambiarle los pañales o bañar a un bebé que se les resbala. Saben lo frustrante que resulta intentar satisfacer las incesantes necesidades de un recién nacido y conseguir, a pesar de ello, tener un poco de vida propia. ¿Se ha dado cuenta el lector alguna vez de lo esbeltas, radiantes y serenas que son esas nuevas mamás de los anuncios, incluso en el hospital, inmediatamente después de dar a luz a ese precioso, limpio y gordito bebé «nuevo» que ya parece tener cuatro meses? Saben exactamente cómo utilizar esta información para hacernos sentir ineptos, para asegurar que compremos el producto que promete solucionar todos los problemas.

Sin embargo, achacar toda la responsabilidad de nuestro consumismo a los expertos en marketing no se diferencia del fumador empedernido de dos paquetes diarios que dice que toda la culpa de su vicio la tiene el hombre de Marlboro. La nuestra es una tierra de oportunidades, y no se puede echar toda la culpa a quienes nos venden. H. L. Mencken dijo en cierta ocasión que nadie jamás ha perdido dinero por subestimar la inteligencia del público estadounidense. Los adultos debemos aprender a resistir el canto de sirena del vendedor que nos ofrece soluciones materialistas a nuestros problemas, y muy en especial el de aquellos que prometen que los bienes nos pueden comprar la perfección. Necesitamos reconocer que somos nosotros los responsables de las decisiones que tomamos en nuestra vida, incluida la de firmar las órdenes de compra.

Las familias tienen su idiosincrasia; no hay dos que se parezcan en lo más mínimo. Se supone que no podemos intercambiarnos los recuerdos ni los álbumes de fotografías; somos todos distintos, a veces hasta la incomodidad. Incluso en el seno de una misma familia, los hermanos tienen experiencias distintas aunque crezcan con los mismos padres y en el mismo hogar. Las familias reales y las personas reales aprenden, luchan y se ajustan las unas a las otras. Pero *esa* visión de la vida en la que uno encaja los golpes e improvisa sobre la marcha es menos convincente. En la realidad, todos nos las arreglamos como mejor podemos, algunas veces con cierta gracia, más a menudo sencillamente bien, y a veces de forma completamente tonta. Intentamos evaluar toda situación nueva en su unicidad para emprender el curso de acción más razonable. Para una familia, un cochecito inglés de quinientos dólares puede resultar un lujo tan agradable que bien merece la pena el dinero gastado en él, aunque sólo se vaya a utilizar unos meses. (Conocemos a una familia que hizo ese derroche y después se sintió enormemente satisfecha de poder prestar la sillita de paseo de su bebé a amigos y vecinos, cuyos recién nacidos pudieron pasearse en un cochecito de lujo durante los primeros meses.) Sin embargo, para otra familia el placer puede estar en utilizar ese dinero para pasar un fin de semana en la montaña; es innegable que una familia que realmente no se puede permitir esos lujos estará mucho mejor si guarda el dinero para pagar el alquiler del mes próximo.

No hay dos situaciones ni dos relaciones que sean idénticas. Pero ese enfoque individualista no suaviza la incomodidad que nos produce lo imprevisible. Así que, unas veces indirectamente y otras con toda la sutileza de la almádena, esos tipos de los anuncios nos dan justo en el corazón. Un lugar donde todos somos muy, pero que muy vulnerables.

Y, de hecho, esos anuncios que te arrancan el corazón a veces ofrecen productos importantes. Pensemos, por ejemplo, en la espectacular campaña que pretendía conseguir que los padres se informaran a través de sus pediatras sobre la relativamente nueva vacuna contra la varicela. La Academia Americana de Pediatras recomienda la vacuna porque ha demostrado ser eficaz para evitar sufrimientos a los niños, e incluso evita algunas fatalidades todos los años. Pero el hecho es, hoy como siempre, que la inmensa mayoría de casos de varicela se resuelven sin más complicaciones que unos cuantos días sin poder ir a la escuela y quizás una o dos cicatrices. Hasta un 10 % de los niños que se vacunan coge, pese a ello, la varicela, aunque se trata de casos menos virulentos. No se considera que la varicela sea, en sí misma, una enfermedad grave: la complicación más grave, con mucha diferencia, es una infección secundaria adquirida a través de la piel, que, a decir verdad, tiene la misma probabilidad de producirse por una costra en el dedo gordo del pie o por una rodilla pelada. Pero no pensamos que esas heridas sean tan peligrosas como para prohibir a nuestros hijos que jueguen en la calle. Sencillamente les repetimos que tengan cuidado y que, cuando se hagan pupa, le den un beso, se la limpien y se pongan una tirita. ¿Qué más tendría que hacer un buen padre?

Al parecer, muchísimo más, al menos si se hace caso a los anuncios de la radio en los que se promociona la vacuna contra la varicela. El guión sensacionalista del anuncio va directo a la yugular y nos dispara la angustia. En una reciente serie de anuncios radiofónicos se oye la voz de una madre joven que deja mensajes en el contestador de su marido, informándole de que el médico ha diagnosticado que se trata de varicela, como suponían, pero recomienda que hospitalicen a su pobre pequeño enfermo. El siguiente mensaje dice que el chico está en la unidad de vigilancia intensiva —pero «creen que Timmy lo va a superar»—. En otra historia aparecen dos mamás hablando del hijo de una vecina, también enfermo de varicela y hospitalizado. «No tenía ni idea de que la varicela podía ser tan grave», dice una. «Pues sí», replica la otra. «Todos los años mueren cien personas de varicela, y cuarenta de ellas son niños y adolescentes.» Las dos mujeres acuerdan vacunar inmediatamente a sus hijos.

Es la táctica de asustar. ¿Realmente nos hemos de preocupar de que nuestro hijo, que no está aún vacunado, pueda morir si, antes de que le pongan esa vacuna, mientras juega en la arena agarra el camión de juguete de otro niño a quien, dentro de dos semanas, es posible que le aparezca la erupción de la varicela? Las probabilidades de que así ocurra son remotísimas. Todos los años mueren más niños por accidentes ocurridos en casa y, sin embargo, dejamos que vivan en ellas con nosotros y procuramos hacer todo lo posible para evitar que se hagan daño.

Los buenos padres toman cualquier precaución que sea razonable. Probablemente la mayoría de nosotros se decidiría por la vacuna, como hemos hecho los autores con aquellos de nuestros hijos que todavía no han pasado la varicela. En estos anuncios se promueve un tipo de conducta recomendable, como ocurre con los que aconsejan a los padres que den a sus hijos vitaminas, zumos de fruta y cereales enriquecidos para desayunar, pero también provocan ansiedad —en realidad la agudizan—. Alimentan los temores y las incertidumbres de los padres donde poca falta hace, si es que hace falta.

Por supuesto, los padres debemos hacer lo que podamos por la seguridad de nuestros hijos, para protegerles de enfermedades graves. Pero productos como el que vimos en un catálogo de artículos para la protección de los bebés, que consistía en un arnés para dormir y que se supone que evita que el niño sufra el síndrome de la muerte infantil súbita al inmovilizarle en la cuna de modo que no se pueda dar la vuelta, parecen prometer una protección adicional cuando, en realidad, probablemente lo que hacen es alargar la lista de las cosas por las que nos hemos de preocupar. Implican que los padres no sólo pueden, sino que deben prevenir cualquier riesgo, por pequeño que sea.

Es lo mismo que llevar máscara y guantes quirúrgicos en el supermercado. Es verdad que con medidas de este tipo la salud de algunas personas puede ser mejor de lo que de otro modo podría ser, e incluso se puede salvar la vida de una o dos personas especialmente vulnerables, que pudieran intoxicarse por alguna salmonella peligrosa de la piel de algún fruto en mal estado. ¿Es que siempre que salgamos de casa hemos de vestirnos como si fuéramos a entrar en un quirófano? De ninguna manera. En general no merece la pena. Sencillamente, no podemos aceptar que sea razonable asumir la responsabilidad de proteger a nuestros hijos de todos los peligros concebibles. Si ésta fuera la meta, las necesidades del vulnerable bebé serían ilimitadas; alguien, en algún lugar, ha sufrido algún daño por culpa de cualquier cosa, incluso cosas que se consideran seguras casi en todas las situaciones. El tiempo ha demostrado que disponer nuestras casas de modo que sean a prueba de niños es una forma de contribuir a la seguridad de los pequeños cuando empiezan a gatear y a dar los primeros pasos. Pero no podemos eliminar las escaleras de la casa porque el niño pueda caerse por ellas; no podemos instalar verjas.

Pese a lo que se insinúa en los anuncios, el tiempo, la paciencia y presciencia de los padres no son ilimitadas. Ni hay que esperar que lo sean. La mayoría de nosotros tenemos otras cosas que hacer además de vigilar al niño y jugar con él. Ningún padre que viva en el mundo real puede tomar medidas para mantener a su hijo pequeño completamente a salvo de cualquier peligro conocido. No es posible. Aunque seamos muy cuidadosos, no existe la seguridad absoluta. A las personas buenas y precavidas les ocurren desgracias, como tan elocuentemente se dice en el famoso libro del rabino Harold Kushner. Conocemos a una adolescente que estuvo dos días en coma porque una rama de un árbol cayó sobre un coche, en el lugar exacto en el que ella estaba sentada. Conducía su padre, a una velocidad moderada, por una carretera segura. Llevaba puesto el cinturón. Y sin embargo llegó la desgracia, sin que nadie tuviera la culpa. Nada pudo haber evitado aquel accidente. Afortunadamente, ya se encuentra recuperada.

Si no paramos de darle vueltas a las cosas, tratando de salvaguardar al niño de cualquier remota posibilidad, pondremos a toda la familia en un estado de pánico constante y, quizás, al final debamos acudir todos a una terapia que nos cure de la agorafobia. Debemos guardar nuestras fuerzas y nuestro dinero para cosas que realmente importan, que tienen muchas más probabilidades de marcar alguna diferencia. Sujetar al niño al asiento del coche, desde luego que sí. ¿A la cama? Creemos que es pasarse.

Otros productos, pensados para aliviar la carga de los padres agobiados, en realidad no hacen sino incrementarla. Y además impiden que se desarrolle una relación mutuamente gratificante, basada en el instinto y la intuición. Un cronómetro y reloj digital promete «no tener que preocuparse por conjeturas sobre su hijo». El aparato controla exactamente las comidas (la frecuencia y la cantidad consumida), de manera que no hay necesidad de que el padre o el hijo tengan que fijarse su propio ritmo tan individual. ¿Por qué íbamos a hacerlo, si podemos medir científicamente, con una exactitud de segundos y hasta la mínima fracción de un gramo? ¡De manera que ya *tenemos* un artilugio que hará desesperar a cualquier padre inseguro! De forma sutil se nos empuja a que alimentemos a nuestros pequeños siguiendo un plan, y no cuando nos lo pidan; de forma sutil hacen que nos fijemos en diminutos aumentos o disminuciones en las tomas, como si la precisión y la medida exacta significaran algo, como si las pequeñas fluctuaciones en la alimentación tuvieran alguna importancia. Ese aparato alimenta la obsesión y convence al padre o la madre, o a la cuidadora (cuya vigilancia probablemente esté también muy vigilada), de que para poder *conocer* de verdad al pequeño han de procesar cuidadosamente una serie de datos concretos. ¿No sería mejor ajustarse al reloj interior del cuerpo, aunque sea mucho menos regular? Y lo mismo cabe preguntarse sobre la relación de comunicación mutua. Quizás ese tipo de aparatos ayude a garantizar que el niño nunca esté subalimentado. ¿Pero no sería más útil, más humano y tendría más sentido observar la cara del niño, conocer su forma de llorar, tranquilizarle en su balancín?

Pero cuando los comerciantes realmente nos dan gato por liebre es al hablarnos de educación y de logros intelectuales, algo que nuestra generación considera esencial para el éxito futuro del niño. Nos ofrecen con avidez toda una variedad de productos para que los pequeños Luke y Lucy inicien su acelerada carrera intelectual. Partiendo de dudosas conclusiones de estudios científicos, dando por hecho lo que la comunidad de investigadores profesionales sigue aún debatiendo activamente, nos dicen que nunca es *demasiado* pronto para empezar la educación formal.

Y ahí están las herramientas para que las compremos. Juguetes, libros, cintas y vídeos educativos y evolutivos, que prácticamente le garantizan el máximo éxito académico al niño que dedique el suficiente tiempo a trabajar —esto... jugar— con ellos. ¿No oye el lector la voz cantarina y aduladora de la cariñosa mamá que trata de estimular la inteligencia de su bebé? «¡Venga, corazón! Vamos a practicar juegos de motricidad. Vale. Y ahora pasemos a la cognición.» De algún modo podemos imaginar a ese mismo bebé a sus 15 años diciendo, con una voz que nada tiene de dulce: «¡Vete al cuerno, mamá!».

Todos sabemos que los niños juegan con cualquier cosa —el cesto de la ropa, los cacharros de la cocina, los zapatos de papá—, de modo que, si igualmente lo van a hacer, ¿por qué desperdiciar el tiempo jugando a juegos estúpidos con hilos y ovillos, cuando hacer coincidir cuadrados, círculos y triángulos es entretenido *y* desarrolla determinadas destrezas intelectuales básicas? Los especialistas en psicología evolutiva nos dicen que, después de todo, jugar es el trabajo de la infancia. Por eso los anuncios sugieren que podemos dirigir este trabajo y darle un poco más de sentido, hacerlo un poco más productivo, utilizando para ello las herramientas que los «expertos» se han ingeniado para ajustar el proceso.

Es bueno ser listo. Entonces, ¿por qué *no* hacerse con algunos programas de ordenador (programas regazo, les llaman con acierto) para que el pequeño utilice el ordenador? Se supone que así el bebé «arrancará». ¿Por qué *no* comprar unos vídeos que desarrollen las destrezas intelectuales, discos compactos que prometen que Mozart va a estimular el genio matemático del bebé? Lo que se anuncia es que los padres que realmente quieran que sus hijos vayan bien en sus estudios (¿y quién no desea estar en este grupo?) harían bien en preocuparse por diseñar ya un programa para el desarrollo del cerebro, *antes* de que el niño diga la primera palabra.

«¿Un genio en proceso de elaboración?», reza un titular. «Investigadores sobre el desarrollo cerebral de los niños de la Universidad de California han demostrado que escuchar la música de Mozart ayuda a desarrollar el razonamiento espacial y otras destrezas cognitivas...», afirma. (Lo curioso es que estudios recientes discuten esta conclusión tan aireada, que en realidad se basa en estudios sobre alumnos universitarios.) Un «videomóvil» que representa formas geométricas animadas en tonos rojos, negros y blancos, agradables para los niños, muestra en la cubierta una fotografía de un bebé luciendo un birrete y sosteniendo un diploma en la mano. Sutil, ¿verdad?

¿Cómo van a evitar que el niño mordisquee el diploma?, se pregunta uno. *Así* es como los niños de su edad, de unos seis meses, aprenden las cosas: poniéndoselas en la boca. La estimulación visual no es más que una forma de aprender, y más bien una forma pasiva de hacerlo, como cuando uno asiste a una clase magistral en la universidad. No es que haya nada de malo en dejar que el bebé esté sentado tranquilamente mirando durante unos minutos una entretenida sucesión de formas flotantes con una música de fondo interesante. Después de todo, no es lo mismo que poner *La matanza de Texas* en el vídeo y servir al chaval un pelotazo de tequila. Contemplar unas formas flotantes no le hará el menor daño, e incluso puede despertar su interés durante un ratito.

Este tipo de vídeos no son ofensivos ni perjudiciales. En sí mismos, son la cosa más benigna, como una música ambiental visual para la mente infantil. Lo erróneo es la idea subyacente de que la tarea de los padres es programar adecuadamente el ordenador, al que subliminalmente se compara al niño.

Los niños no necesitan utilizar el tiempo de forma productiva. No hay que empujarles a cumplir más horario que el suyo propio. Esos productos distraen la atención de los padres de cosas que son igualmente —no, mucho más— importantes.

Es absolutamente verdad que una infancia sana y estimulante es esencial para un sano desarrollo del cerebro. Pero pensemos detenidamente en las cosas y descubriremos que el estímulo nace de la atención normal y cariñosa. Nuestros hogares son estimulantes. Nuestros abrazos, enriquecedores. Hacer morisquetas y decir cosas ridículas a los niños les estimula la autoestima. Y es algo muy deliciosamente personal. Vernos cocinar o limpiar es «educativo». Son cosas que no han visto antes. No es necesario planificar la jornada del pequeño de forma que el estímulo se vaya incrementando cada treinta minutos: diez minutos con un móvil de muchos contrastes (aquel arnés para la cuna puede servir muy bien), seguidos de juegos de nombrar y señalar con una cuidadora atenta, y luego quince minutos delante de un vídeo de estimulación visual.

Nada de todo esto es necesario en lo más mínimo. Tal vez algunos no estén de acuerdo, pero nosotros creemos que no se necesita ni un solo momento de ejercicio intelectual estructurado en una infancia normal y en una situación, comparada con la de otros países, rica y acomodada como la del hogar norteamericano. El mundo, tal como es en un apartamento de Atlanta, en una granja de Minnesota o en un rancho de las afueras de Detroit, ya es lo bastante estimulante para el niño pequeño si se le permite asimilarlo todo a su propio ritmo, y sobre todo si cuenta con la presencia de un adulto cariñoso y que juegue con él, que le atienda y se le entregue.

Los niños saben muy bien construirse visiones que les interesen, especialmente si se les dan oportunidades para que lo practiquen —y no es que estemos a favor de planificar *esto* en la jornada del pequeño—, y si se les da oportunidad de encontrar lo que a su alrededor *les* (a ellos, y no a su mamá o a su papá) llama la atención. Conocemos a una madre que solía colocar durante breves períodos a su quisquillosa hijita en una esquina de la sala de estar donde daba el sol, junto a una maceta con una gran planta, cuando la pequeña estaba pachucha o ella tenía algo que hacer. La chiquita contemplaba las hojas, se fijaba en las formas que la luz del sol dibujaba en las paredes en tonos pastel, miraba cómo bailaban las motas de polvo. «Le llamo su lugar de relajación», dice la madre. «Quiero que aprenda a tranquilizarse.» Y así lo hacía —como lo suele hacer la mayoría de los niños— cuando se la dejaba en paz para aprender a hacerlo. Las imágenes, los sonidos, los olores y las sensaciones de las cosas más prosaicas son *totalmente* nuevas y apasionantes, sobre todo después de nueve meses en la oscuridad del seno materno. Y de todas estas sensaciones, el niño crea su propia visión del mundo, un sentido del mundo personal y de elaboración propia.

El desarrollo cerebral no es un proceso sencillo ni que se pueda medir fácilmente. Sabemos cuándo empieza: en el momento de la concepción. Sabemos cuándo termina: con la muerte. Por supuesto, es importante proporcionar a nuestros hijos experiencias que les enriquezcan la vida y ayudarles a desarrollarse intelectualmente. Pero para tener una vida buena no todo está en poseer los juguetes más educativos. Sabemos de un multimillonario que batallaba por conseguir que su hija ya mayor tuviera sus mismos sentimientos filantrópicos. Para él, lo importante era la calidad del viaje, lo que uno hace a lo largo del camino de la vida, no sólo lo que uno consigue, sino lo que pueda dar. Otro hombre también rico, que se divertía mucho con su dinero, también se esforzaba mucho en ayudar a sus hijos a ser personas honradas y a encontrar la forma de compartir con la familia, los amigos y los vecinos dignos algunos de los placeres que su riqueza le había proporcionado. Estos dos hombres que se habían hecho a sí mismos hablaban de la obligación de dar algo a cambio. Estos dos hombres muy ricos —en nuestra opinión, ricos en todos los sentidos— estaban convencidos de que desarrollar el cerebro de sus hijos era importante; pero desarrollar el sentido y los valores éticos, y formar el tipo de ser humano que ellos llegaron a ser tenía, como mínimo, la misma importancia.

El desarrollo humano no concluye cuando el niño cumple 1 año, 7, 11 o 18; y el desarrollo moral probablemente continúa hasta la vejez.

Cada hora, el cerebro procesa miles de diminutas imágenes: la luz que se filtra entre las hojas de un árbol, una hormiga corriendo por una encimera, el pitido del reloj del microondas, el olor del jabón y el suave tacto de la toalla después del baño, la calidez de los brazos de mamá, papá o la canguro, el dulce roce de una mano, la intriga de observar un gorrión en la ventana, el pájaro que salta a una delgada rama de color marrón, esto es el estímulo. Cada experiencia hace que el cerebro refuerce algunas conexiones neuronales y probablemente afloje otras.

No es necesario que nuestros hijos «arranquen»: los humanos hemos mejorado biológicamente a lo largo de millones de años de evolución. Estamos diseñados de forma natural para sacar el máximo provecho a nuestras posibilidades evolutivas si se nos da la oportunidad de hacerlo, y los padres nos podemos relajar y disfrutar viendo cómo nuestros hijos luchan por conseguir cosas nuevas y seguras. Debemos darles seguridad y confianza; no es necesario que les montemos un parque temático en el suelo del salón. El niño tratará por todos los medios de arrastrarse y llegar hasta coger el bloc rojo que está junto a la silla gris; le encantará descubrir qué ocurre si pone la mano en la compota de manzana del cuenco que tiene sobre la bandeja de su trona. Esto es desarrollo cerebral. Golpear el suelo de la cocina con una cuchara de madera, esto es enriquecerse. Y todo está bajo el control del niño y todo favorece el sentimiento de éste de que es responsable de su propio universo personal. ¿No es maravilloso para la autoestima?

Todas éstas son las experiencias cotidianas que ayudan a desarrollar el cerebro. La curiosidad de un niño es mejor guía que un currículo diseñado por los padres. Es evidente que Mozart (o Bach, Chopin o Haydn) puede ayudar a enriquecer el ambiente —para toda la familia, y no sólo para el genio en desarrollo que está sentado en su trona—. Y lo mismo pueden hacer los Beatles, Louis Armstrong y Willy Nelson. Vamos, que hasta grupos alternativos como Smashmouth pueden resultar divertidos para golpear con la cuchara. Es bueno disfrutar de la música en casa. No es necesario que los padres adquieran una serie especial de compactos y un equipo de sonido para poner a todo volumen la música en la habitación del niño en períodos de treinta minutos, dos veces al día. El niño no necesita concentrarse en asimilar la música clásica con un plan determinado, ni abonarse a la temporada de la sinfónica, especialmente si sus padres prefieren el jazz o la música rock. Compartir las aficiones propias con el niño le enriquecerá para siempre. Obligarle a algo que los expertos recomiendan pero que uno encuentra aburrido produce el efecto contrario; significa imponerle unos criterios externos, en vez de compartir libremente con él los propios gustos.

La estimulación temprana es esencial para la salud, el bienestar *y* el desarrollo intelectual de los niños. Sería antediluviano privar a un niño del calor y el color, del contacto y los arrumacos que hacen de la infancia algo tan agradable y estimulante, y que convence firmemente al niño de que la vida puede ser rica y valiosa. Esto es a la vez el producto y el placer de una paternidad excelente. No tenemos que «trabajar» para dar más. Un padre o una madre que ame a su hijo, juegue con él y le acaricie de forma activa y regular, en diversos momentos del día, le proporciona con ello todo lo que necesita.

4

Escuchar a los expertos

Sandy es una chica realista del medio oeste, que creció en Ohio y está criando a sus propios hijos en una zona residencial de Chicago. Tiene dos niños activos en edad de preescolar que, a decir verdad, están acabando con ella. Comparte un sueño con una amiga. No, no se trata de un romántico fin de semana con el marido (ni con otra persona), ni de una semana decadente en algún balneario, ni siquiera de una juerga consumista de dos horas en el centro comercial local. No. Lo que más desea Sandy es pasar una noche en un hotel... sola. Tiene ganas de leer, sin que nadie la interrumpa, todo el montón de libros y revistas sobre padres que se han ido apilando en su mesita de noche porque a la hora de acostarse está demasiado cansada como para intentar leer. Cuando encuentre tiempo para centrarse en estos materiales, le dice a su amiga, sabrá cómo conseguir que sus hijos se comporten adecuadamente y su vida discurra con placidez.

Jack y Nancy saben la suerte que han tenido de encontrar a Alita, que lleva viviendo con la familia como niñera de la pequeña Leah hace ahora tres meses, desde unas semanas antes de que Nancy volviera a su trabajo de jornada completa. Alita es una persona cálida y cariñosa, experta (aunque sólo está por los cuarenta, ya tiene cuatro nietos), enérgica y flexible; hasta tiene un gran sentido del humor. Sin embargo, lo que no tiene es el mismo aprecio de Jack y Nancy por la educación y el desarrollo intelectual. De hecho, sus dos hijos son jornaleros y su hija dio a luz justo al terminar la educación secundaria. Esto preocupa un poco a Jack y a Nancy. Se sentían incómodos al tener que pedírselo pero creían que era importante, así que han dado órdenes a Alita de que no emplee con Leah el lenguaje infantil. Les gusta-

ría que le hablara todo lo posible, y siempre con frases completas. «He leído que éstos son los meses cruciales para el desarrollo cerebral», le dice Nancy a una compañera. «Tenemos que estar seguros de que oiga lo que necesita oír.»

Nadie podía dormir mucho en casa de los Hennesey hasta que Dave y Ellen cedieron y empezaron a llevarse a la cama a su hijo Álex, de dieciocho meses, cuando se despertaba a altas horas de la noche. En realidad parecía que les gustaba tener al niño en la cama por la mañana para hacerle arrumacos... hasta que Ellen se lo confesó a las otras mamás de su grupo de teatro. Todas le dijeron que debía «ferberizar» lo antes posible al pequeño Álex, de lo contrario le tendría durmiendo en su cama hasta los diez años. «¿Qué diablos significa esa palabra?», quiso saber Dave. «¿Y quiénes son ellas para decirnos cómo educar a nuestro hijo?» Por un lado, Ellen está de acuerdo con su marido; por otro, se da cuenta de que sus amigas han leído mucho más que él sobre temas de paternidad. ¿Qué debería hacer? Realmente no lo sabe.*

En una economía técnica y basada en los servicios, los estadounidenses nos hemos acostumbrado a contratar ayuda cuando la necesitamos. Creemos en la educación. Creemos en la ciencia. Creemos en la especialización. Contratamos a expertos para que nos ayuden con el coche, el ordenador y en nuestras carreras. Y es bueno que lo podamos hacer porque sin ellos con más frecuencia que menos nos sentiríamos sin saber qué hacer. Así que ¿por qué no buscar ayuda cuando nuestros chicos nos plantean algún problema?

Por eso recurrimos a los profesionales de la paternidad. Escucharles nos parece más eficaz que el proceso lento y a veces incómodo de tener que encontrar solos o con la ayuda de amigos o familiares la forma de ser unos buenos padres. Para muchos padres, confiar en los ex-

* De Richard Ferber, autor de una obra relativamente popular (*Solucione los problemas de sueño de su hijo*, Barcelona, Medici, 1992), en la que se aconseja ser un poco más duros con el niño que llora por las noches, y educarle para que sepa dormirse sin tener que recurrir a los mimos constantes de los padres. *(N. del t.)*

pertos es lo más lógico. Las familias americanas cambian a menudo de residencia; las diferencias de edad separan a las personas. Las familias viven en comunidades residenciales homogéneas, donde no abundan abuelas que les aseguren que ese niño que tiene fobia al orinal no va a acabar llevando pañales en el baile del instituto. Es posible que los padres que crecieron en familias con problemas y están decididos a comportarse mejor con sus hijos no confíen en saber hacerlo bien, no se fíen de su instinto e intuición.

Ocurre sencillamente que muchos de nosotros estamos demasiado ocupados como para tener con otras personas esas conversaciones de examen de conciencia que ayudan a esclarecer qué es lo que intentamos conseguir de nuestros hijos y a entender esos condenados nervios que nos produce tal asunto. Abrirse no siempre es algo natural. Es difícil admitir que tenemos un problema porque nos puede convertir en blanco de críticas, y a nadie le gusta este plato. Puede parecer más sencillo pedir consejo a personas completamente desconocidas que admitir ante quienes nos importan que nos sentimos confusos, ineptos y enojados cuando somos incapaces de conseguir que un niño de preescolar deje de hacerse pipí encima, o que un chico de siete años se duerma a una hora razonable.

Al buscar expertos, al contratar ayuda externa para solucionar las dificultades de nuestra casa, el problema es que los padres abandonamos un control creativo que es importante. Algunas familias necesitan ayuda en determinados momentos, por supuesto. Pero adoptar una serie de conductas estándar decididas por un experto, una persona que no nos conoce, no sabe nada de nuestro hijo, de nuestra vida, de nuestras aspiraciones y de nuestros sueños, facilita que renunciemos a un sentimiento de propiedad exclusiva, y con ello a la completa responsabilidad y dedicación. A corto plazo, podría parecer algo que merece la pena: ¿quién no cambiaría escenas embarazosas en aseos públicos por la libertad de salir de casa sin tenerse que llevar tres mudas y toda una caja de toallitas húmedas? Pero ¿merece de verdad la pena si, a cambio, uno pierde la oportunidad de sentirse orgulloso de hacerlo por sí mismo, de forjar su singular conexión basada en la comprensión, de comunicarse con el hijo que le apasiona?

El miedo a ser lo que somos y a confiar en nosotros mismos nos hace difícil reconocer nuestro instinto, y no digamos seguirlo. Esas voces interiores nuestras menos generosas y más agresivas y críticas nos pueden producir cierta ansiedad. Pero también forman parte de lo que somos. Hacemos bien en atender nuestra propia voz de la razón, la que tiene buen juicio y da claras indicaciones sobre lo que más *nos* conviene. En última instancia, esa voz es la única que parecerá correcta y auténtica.

Pero resulta muy tentador pensar que hay un experto que tiene «soluciones» para nuestros «problemas», que, si conseguimos hacer *bien* las cosas, la vida de nuestra familia sonará con la misma dulce armonía de la Sinfónica de Nueva York. Nos es difícil aceptar que la cacofonía es inevitable, incluso *productiva,* entre las personas que viven juntas, también entre las que se quieren. El conflicto es la consecuencia ineludible de unas personas que quieren cosas distintas y las quieren muchísimo. En el camino para llegar a una solución con la que todos puedan vivir confortablemente, es necesario que se produzcan algunos forcejeos. Por desagradables que puedan ser, los conflictos son una parte importante del proceso creativo, no sólo en nuestras familias, sino tambien en la escuela, en los deportes y, más tarde, en el trabajo.

Pero muchos pensamos que la disensión es algo problemático, incluso patológico. Por eso confiamos en expertos especialistas en el desarrollo infantil y a los que se invita a los programas matinales para que nos cuenten cómo conseguir que nuestros pequeños dejen de pelearse o cómo engatusar a ese niño tozudo para que se coma la verdura. Inseguros de nosotros mismos, convencidos de que la vida familiar debería transcurrir a la perfección, buscamos la orientación en personas normales mejor acreditadas, con más conocimientos y una mejor formación especializada, con experiencia práctica y profesional, y una evidente confianza en sí mismas. Es reconfortante pensar que alguien, en algún lugar, sabe lo que se lleva entre manos y nos puede enseñar que escuchando y tomando buena nota nos podemos convertir en unos padres mucho mejores de lo que jamás podíamos imaginar ser sin la ayuda de nadie.

Y, de hecho, algunas veces los expertos ayudan. Seguir sus consejos de forma selectiva y cuidadosa puede ser beneficioso para los padres. Pero es probable que surjan problemas si éstos acaban por confiar más en los expertos que en sí mismos, si confieren a esos profesionales de la paternidad la autoridad y la confianza que papá y mamá realmente necesitan para convertirse ellos mismos en unos buenos padres.

Supongamos que los padres oyen decir que la familia debe cenar junta todas las noches para desarrollar así la inteligencia del hijo. Aquellos padres cuya forma de ser y cuyos planes hacen de esa hazaña concreta algo difícil de conseguir deberían decir: «De acuerdo, es una buena idea. Pero, como nosotros lo hacemos, también funciona. Lo hacemos de otra forma, pero nos va muy bien». Sin embargo, muchos que ya son personas inseguras se inquietan, se preocupan de que pueda ser una locura pensar que se puede llegar al mismo sitio por otro camino. Si un pediatra escribe en su obra que seguir unas determinadas costumbres a la hora de acostarse es esencial para que el niño desarrolle un sentimiento de seguridad, muchos padres se ponen nerviosos si piensan que otro planteamiento completamente distinto es más práctico y divertido. Dudan de que sepan lo suficiente como para poner en entredicho a una autoridad que ha escrito un libro y, obligados a la fuerza, siguen esa rutina todas las noches, a pesar de que preferirían leer los cuentos a otras horas del día (y nunca entendieron de verdad la necesidad del pijama).

¿Realmente es algo mágico que toda la familia se siente a la mesa a la 9 de la noche para tomarse un plato de pasta todos los días o se reúna siguiendo un plan concreto de actividades para la hora de irse a dormir? No. Lo que importa es el ritual y la interacción de la familia, la preocupación y el interés mutuos, y el hecho de estar juntos. Algunas familias muy unidas sólo cenan juntas los fines de semana y en ocasiones especiales. Pero encuentran otras formas de conectar y otros momentos en los que hacerlo —durante el desayuno, al salir del colegio, los fines de semana—. Una mujer que conocemos, cuyo marido no suele estar en casa a la hora de cenar, tiene la costumbre de leerles a sus hijos pequeños los cuentos clásicos, como *Winnie the Pooh* o *Las telarañas de Carlota,* mientras cenan. No es ninguna solución de manual, pero a ella le va bien. Otra familia, lejos de su país natal, celebra el sábado con una cena especial. Les hace sentir unidos porque saben que sus hermanas, hermanos, primos, tías y tíos de su antiguo país están haciendo exactamente lo mismo en la comida del sábado.

Otra madre, una profesora, explica con arrepentimiento que muchas noches al menos dos de sus cuatro hijos se duermen en la sala de estar, a veces muy tarde. Claro está que en un mundo ideal habría que bañarse, ponerse el camisón, leer cuentos... pero la familia es feliz, y los niños, encantadores, amables y buenos estudiantes.

Los problemas con las relaciones familiares no son nada nuevo. Muchos son eternos y universales. Al fin y al cabo, *Romeo y Julieta* y *Hamlet* siguen siendo hoy tan relevantes como cuando fueron escritos, y la vida familiar que se representa en la Biblia tenía poco de idílica. Si creemos que la rivalidad entre hermanos es algo problemático, pensemos en lo que a José le hicieron sus hermanos. Pero los padres posmodernos creemos que se puede desconfiar hasta de las verdades eternas sobre las relaciones familiares. Según nuestra visión actual, el conflicto, el desacuerdo, la negociación y el compromiso no tienen cabida en nuestra casa. Todo ello lo definimos como «disfunciones». Nosotros sabemos hacer las cosas mejor.

En vez de confiar en nuestro instinto y de aceptar lo evidente (que las interacciones entre las personas siempre serán complicadas y, en algunos momentos al menos, frustrantes), acudimos a los libros, la televisión, las revistas e Internet para dar con la solución rápida y completa. Nos proporcionan una visión de armonía preparada de antemano que va más allá de la fricción y que suele tener un final feliz. Casi de la misma forma que un manual para la reparación de edificios antiguos da las instrucciones detalladas para instalar un nuevo sistema eléctrico en una casa victoriana, queremos que el profesional de la paternidad nos diga cuáles son los cables que tenemos que conectar y qué interruptores pulsar para conseguir que nuestros hijos hagan lo que queremos que hagan y cuando queremos que lo hagan. Pero las relaciones entre las personas no se pueden mejorar con un conjunto de orientaciones del tipo «háganlo usted mismo». Nuestras relaciones son un proceso sutil, cambiante y (ojalá) gratificante por el que tres, cuatro o más personas aprenden, orientan sus inclinaciones y centran sus intereses mientras de algún modo piensan en cómo vivir con una cierta comodidad entre ellas.

Este proceso conlleva inevitablemente unos días buenos y otros no tan buenos. Cuando llegan los malos, debemos darnos tiempo y comprender la situación. Ocurre que algunos días sencillamente no tenemos ganas de hablar con nadie, y mucho menos con nuestros hijos. Una familia de cinco personas, el padre y la madre pediatras, los llama en broma sus días «disfuncionales». Un adolescente que se enfurruña porque no está de acuerdo con la hora a la que ha de regresar a casa no se convierte en ninguna gran crisis, ni en un tema que arruine el fin de semana. Sencillamente, forma parte de la vida. En vez de torturarse por ser imperfectos, estos padres simplemente siguen con sus cosas. No es ahora el momento de hablar del asunto —se limita a regañar la madre— y mañana será otro día. Esta aceptación probablemente evita que los malos días se multipliquen y se conviertan en semanas o meses, y sin duda contribuye mucho a cimentar la sólida y estrecha relación de esta familia. La hija sabe que sus padres la quieren y la aceptan, y, cuando sea el momento, hablarán con ella de lo que realmente importa.

Confiar en que los profesionales de la paternidad nos pueden ayudar a conseguir que nuestros hijos se comporten como queremos que lo hagan y lleguen a ser las personas que deseamos que sean significa situar muy alto el listón de nuestras expectativas. Pero lo que se cuenta en los medios de comunicación nos lleva a pensar lo contrario. Hoy, toda la clase media estadounidense lee artículos en los que se proclama la premisa de que todos los niños pueden ser más valientes, más hábiles socialmente y mucho más superiores si los padres nos tomamos muy en serio su desarrollo y lo favorecemos activamente. Las conclusiones sobre el desarrollo infantil se presentan como si nuestros conocimientos fueran completos y estuvieran listos para poderse aplicar a cualquier familia. En los informes se ubican exactamente los períodos esenciales del desarrollo cerebral casi como las fases de la luna, y se nos dice con exactitud qué se necesita (clases de piano semanales) y cuándo (entre los 3 y los 4 años) para que florezcan las destrezas matemáticas. Y en cuanto a los lactantes, ya no hay dudas: la lactancia materna, se nos dice, aumenta en ocho puntos (exactos) el coeficiente intelectual.

En realidad, a muchos científicos les consterna la forma en la que se presenta este tipo de conclusiones. En *El mito de los tres primeros años: una nueva visión del desarrollo inicial del cerebro y del aprendizaje a lo largo de la vida*, el doctor John Bruer expresa una auténtica preocupación. «Lo que la ciencia debería explicar son las causas y los mecanismos fundamentales», manifestó a *The New York Times*. Llegó a decir que los tan promocionados estudios basados en el escáner cerebral y las técnicas de estudio molecular «no dicen nada en absoluto» sobre cómo debemos ejercer el oficio de padres, ni siquiera cómo debemos enseñar a nuestros hijos.

En los informes parece como si no cumplir los plazos significara perder el barco. Sencillamente, no es así. Después de todo, Leonard Bernstein no empezó a tocar el piano hasta los 10 años, cuando su tía regaló uno a la familia y el niño desarrolló un apego inmediato al instrumento. Pensemos en la carrera que se labró, que alcanzó hasta después de que concluyera su actividad musical esencial.

Lo realmente curioso es que el auténtico resultado de esa información y esos consejos del experto, sobre todo para quienes ya hacemos lo que mejor sabemos para educar correctamente a nuestros hijos, es que nos llevan a desconfiar de nuestra intuición. Empezamos a creer que sólo hay una forma correcta de hacer las cosas, y un sinfín erróneas. Sí, el cerebro es mucho más maleable y receptivo en los primeros meses y años de vida, y el niño debería recibir el estímulo necesario para que el cerebro forme las conexiones vitales. Ésta es la base científica de las modas actuales. No hay duda de que un entorno rico y estimulante ayuda a que el niño se desarrolle bien, mientras que la negligencia y la privación sensorial pueden conducir a unas deficiencias para toda la vida, algo que, lamentablemente, es el sino de muchos niños del mundo que viven en la más absoluta pobreza. Pero no olvidemos que muchos niños cuyo cerebro se desarrolla deficientemente quedan retrasados porque no reciben una alimentación suficiente y no porque se les prive de sábanas de una textura especial, de juguetes de alta tecnología y de lámparas de noche que proyectan diversas formas en el techo de su habitación.

¿Ocurre esto también en el acomodado Occidente? Realmente no. Pero se nos impulsa a que nos esforcemos para hacer de todos los días de la vida del niño un auténtico circo de tres pistas. ¿Han demostrado los estudios que el niño que nunca ha oído cuatro notas de música clásica no tiene posibilidades de dominar el cálculo? ¿Es que el niño *criado con biberón* —no deberíamos atrevernos ni siquiera a nombrarlo— no tiene ni la más remota probabilidad de llegar a ser el chaval de gran talento y muchas dotes de la escuela más prestigiosa local? Claro que no. Y sin embargo, nos hemos acostumbrado a este tipo exacto de interpretación literal de las conclusiones científicas estadísticas.

Una madre de un niño de quince meses rompió a llorar cuando el pediatra le dijo que su hijo necesitaba unos tubos para tratarle sus infecciones crónicas de oído. «¡Pero si le di de mamar durante un año, le preparé siempre la comida con frutas y verduras ecológicas, y dejé de trabajar para no tenerle que llevar a un centro de atención de día! ¿En qué me equivoqué?» Había leído los consejos y los había seguido al pie de la letra. Creía sinceramente que la diligencia a la que estaba obligada la recompensaría con un hijo sano al 100 %. Para ella, los tubos del oído de su hijo, algo parecido al fin del mundo, eran la señal de su fracaso. Si el niño fuera lo bastante mayor para comprender lo que le decía, tal vez pensara que con su enfermedad hacía que su madre se abatiera, una complicación emocional que ningún niño necesita.

Pero el caso de esa madre no es único. A muchos padres les cuesta ver la información científica desde una perspectiva razonable. Otra madre primeriza tenía problemas para amamantar a su hijo recién nacido, que parecía insaciable: «Siempre tiene hambre. Parece que no le doy lo suficiente», le decía a la ginecóloga. Y continuaba, casi llorando: «Me siento un auténtico y completo fracaso». La experta doctora, madre de tres hijos ya mayores a quienes no les había dado de mamar durante mucho tiempo porque tuvo que volver al trabajo cuando tenían ocho semanas, le sugirió a la nueva madre que empezara a completarlo con un biberón preparado. La sugerencia fue recibida con protestas: «¿Es que la leche materna no es lo mejor para su desarrollo intelectual?», preguntó la consternada primeriza. «No, si es a costa de la salud mental de la madre», fue la sabia respuesta de la doctora.

Pero a menudo se descartan estos acertados principios de sentido común cuando parecen hacer caso omiso de los informes más actuales.

¿Cómo se puede cuestionar un estudio «científico»? Muy fácilmente si uno ha tenido experiencias de primera mano con las investigaciones científicas; con menor facilidad en caso contrario. En nuestra opinión, aun en el caso de que los estudios sobre la lactancia materna resulten ser completamente precisos —algo sobre lo que tenemos serias dudas—, nos preguntamos si tener a una madre angustiada y deprimida, que no deja de preocuparse por su ineptitud, contribuirá a que su hijo tenga un mejor coeficiente intelectual, un mejor desarrollo cerebral o un mejor bienestar emocional.

Sin embargo, a los padres estadounidenses de hoy se les dice que hasta la cosa más pequeña tiene su importancia. Esta generación se ha tragado la idea —que todavía le atraganta— de que la educación de los hijos es una destreza que exige contar con el equipamiento correcto, disponer de los estudios oportunos, de los libros y las revistas apropiados, y del pediatra, el psicólogo o el psiquiatra adecuados para conseguir la información y los consejos precisos sobre cualquier asunto, desde el tono de voz que hay que emplear con el niño, hasta cómo enseñarle a hacer solo sus necesidades. Así, y sólo así, los padres lograrán las relaciones adecuadas con su hijo y, lo que es más importante, los resultados correctos.

Parece una exageración, pero así piensa mucha gente. ¿Cuántas veces hemos oído a alguien decir, con ese típico movimiento de la cabeza, ante una noticia de algún padre negligente: «Es increíble. Hay que tener permiso para poder conducir, y no para criar a un hijo»? Desde luego, hay padres que necesitan algún tipo de formación en el arte de la paternidad y otros a quienes no se les debería permitir que se acercaran a sus hijos; tales son los malos tratos y el daño que les infligen. Pero son la excepción y, afortunadamente, no la norma.

Educar a un hijo no tiene nada que ver con aprender a conducir ni con tratar de memorizar una serie de normas de seguridad y de tráfico. Lo que la mayoría de nosotros necesita no es un montón de libros llenos de normas que debamos memorizar para poder aprobar un examen y se nos dé el título de padres. Tal vez sería éste un buen programa para padres adolescentes, pero lo que los demás necesitamos es la antítesis de todo esto. Para criar a unos buenos hijos debemos aprender a confiar en quienes realmente somos, a disfrutar más de la experiencia, recuperando para ello la fe en nuestro instinto para el amor.

Necesitamos relajarnos, atender a nuestra intuición, conocer mejor a nuestros hijos y a nosotros mismos. Debemos luchar contra el temor de que nuestro comportamiento resulte destructivo para nuestro hijo y batallar contra aquellos aspectos de nuestra personalidad que no nos gusten, como la inclinación a mofarnos del pequeño Tyler cuando comete algún error, del mismo modo que nuestros padres se reían de nosotros, nos menospreciaban y nos castigaban por nuestras debilidades y nuestros fracasos. Tenemos que aceptar la tristeza que nos provoca el cierto desencanto que sentimos por nuestros padres y afrontar el hecho de que tampoco nosotros somos perfectos.

Necesitamos aprender a dar con el justo medio entre la entrega entusiasta y desinteresada, y el distanciamiento para que nuestros hijos, sobre todo cuando van haciéndose mayores, dispongan de espacio suficiente para no sentirse asfixiados. Debemos orientarles, pero darles también la oportunidad de que se construyan su propia vida y de que poco a poco aprendan a caminar solos.

Tenemos que aceptarnos como imperfectos que somos. Para querer a nuestros hijos, primero nos debemos querer a nosotros mismos, tal como somos, y no como seríamos sólo con que fuéramos capaces de solucionar ese pequeño problema (y luego el siguiente, y el siguiente...). Puede parecer sorprendente, pero aceptarnos tal como en realidad somos nos convertirá en unos padres mucho mejores, más entregados con cuerpo y alma.

El doctor Benjamin Spock sabía todas estas cosas. «Confía en ti mismo» eran las primeras palabras de su libro sobre cómo educar a los hijos. Penelope Leach, una experta más actual en el tema de la paternidad entendida en ese sentido de recuperar lo que de verdad es importante, advierte a los padres de que no intenten educar a sus hijos «según los libros». El doctor T. Berry Brazelton insiste en que los buenos padres han de tranquilizarse y confiar en su instinto.

Pero relajarse puede resultar difícil en nuestra tensa cultura, donde esa tranquilidad tan cálida y agradable es casi como una de esas sillas reclinables para ver la televisión, y además de color naranja, muy cómoda quizá, pero sin duda un elemento que denota un gusto execrable. Dondequiera que acudamos nos encontramos con una supuesta fuente de conocimientos que nos acribilla con información «fiable» sobre el oficio de padre. Estos planteamientos populares insisten en que podemos ser unos mejores padres sólo con leer eso, observar eso otro o sencillamente si escuchamos lo que nos están diciendo. Las revistas de padres desbordan los estantes de los quioscos; los manuales sobre educación de los hijos llenan enormes secciones de las librerías, normalmente al lado de las de libros de autoayuda. Los boletines de universidades y otros diversos grupos se ocupan de una gran cantidad de temas relacionados con la paternidad: de cómo educar a los hijos superdotados, de cómo viajar con los hijos, de los chicos sanos, de los chicos vegetarianos, de la seguridad, de estudios psicológicos y psiquiátricos, informaciones al consumidor y a los profesionales, y más. En la televisión y la radio aparecen los expertos para atronar con sus consejos. Todo un ejército de profesionales de la paternidad recorre el circuito nacional de conferencias para ofrecer seminarios y talleres sobre su tema particular, por no hablar de las páginas *web,* los grupos de apoyo locales y las clases para padres en los centros educativos y en los hospitales.

Todo esto tiene su parte útil. Es estupendo que la gente cuente con lugares a los que acudir en busca de información y ayuda. El mejor consejo se presenta como un debate que estimule el razonamiento y que ayude a los padres a esclarecer cómo se sienten, para que puedan encontrar sistemas que funcionen en su particular y exclusiva situación. Pero en la realidad, los editores y los productores saben que a sus consumidores les agobia y presiona el tiempo. Los padres de hoy se sienten inseguros de sí mismos, excesivamente programados, y buscan el consejo eficaz e informador que funcione *ahora,* si no antes, de modo que la mayoría de editores lo enmarcan todo en la idea inteligente y concisa del «cómo» con el que arranca el título de muchas obras.

Podemos intentar «ferberizar» al niño que se desvela, siguiendo los sencillos pasos del libro polémico pero muy popular de Richard Ferber, *Solucione los problemas de sueño de su hijo,* una obra de cuyos consejos el propio autor dice que los padres de hoy se los toman demasiado al pie de la letra. ¿Que el niño aparta la cara ante las judías verdes que la semana anterior se comió con tan buen apetito cogiéndolas de la bandeja de su trona? La solución del experto: hagamos que participe en la preparación de la comida. ¿Que ese chico de 9 años nos contesta? Digamos eso, hagamos aquello, y todos los contratiempos se diluirán con la misma rapidez y suavidad de un bizcochito en el chocolate caliente.

Libros, artículos y programas de televisión y radio hacen que el conflicto parezca indeseable. Pero es en este toma y daca del desacuerdo, en el enfado, en la frustración y, pese a ello, en el aprender a escucharnos mutuamente, en el esfuerzo por lograr una solución, donde tanto los padres como los hijos pueden vivir con una relativa, aunque no absoluta, comodidad, donde está la verdadera oportunidad de la maduración personal y ética. La vida familiar es para el niño una auténtica carrera de resolución de conflictos y de aprender a vivir en compañía; sólo si se ha descuidado este aprendizaje, nuestros hijos deberán estudiar estas «destrezas» en clases de reflexión entre iguales. Son unas lecciones que hay que vivir, y no impartirlas.

Una parte importante de nuestra maduración puede nacer de situaciones familiares dolorosas, si dejamos que se manifiesten y procuramos comprender qué ocurre entre nosotros cuando las cosas van mal. Sabemos de una madre que se había criado en una familia de alcohólicos y que lo que más deseaba era construir una vida familiar feliz para sus hijos. Pero su hija mayor desbarataba sus esfuerzos a cada momento. Prácticamente desde la infancia, parecía que esa niña se quería definir como el polo opuesto de su madre. Las tareas, la ropa, las normas de convivencia... todo era motivo de pelea. Como era de esperar, con la llegada de la adolescencia la situación pasó de mal a peor.

Y luego mejoró. ¿Por qué? Porque con el tiempo la madre empezó a darse cuenta de que había confiado en que su hija curara las heridas de su propia infancia, que intentaba crear para su hija mayor, ya que era una chica, la vida que había querido para sí misma. Cuando la madre aprendió a querer a la hija *por ella misma* —una mujer joven que, en ciertos aspectos, era muy distinta de su madre y, en otros, increíblemente igual que ella—, la relación entre ambas se transformó. Aunque todavía tienen las discusiones habituales entre madres e hijas adolescentes, el hecho es que al aprender a renunciar a su ilusión, a la imagen interior que tenía de lo que quería que fuera su hija, esta mujer ha conseguido que se vaya cumpliendo mucho más su sueño de tener el tipo de relación entre madre e hija por el que siempre había suspirado. Y probablemente ocurrió así en gran parte porque la hija ya no se sentía rechazada por su forma de ser, ni decepcionada por no ser la hija que su madre quería. Al sentirse absolutamente aceptada, se pudo sentir más libre, más alegre, más ella misma.

No hay duda de que a la madre le hubiese encantado sortear esos años difíciles, pero la lectura de algún libro no le habría proporcionado las ideas que tan despacio alcanzó porque costó tiempo y una batalla emocional que se manifestaran. Ninguna solución preparada ni de tinte psiquiátrico podría haberla ayudado a resolver un problema específico y muy personal. Tuvo que intentar hacerlo sola. Ella y su hija *crearon* su relación. Era suya en exclusiva, un producto intensamente personal.

Pero arreglárselas para encontrar el propio camino individual no es algo atractivo en este mundo nuestro tan eficiente. ¿Por qué perder tiempo? Un atajo que sortee las dificultades resulta sugestivo. Si supiéramos qué debemos hacer, ¿no nos sentiríamos todos y siempre muy felices? Este tipo de pensamiento es el que ha dado estatus de gurú a esos sabiondos que han conseguido convencernos de que la educación de los hijos nunca tiene que producirnos molestia alguna. Algunos expertos son sensatos, juiciosos, útiles y racionales. Pero muchas veces, los que tienen fama de «grandes» son los que, como si de una nueva marca de crema limpiadora se tratara, prometen que nuestra vida familiar, con sus típicos líos y su frecuente desorden, va a fluir con la misma soltura y el mismo atractivo de la cabellera larga y brillante de una reina que regresara a casa en su descapotable en la suave brisa de una tarde de otoño.

Es una ilusión. Educar a los hijos puede resultar frustrante, como cualquier otra cosa. Ningún libro ni ningún experto en el mundo (incluidos los que acompañan al lector) pueden cambiarlo. Una de las mejores cosas que podemos hacer por nuestros hijos es establecer con ellos unas relaciones auténticas para que puedan comprender por sí mismos cómo abordan sus problemas los seres humanos reales en el mundo real. Y lo que es más importante, esto nos permite ser creadores con ellos de nuestra propia vida, unos artistas sucios y descuidados que van echando pintura sobre un lienzo que sólo a nosotros nos pertenece.

«Ser auténticos» significa implicarse y ensuciarse con el desorden de la existencia cotidiana que ningún experto va eliminar. Significa dejar de abrillantar la superficie de nuestra vida hasta el punto de que nadie pueda ver en su interior quiénes somos en realidad. Significa contar las veces que los mayores hacemos las cosas excepcionalmente bien porque ponemos en ellas todo nuestro empeño. Significa también estar dispuestos a hablar de los errores y los fallos que hayamos cometido, que no nos moleste la idea de disculparnos ante nuestro hijo cuando nos equivoquemos y que probablemente debamos felicitarnos honradamente con mayor frecuencia por las muchas veces que hacemos las cosas lo bastante bien.

Un padre se dio cuenta de que la relación con su hijo había cambiado a mejor cuando reconoció abierta y honestamente que la solución que su hijo proponía para un problema que existía entre ambos era mejor que la que él pensaba. Somos auténticos con nuestros hijos cuando reconocemos ante ellos el terror que nos produce hacer una llamada para dar el pésame, y a pesar de ello nos imponemos y la hacemos. Somos auténticos cuando reconocemos que sí, que somos falsos en nuestra interacción con ese tipo del trabajo que tanto nos disgusta, pero que tenemos que llevarnos bien con él todos los días. Es bueno que los hijos sean testigos de la realidad de la vida de los adultos: que nos vean discutir con nuestro cónyuge, pero que la discusión no acaba con nuestro matrimonio; que nos vean tragar la ira ante la ineptitud de la cajera del supermercado; que vean los problemas que tenemos con el talonario de cheques después de habernos despreocupado de controlarlo un mes más de la cuenta. También nos ven como personas auténticas cuando reaccionamos bien ante un desaire, cuando somos amables con algún vecino necesitado, e incluso cuando nos dejamos llevar por el entusiasmo al derrotar a alguien en un partido de tenis.

Ser auténtico no significa no enmendarse nunca. A veces, esperar a que se pase el enfado evita que tengamos con nuestro cónyuge unas palabras desagradables de las que después debamos arrepentirnos.

Pero, en algunas ocasiones, uno va y suelta el improperio... todos lo hacemos. También nos corregimos. Ser auténtico significa que no nos empeñamos constantemente en disimular los pequeños defectos de nuestra vida para que todos los del club, del despacho o de la escuela piensen que somos personas ideales (como lo son, evidentemente, nuestros hijos, nuestro matrimonio y nuestro hogar).

Es bueno que los hijos vean que la vida significa hacer unas cosas muy bien, otras correctamente y bastantes otras quizá más que deficientemente. Ser auténtico significa cometer errores, establecer acuerdos y compromisos en la vida, no porque nos guste, sino porque con ello se consigue el mayor bien posible para el mayor número posible de los miembros de la familia. Nadie consigue todo lo que quiere, pero todos logran algo.

Tal vez, armados con estos conocimientos, cuando se hagan mayores, nuestros hijos no empleen tantos años en pretender ser otra persona, alguien más perfecto y, por consiguiente, alguien más adorable. Quizá cuando sean unos adolescentes probarán con menos vestidos —y menos formas de ser y menos actitudes— que no les van bien. Tal vez de mayores sepan comprender lo que cuesta conseguir que un matrimonio funcione a la primera, en vez de intentar una y otra vez encontrar la pareja «perfecta» con quien la pasión y el romanticismo nunca desaparezcan. Después de todo, gran parte de un buen matrimonio consiste en saber quién y cuándo ha de sacar la basura —en sentido literal *y* figurado.

Muchos expertos en educación infantil son honrados y dan unos consejos bienintencionados, informativos y razonables, al menos para el lector interesado que haya comprado el libro. A veces incluso puede ser útil. Y aquí la palabra clave es «a veces». Si, al leer el libro, nos encontramos diciendo: «¡Pues sí! Parece que hable de mí» o «¡Eso es! Justo como mi hijo» o «¡Vaya! Nunca lo había pensado, pero parece convincente en lo que a nuestra situación se refiere», si de algún modo el libro nos alivia la angustia y ofrece alternativas que no habíamos considerado, quizá merezcan la pena los 24,95 dólares que hayamos pagado por él; si el profesional de la paternidad al que se entrevista aclara algún tipo de conducta que antes no comprendíamos y ofrece una nueva manera de entenderla, el tiempo que dediquemos a escucharle estará bien empleado.

Pero si se trata de consejos que pretenden servir para cualquier situación, los podemos utilizar para enseñar al perro a hacer sus necesidades fuera de casa..

Intentar actuar de forma que nos parezca forzada y artificial inevitablemente será un fracaso y hará que nos sintamos aún más inútiles. Nuestra relación más íntima empieza a parecer algo extraño. Ésta fue la experiencia que tuvo una madre al leer que la frase «Esto es *impropio* de ti» sería una buena respuesta al mal comportamiento intencionado de su hijo en edad de educación primaria, porque daba por supuesto que el chico quería comportarse bien y generalmente lo hacía. El problema era que aquel comportamiento no era ni mucho menos impropio del niño; era algo absolutamente característico, algo que tanto la madre como el hijo conocían. El problema era mucho más complejo, como suele ocurrir.

Cuando el consejo nos hace sentir como auténticos papanatas, lo más probable es que la culpa la tenga el libro —y el experto—, no nosotros. Aunque nuestra forma de enfocar las cosas deje mucho que desear, cualquier libro que nos haga sentir como idiotas angustiados no nos hará mejores padres. La ansiedad provoca lo peor en todos nosotros, en mí, en ti y, bien lo sabe Dios, en nuestros hijos. Nos aleja de ellos. Lo que debemos hacer cuando nos sentimos confusos es relajarnos y tranquilizarnos lo suficiente para pensar qué conviene hacer a continuación porque somos nosotros quienes mantenemos una relación eterna con nuestro hijo.

Volvamos un momento al ejemplo de la obra de doctor Richard Ferber, *Solucione los problemas de sueño de su hijo,* que ofrece algunos consejos realmente buenos y detalla cómo arreglárselas para dejar que el niño llore y no tengamos que cogerle para consolarle. Muchos padres han probado con éxito este sistema de enseñar al hijo a tranquilizarse y a dormirse de nuevo. Otros no han conseguido que funcione. «Mi hijo no paraba de gritar hasta que lo vomitaba todo sobre la cuna», recuerda la madre de un niño de 3 años. «Luego me di cuenta de lo que pasaba y no me importó tenerle en mi cama. Así que no lo volví a intentar.»

La experiencia de esta madre no significa que el doctor Richard Ferber esté equivocado y ella tenga razón, o al revés. Para muchas familias, los consejos del doctor Ferber son sensatos y útiles. Pero tal como los aplicó esa madre en particular, sencillamente no se ajustaban a su forma de ejercer la paternidad. Con el tiempo supo conocerse lo suficiente para darse cuenta de que era esto lo que ocurría. Los padres obedientes y angustiados en exceso de la generación anterior ignoraban por completo el instinto paternal cuando dejaban que su pequeño berreara durante horas porque el médico les decía que le dieran de comer cada cuatro horas, y nunca en su intervalo. Hoy, los que se sienten más inseguros siguen al pie de la letra las instrucciones del doctor Ferber —o de algún otro experto—, lo cual les lleva a rondar por la puerta de la habitación del niño, que grita sin consuelo, a las 3 de la madrugada, una situación que les resulta desgarradora y les hace sentir ineptos. ¿Realmente tiene sentido que una persona mayor se enzarce en una batalla con un niño de siete meses para decidir quién es el fuerte y quién el que cede? Quizás el niño al llorar pregunte: «¿Qué haces cuando siento pánico y estoy desesperado?». ¿Queremos responderle: «Me quedo de pie junto a la puerta sin ayudarte porque pienso que esto es lo que el médico cree que debo hacer»?

Lo cual resume en pocas palabras los defectos de tantas soluciones universales y estandarizadas para los problemas de los niños. Parecen prometer la salvación, pero terminan por agudizar la frustración y la confusión de una situación ya de por sí pesada. No reconocen que cada pareja de padre e hijo es única y necesita desarrollar su relación mutua a su manera y para satisfacción de ambos. Dan demasiada importancia a trascender del problema y demasiado poca a ver sus causas. En cualquier cuestión relativa a la paternidad puede haber muchos factores y numerosas formas teóricas de analizar su significado y sus consecuencias para el futuro del niño, sean las peleas por la hora de acostarse, los berrinches a la edad de preescolar, los problemas sociales en primaria o la rebeldía de la adolescencia.

Pero sobre todo, estas soluciones nos roban, a los padres, la confianza que necesitamos para recoger todo lo que pensamos, leemos y escuchamos, para crear nuestra propia forma personal de ser y estar con nuestro hijo. Todos los niños y todos los padres tienen unas necesidades muy individuales y sus propias razones de que la relación entre ellos discurra como lo hace, unas razones que, en cierto grado, nacen de sus necesidades psicológicas y culturales. Los niños cumplen con sus labores y fases evolutivas a su manera y a su ritmo, entretejiéndolas de forma exclusiva con las necesidades de los padres y a veces con las de la canguro, una situación que se convierte en una trama enmarañada, interesante e intrincada. No existen soluciones prefabricadas para los problemas de conducta porque los niños no son, ni jamás serán, unos productos sencillos y fabricados en serie a los que sólo haya que hacer unos pequeños ajustes y ponerles a punto.

Todos los padres aprovechan el apoyo de personas de criterios, forma de ser y situación personal similares a los propios, y a ellas recurren para desahogarse, buscar ayuda, aconsejarse y sentirse seguros. Es estupendo contar con un pediatra que nos guste, al que respetemos y podamos preguntarle. Puede ser de una gran ayuda poder recurrir a un profesional, por ejemplo a un experto en terapia familiar, un asistente social, un psicólogo o un psiquiatra, en quienes confiemos y que nos inspiren respeto, para cuando sea necesario pedirles consejo sobre la educación de los hijos, sobre todo en el caso de personas que proceden de familias con problemas (una categoría que no escasea). La familia y los amigos pueden dar unos consejos que sorprendan por su calidad. No es probable que se equivoquen los padres activos, entregados y firmes que analizan el consejo que han pedido, lo cuestionan, tratan de ver si están o no de acuerdo y, antes de aceptarlo o rechazarlo, estudian si se ajusta a sus circunstancias.

Todo lo cual es muy distinto a leer un libro de la estantería, aceptar las palabras sagradas recogidas de un artículo de alguna revista o memorizar como un papagayo los siete pasos de una solución que se nos ofrece en un segmento de cuatro minutos intercalado en algún programa matinal. Estas pequeñas técnicas tan metódicas convierten los problemas familiares en una simple cuestión de dar con la herramienta o la intervención correctas que nos permitan a todos y cada uno de nosotros sortear cualquier impropia diferencia de opinión. Lo que ocurre con demasiada frecuencia es que terminamos por sortear la verdadera cuestión que se esconde detrás de una determinada conducta y perdemos la oportunidad que se nos ofrece de tener una comunicación significativa con nuestro hijo y, por consiguiente, de profundizar en nuestro mutuo entendimiento.

El niño que tiene dificultades para comerse las judías está aprendiendo que lo que se mete en la boca es una de las pocas cosas que puede controlar en esa fase de su vida, y se trata de una cuestión de autonomía y autodirección, no de alimentación ni de dieta. Si no se las come, quizá se deba a que no le gusta el sabor, el olor o el aspecto, algo que sigue siendo verdad aunque el niño haya ayudado a partir y cocer las judías. En última instancia, lo importante de la interacción tiene menos que ver con el apetito y la buena nutrición que con nuestra forma de reaccionar cuando el niño expresa sus preferencias personales, y no digamos ante nuestra propia frustración. Un padre se lamentaba de que a su hijo de 6 años no le gustaba nada que fuera verde. El caradura del niño le corrigió: «¡No es verdad! Me gustan los M&M verdes».

El chico de cuarto que se muestra maleducado con nosotros *necesita* desafiar nuestra autoridad, y nosotros debemos sentirnos cómodos al ejercerla. Distraerle e intentar que piense en otras cosas nos puede ayudar a pasar algún momento difícil, pero el aprendizaje evolutivo perderá el rumbo si *siempre* evitamos el desacuerdo. No crecerá la relación, no se desarrollarán los principios éticos, y no hay duda de que los problemas aparecerán una y otra vez de otra forma. Al final, serán los que fijen la dirección de la relación con nuestro hijo.

Los expertos en la crianza de los hijos no son algo nuevo de nuestra generación. Nuestros padres y abuelos disponían de libros y artículos sobre hijos y vida familiar. Hasta Harriet Beecher Stowe, famosa por *La cabaña del tío Tom,* fue la coautora en 1869 de un libro para madres norteamericanas en el que se incluían consejos sobre la educación de los hijos. Entonces como ahora, esta educación tenía sus modas: las planificaciones, el castigo físico, el cariño y los preparados infantiles han estado de moda y han quedado anticuados de la misma manera que los sombreros y el largo de las faldas. Nuestros padres recurrían a la obra *Dr. Spock's Baby and Child Care* [El cuidado de su hijo del doctor Spock] no sólo porque les daba una seguridad reconfortante, sino también porque buscaban respuestas concretas para cuando aparecían sarpullidos, fiebre y conductas que siempre han desconcertado a las personas que se preocupan por los pequeños.

Y esto era tan útil y valioso entonces como lo es ahora. Los padres necesitamos información concreta, pongamos por caso, sobre cuál es el mejor analgésico y antipirético para bajarle la fiebre al hijo que padece una infección del oído. Incluso podemos aprovechar lo que sepamos sobre lo que ocurre en el interior del oído irritado que duele. Saber siempre ha disminuido la ansiedad, lo cual explica en parte por qué consideramos que la ciencia es tan útil. Explica las cosas de forma lógica y sustituye nuestra angustia por unos conocimientos. Conocer las fases evolutivas también es útil e interesante —por ejemplo, el apego a un objeto que da seguridad o la curiosidad sexual normal de los niños de preescolar—. Muchas veces se pueden encontrar consejos útiles sobre aspectos prácticos de la paternidad, en libros y artículos sobre cómo planificar las vacaciones familiares o cómo decidir cuándo empezar a dar a nuestro hijo una asignación económica. Los libros, las revistas y los programas de televisión pueden proporcionar consejos sensatos y sólidos, y nosotros mismos, los autores de este libro, hemos hecho muchísimas recomendaciones. Nunca pretenderíamos desprestigiar la industria de la educación infantil en general debido, sólo en parte, a que no queremos morder la mano que nos alimenta.

Sin embargo, como consumidores, debemos tener en cuenta de dónde proceden la información y los consejos, el punto de vista concreto que se presenta, porque, lo parezca o no, siempre existe uno. Unos son demócratas, otros, republicanos, y algunos no desean más que ser independientes. A unos les gusta el *sushi;* otros piensan que el pescado crudo es asqueroso. Todo es cuestión de gusto, estilo y punto de vista personales. No existe *una* forma correcta de educar a los hijos, como no existe el niño correcto. Si resultara que todos fuéramos idénticos, el mundo sería muy aburrido.

No hace mucho, los medios de comunicación recogían las opiniones opuestas de dos famosos y muy inteligentes expertos en educación infantil sobre el tema de enseñar a los niños a hacer solos sus necesidades. John Rosemond, el prolífico y conocido psicólogo familiar, columnista de agencia, conferenciante y autor de numerosos libros sobre paternidad, cree que los niños deberían utilizar el aseo hacia los dos años. Recomienda un método sencillo y sin contemplaciones para conseguir tal objetivo, un sistema que utiliza el desconcierto y la incomodidad del niño como herramientas que le ayuden a aprender el arte de usar el aseo. En general, Rosemond piensa que la familias de hoy dan demasiado poder a los pequeños —incluso a los bebés y a los niños de entre uno y dos años y medio— y que es responsabilidad de los padres asumir el control de nuestros hijos y, por supuesto, de nuestras vidas.

Algunos padres están de acuerdo con Rosemond sin reservas, más probablemente aquellos a quienes les va muy bien su método de enseñar al hijo a prescindir de los pañales; otros encuentran el sistema muy duro, tanto para ellos como para sus hijos. Para estos últimos, parece una mejor solución el planteamiento de «esperar a que esté preparado» del doctor T. Berry Brazelton, que básicamente recomienda esperar hasta que el niño diga que quiere utilizar el orinal. Como característica de su filosofía general sobre la educación de los hijos, el doctor Brazelton cree que los padres deben acostumbrarse a prestar mucha atención a lo que el niño intenta decir, con palabras o sin ellas.

Ambos expertos tienen cosas fundamentales e inteligentes que decir. Las dos perspectivas son válidas. Pero cada uno de ellos tiene un punto de vista filosófico —no científico— particular sobre las relaciones entre padres e hijo, que atrae a unos padres más que a otros. La relevancia de una determinada opinión profesional depende del hijo, el padre o la madre y las circunstancias de sus vidas. Ni Brazelton ni Rosemond tienen razón ni dejan de tenerla. Depende de nosotros, como padres, saber lo que parece correcto *para nosotros* y encontrar al experto que nos atraiga. Y atender menos a quienes nada nos digan.

Muchos de los consejos de los expertos están lejos de ser neutrales y sólo científicos. Pero en muchos casos el punto de vista personal del profesional resulta invisible para el consumidor. Sin ningún tipo de cuestionamiento y normalmente sin reconocerlo, las creencias preexistentes del «experto» llevan los casos en una dirección determinada. Por ejemplo, es posible que una periodista que haya dado a luz a sus dos hijos por cesárea, sin darse cuenta escriba una historia sobre los efectos de la anestesia en el recién nacido de modo muy distinto a como la escribirían otra madre que hubiera insistido sin dudarlo en el parto natural o una mujer que nunca hubiese dado a luz. Los prejuicios ejercen su influencia de un modo del que los lectores —y muchas veces el escritor— son completamente inconscientes, por eso pueden ser difíciles de detectar. Se entretejen en la manera en la que se organiza una historia, en los datos y los hechos que se utilizan y en los que se rechazan porque el autor cree sinceramente que se apartan del tema, en el tono del apartado de conclusiones, en las fotografías que se emplean.

Hasta la propia publicación tiene un punto de vista editorial que configura su contenido. Los lectores expertos reconocen las diferencias ideológicas entre publicaciones aparentemente similares como, por ejemplo, *Time, Newsweek* y *U. S. News & World Report.* Entre las publicaciones sobre padres o revistas para mujeres, las diferencias pueden ser más sutiles, pero no por ello dejan de existir. Dado que la mayoría de quienes leen *Working Mother* trabaja y deja a sus hijos al cuidado de otras personas, es posible que la revista hable de unos estudios que concluyan que los niños que asisten a guarderías padecen más resfriados e infecciones de oídos de un modo distinto a como lo haría, por ejemplo, *Parents Magazine.* Las revistas elaboran sus artículos teniendo en cuenta no sólo cómo creen que son sus lectores, sino también cómo quisieran que fuesen —apuntar a lectores acomodados y con estudios que atraigan más publicidad, por ejemplo, orientando las historias en dirección a sus preferencias (lo cual, quizá, sea una de las razones de que estemos convencidos de que una habitación bien decorada es esencial para educar bien a nuestro hijo).

Los padres están más cualificados de lo que piensan y reconocen, y les interesa entrenarse para ser críticos con los consejos, a veces no pedidos, que les llegan. Son ellos quienes han de decidir qué conviene a su familia y qué no le conviene. Esto significa que una parte importante del proceso de ser padres es un método de ensayo y error para aprender los pasos de ese baile de características muy individuales que resultan ser todas las relaciones. Lo importante es que ese baile tan personal sea cariñoso, respetuoso y tremendamente apasionante.

Sin embargo, en nuestra era de precisión científica, este anticuado proceso de aprendizaje puede parecer anacrónico e incluso ineficaz. Acomodarse los unos a los otros lleva mucho tiempo, por eso en el proceso de llegar a conocer los matices de cada uno se cometen muchos errores, y podemos preguntarnos con toda razón qué puede haber de bueno en un error.

Por eso los padres recurren a los expertos. La aglomeración de las «últimas» historias aleccionadoras y con moraleja de los noticiarios ha penetrado de forma imperceptible pero veloz en el sistema de creencias de los estadounidenses. Los padres de hoy creen que necesitan esta información, hasta su mínimo detalle, para educar bien a sus hijos. No entienden realmente cuán voluble es la «nueva» ciencia, sobre todo cuando son los medios de comunicación quienes la presentan. Los últimos estudios desplazan a los anteriores rápidamente. Muchas veces, el resultado de toda esa atención de los medios de comunicación a las conclusiones de los estudios más recientes es que se meditan y se analizan hasta el exceso las cosas más simples.

Un ejemplo es la literatura sobre socialización, que pretende estudiar el efecto, pongamos por caso, del estilo paterno en el desarrollo moral del hijo. Aunque discrepamos de la idea de Judith Rich Harris de que los padres, aparte de su contribución genética, influyen muy poco en lo que llegue a ser su hijo, convenimos con algunas de sus opiniones sobre las deficiencias de muchos estudios sobre educación infantil. Como dice la autora en su libro *El mito de la educación*:

> La investigación sobre socialización es el estudio científico de los efectos que el entorno —en particular, los efectos de los métodos de educación de los padres o la conducta que tengan con sus hijos— produce en el desarrollo psicológico de los niños. Es una ciencia porque utiliza algunos de lo métodos de la ciencia, pero, en general, no es una ciencia experimental.

Y sigue diciendo:

> [...] Dado que los investigadores no controlan lo que hacen los padres en sus casas con sus hijos, en la mayoría de los casos todo lo que pueden hacer es observar e intentar establecer relaciones entre sus observaciones de la conducta parental y las interpretaciones que hagan de cómo ésta influye en los hijos.

Según Harris, este modelo tiene muchos defectos. En primer lugar, es prácticamente imposible determinar una relación causal, aun en el caso de que se observe algún tipo de cambio, ya que es imposible explicar todas las variables. En realidad, es posible que se observe algún efecto —puede parecer que un estilo paterno autoritario lleva al hijo a rebelarse—, pero quizá no exista una relación de causa y efecto. ¿Quién sabe qué otras cosas pueden influir en ese comportamiento? Harris piensa, por ejemplo, que influyen más los amigos del hijo. En segundo lugar, los estudios están diseñados de manera que quepa esperar unos resultados útiles. Los científicos también tienen a sus patronos, y sencillamente parece mejor que los estudios conduzcan a alguna parte. Y por último, es imposible medir la influencia de la genética, el otro factor que para Harris es esencial para la futura personalidad del niño.

En nuestra opinión, mucho de lo que dice Harris es inexacto, aunque se trata de otro caso del que los medios de comunicación han hecho una montaña de un grano de arena. Como decía el premio Nobel y antiguo rector de la Universidad Rockefeller, el doctor Torsten Wiesel, cuyos estudios contribuyeron a que se apreciara mucho más la importancia de la estimulación temprana para el desarrollo cerebral: «Pensar que los padres no son importantes significa la bancarrota del sentido común».

Sin embargo, celebramos que Harris haya echado un jarro de agua fría sobre la obsesión de la hiperpaternidad, que haya hecho todo lo que ha sabido, como también hacemos nosotros, por refutar la creencia de que se ha demostrado científicamente que la más mínima cosa que los padres hagamos es esencial para el desarrollo de nuestro hijo. A diferencia de Harris, sin embargo, pensamos que los padres entregados, dedicados y comprometidos con su función influyen de forma más decisiva que otros en la configuración de la personalidad del hijo. Queremos devolver el oficio de padres a los padres, y la infancia, a los niños.

Nos enfrentamos a fuerzas importantes cuando intentamos dar permiso a los padres para que respiren tranquilos, para que dejen de preocuparse por el efecto que el más mínimo acontecimiento pueda producir en la vida de su hijo, porque, en su intento por atraer la atención, los medios de comunicación prometen que cada uno de los descubrimientos más recientes tendrá un efecto decisivo en la vida de los niños. Y lo hacen empleando una voz de auténtica autoridad, de forma agresiva y utilizando para ello el estilo afirmativo directo y verbos de acción. Los periodistas, pocos de los cuales cuentan con una formación científica, leen por encima los apartados de unos estudios que hablan en el tono cauto y con la cadencia medida del lenguaje científico, que detalla exhaustivamente la metodología y las limitaciones del estudio. Así es como trabaja cualquier científico serio. Pero lo que hace el periodista es ir directamente a las conclusiones, en un intento de ofrecer un servicio a los lectores —las llamadas «noticias para su uso»—. Y así es como hemos llegado a todas esas historias en las que se nos dice: «Así se hace un hijo inteligente», «Así se consigue que nuestro hijo no caiga en las drogas».

La revista *Newsweek*, que parece dirigirse a los angustiados padres hijos del *baby boom* como parte sustancial de su cuota de mercado, ofrece algunos buenos ejemplos. Sólo en 1998, el tema de la paternidad ocupó la portada en cuatro ocasiones: «¿Necesita su hijo un profesor particular?», «Cómo formar un chico mejor», «¿Importan los padres?» (a raíz de la polémica suscitada por el libro de Harris) y «El niño del mañana: la vida de un chaval en el siglo XXI». Otros temas de los últimos años han sido: «El cerebro de nuestro hijo: cómo se conectan nuestros pequeños a la música, las matemáticas y las emociones»; y un número especial: «Nuestro hijo, desde su nacimiento hasta los 3 años: lo que hay que saber».

Una lectura atenta de estos números de la revista *Newsweek* revela que, aunque se mantiene un tono coherente entre los diversos números —un tono decidido, seguro, autorizado y orientador—, los mensajes cambian drásticamente. El artículo sobre el desarrollo cerebral, por ejemplo, incluía una atractiva serie de gráficos que mostraban exactamente cuándo determinadas destrezas —la lógica, el lenguaje y la música— se instalan en el circuito del cerebro, y ofrecía unas instrucciones muy concretas sobre lo que pueden hacer los padres para contribuir en ese proceso. «Jugar con el pequeño a juegos que le obliguen a contar. Hacerle poner la mesa para que aprenda las relaciones de uno a uno —un plato, un tenedor por persona—. Y para mejorar las apuestas, poner un disco de Mozart.» Parece como si los niños fueran ordenadores.

La edición especial de 1997, «Su hijo», nos decía a los padres que tuviéramos con «... los niños de cuatro meses una comunicación cara a cara» e intentáramos «ir evitando el lenguaje infantil» cuando el hijo cumpliera los seis meses. En «Cómo formar un chico mejor» (1998) se dice a los padres que enseñen a sus hijos que «Ponerse furioso es algo normal».

Luego, al cabo de sólo unos meses, en «¿Importan los padres?», la autora elogiaba a Judith Harris por «[...] actuar de correctivo del mensaje intimidante de tantos libros sobre educación de los hijos». El libro de Harris observaba: «Llega un momento en el que muchos padres se sienten aterrorizados ante la posibilidad de que, si no saben establecer el primer vínculo afectivo con su hijo recién nacido [¿no definiríamos así la comunicación "cara a cara"?] o si no le ponemos música de Mozart en su habitación [así se recomendaba exactamente en "El cerebro de nuestro hijo"] o —¡Dios no lo quiera!— si perdemos los estribos cuando el hijo se comporte mal, le convirtamos en un desgraciado para toda la vida» (aunque es importante enseñar al menos a los hijos varones a no reprimirse el enfado).

Las incongruencias de todas estas historias son flagrantes. Hemos escogido *Newsweek* como ejemplo, pero son muchísimos los casos como éste. Otras publicaciones hacen exactamente lo mismo porque su negocio está en urdir historias atractivas y no en la educación de los hijos. Además, por lo general *Newsweek* ofrece muy buenos reportajes sobre *hechos* acerca de la salud, la vida familiar y una amplia variedad de otros temas. Pero dudamos de que las revistas de información deban configurar los principios sobre cómo los padres han de criar a sus hijos o que deban intentar cambiarlos radicalmente de forma regular. El psicoanalista infantil Erik Erikson demostró, en su obra clásica *Infancia y sociedad,* que con el tiempo todas las sociedades y todos los padres van evolucionando en su forma de educar a los hijos para satisfacer así las necesidades de la sociedad. Si así es, ocurre que o bien la sociedad estadounidense necesita unos neuróticos angustiados que cambien de opinión cada dos por tres o bien las revistas no deberían juguetear tan alegremente con el proceso educativo.

La forma de educar a los hijos se debería basar en las creencias muy particulares y bien meditadas de los padres. Madres y padres harían bien en recuperar la premisa principal y el mejor consejo del doctor Spock: «Confía en ti mismo».

Sigamos. Leamos. Aprendamos. Hablemos. Estudiemos. Pero al final necesitamos conocernos para poder confiar en nosotros mismos. Digan lo que digan Judith Harris y todos los expertos, al final nos *sentiremos* responsables de lo que lleguen a ser nuestros hijos. Por lo tanto, debemos sentirnos libres y seguros para escoger entre toda una inmensa cornucopia de consejos lo que más nos convenga. Veamos qué es lo que nos va bien, aquello que mejora nuestro conocimiento y nuestra apreciación emocional de la relación que tenemos con nuestro hijo, aquello que pueda incrementarla. Y luego hagamos con el resto un montón y echémoslo al cubo del material reciclable. No lo necesitamos. En lo que a nuestro hijo se refiere, *nosotros* somos los expertos.

5

¿De quién es la vida?

La pequeña Cara, de tercer curso, no tiene que preocuparse de no olvidarse del almuerzo o del dinero para comprárselo. Desde que estaba en primero, su madre tiene la costumbre de acudir al colegio todos los días justo unos minutos antes de que la clase de su hija pase al comedor. Se reúne con Cara en la cafetería para entregarle un almuerzo caliente —a veces una sopa o algo de pasta preparadas en casa, y lo más frecuente una Happy Meal *de McDonald's o un trozo de pizza de Pizza Hut—. «Cara no se tomaría un sándwich», le confía la madre a una amiga, insistiendo en que no piensa que sea ninguna imposición organizarse todo el día en torno a la comida de mediodía de su hija. «Y lo que sirven en la cafetería... Yo tampoco me lo comería.»*

Al y Cindy se sienten muy frustrados. Charlie, su hijo de 10 años, está este curso en el programa de «Alumnos excelentes» de la escuela, lo cual saben que es un honor y un privilegio. Sin embargo, Charlie no cree que sea nada del otro mundo ni le sirve de aliciente alguno. Se ha esforzado tan poco en sus tareas que peligra su participación en el programa. Últimamente, sus preocupados padres han puesto todo el empeño (y más, si fuera posible) en las tareas de su hijo. La semana pasada llegaron a abandonar una reunión familiar prevista desde hacía mucho tiempo porque los tres necesitaban dedicar la tarde del domingo a diseñar y construir un invento en el que se suponía que Charlie había estado trabajando durante varias semanas. «Me da miedo que, si le sacan del programa de los excelentes se desanime y se esfuerce menos aún en sus estudios», dice Cindy. «Pero no me parece bien que tenga que ser yo quien le haga su trabajo.»

Sam, el entrenador de fútbol universitario, descuelga el teléfono y no se sorprende lo más mínimo al oír la voz de Angela Clark, la madre del joven Austin, un jugador entregado pero un tanto mediocre que pasó en el banquillo la mayor parte del último partido. Es la tercera vez que la señora Clark llama en esta temporada. La primera vez, sólo quería presentarse y ofrecerse para ayudar a dirigir el equipo, algo que Sam le agradeció. En la segunda llamada, quería sugerir que tal vez se podría aprovechar mejor el talento de Austin si jugara en la posición de mediocampista (Sam le había puesto de líbero). Y ahora, Sam está seguro de que quiere saber por qué el chico no jugó más tiempo en el partido de ayer. Con un suspiro de resignación, se prepara para lo que sabe que va a ser una larga conversación.

Al fin y al cabo, ¿de quién es la infancia?

Es evidente que los padres debemos hacer todo lo posible para proporcionar a nuestros hijos una vida buena. Pero ¿realmente redunda en su interés (y no digamos en el nuestro) a largo plazo que nos comportemos como si debiéramos corregir personalmente cada uno de los aspectos de su vida hasta convertirlos en impecables?

Empecemos por ver cuál es la realidad: no se puede hacer. El hecho de saberlo no nos ha impedido intentarlo, por eso tal vez debiéramos hacernos algunas otras preguntas. Por ejemplo, ¿y si al poner tanto empeño en supervisar la vida de nuestros hijos acabáramos por inmiscuirnos en lo que realmente debería ser su espacio privado? ¿Y si al intentar que todo vaya bien, en realidad nos complicamos la vida y se la hacemos menos agradable a nuestros hijos? ¿Y si nuestra atención constante a la productividad, el aprendizaje y la creatividad en la práctica termina por hacer a nuestros hijos menos competentes, incluso en estos aspectos?

Son cosas que pueden ocurrir, y a menudo ocurren, cuando los padres no quieren, o no saben, permitir que sus hijos vivan su propia vida y, a su debido tiempo, cuando maduren, se responsabilicen de ella. Sin embargo, es difícil reprimirse. Abandonar la hiperpaternidad parece como dar un paso osado y desacertado en la dirección equivocada. Estamos totalmente convencidos de que los buenos padres ponen toda su atención hasta en el más mínimo detalle de la vida de sus hijos. Cualquier otra cosa parece una negligencia ante el mayor reto de la vida.

¿Ser nosotros mismos quienes hagamos las cosas no es la única forma de asegurar que discurran por donde deben? Una madre estaba preocupada por la vida social de su hijo de 12 años, o porque carecía de ella. Le apoyaba de todas las maneras que podía imaginar, animándole a probar actividades nuevas e invitando a casa a otras familias que tuvieran hijos de la misma edad que el suyo. Cuando por fin el niño empezó a dar algunos pasos por propia iniciativa, a hacer alguna que otra llamada para invitar a otros niños de vez en cuando, su madre estaba encantada, aunque sin dejar de preocuparse. Temiendo que no fuera suficiente aún, se preguntaba si debía intervenir para organizar algunos otros encuentros y otras fiestas para que jugara con otros niños, simplemente para asegurar las cosas.

En nuestra cultura podemos llegar a adorar la espontaneidad (pensemos en la rubia cabellera ondeando al viento, en las mejillas sonrosadas y en la risa irreprimible de las modelos de las vallas publicitarias de las carreteras). Pero debajo de esta capa superficial, en los libros y en los programas de televisión se nos dice que la mejor forma de alcanzar esa meta, de llegar donde la vida parece tan fabulosa y divertida como se refleja en un anuncio de Coca Cola, es planificando el camino con el mayor cuidado posible. Se nos advierte de que lo podemos controlar todo, y no hay duda de que queremos hacerlo, sobre todo cuando vemos que lo que nuestros dos, tres o cuatro hijos nos exigen nos hace *perder* el control. Aceptamos que ese pelo que tan suelto parece en la fotografía en realidad está acartonado por la laca; sabemos que la encantadora sonrisa de la modelo se ha mejorado con unos tratamientos blanqueadores especiales y muchas intervenciones del dentista. Y que, además, después de todos esos cuidados, se ha pasado el aerógrafo por toda la foto para hacerla más perfecta. Cada uno de sus detalles lleva mucho tiempo; un trabajo duro, y a veces doloroso; y el aerógrafo, la decisión de ocultar a la vista del público nuestra personalidad auténtica y sin correcciones, para que cualquiera de los de ahí fuera no vea más que la ilusión de la persona que queremos que piense que somos.

La mayoría de los padres no llegan a esos extremos en su vida personal, evidentemente, pero muchos intentan sin tapujos configurar la realidad de acuerdo con una idea prescrita de cómo deben ser las cosas. En los primeros capítulos, hablábamos de cómo los padres se inician en su hiperpaternidad antes incluso de tener hijos. Las ideas preconcebidas, el materialismo y la confianza exagerada en los consejos de los expertos les llevan a intentar controlar muchas variables de la vida de sus pequeños. Esta compulsión realmente se agudiza a medida que los hijos crecen y salen al mundo.

Al mismo tiempo que la tentación de la hiperpaternidad, aumentan también las oportunidades para ejercerla. En los años de preescolar —que hoy suelen empezar en el tercer cumpleaños, si no antes—, los padres piensan que deben volcarse en los detalles de la vida académica, deportiva y social de los hijos. Y todo ello al tiempo que siguen poniendo todo el empeño en enriquecer el tiempo libre del hijo con experiencias que mejoren su desarrollo.

Lo que realmente debería empezar a producirse cuando los hijos se van haciendo mayores es que comenzaran a responsabilizarse más de su propia vida y que sus padres empezaran a retirarse. Si el objetivo es que los hijos desarrollen las destrezas que necesitan para ser independientes y autosuficientes, lo que necesitan es *practicar.* Poco a poco, a medida que maduren y estén preparados, con la supervisión «informal» de los padres, hasta los niños de segundo, tercero y cuarto curso son lo bastante mayores para *empezar* a ensayar a responsabilizarse de sus actividades de ocio. Así es como aprenden. Pueden decidir cuándo van a hacer los deberes (tal vez con la condición de que no habrá televisión mientras no estén terminados, y con alguien que se encargue de recordárselo si se les olvida), cuándo traer a casa a un amigo, qué tipo de ropa ponerse, cuándo ensayar con la trompeta, empezar el resumen del libro o limpiar su habitación. Naturalmente, si tienen menos responsabilidades con las que probar, es posible que las cumplan mejor. Hay que esperar que tomen alguna decisión equivocada, que se les pase el plazo en una o dos ocasiones y que pierdan algún privilegio como castigo por no hacer el trabajo a tiempo. Cometer errores es una de las mejores maneras de aprender.

Muchos de los padres de hoy estamos, sencillamente, demasiado implicados en la vida de nuestros hijos. Hemos llegado a convencernos de que todo es importante, todos los minutos del día. Así que no paramos de acumular actividades, para que luego nos sea muy difícil que no se nos escape el menor detalle. Creemos que, para evitar hasta el más minúsculo contratiempo, cualquier paso en falso y el menor error, tenemos que actuar como el director de escena que se responsabiliza de todos los detalles de la obra: el reparto, el vestuario, la escenografía, la música, los cambios en el guión, y asegurarse de que nadie pierda el pie ni se equivoque en un solo verso.

Y *eso*, señores, es mucho trabajo.

La compulsión a meter baza en todo lo que hagan nuestros hijos aparece pronto y se agudiza cuando se hacen mayores. Si uno sigue todos los consejos, la implicación de los padres no tiene límites. No sólo debemos saber qué ocurre en la vida de nuestros hijos, sino que creemos que es tarea nuestra tocar la realidad con la varita mágica de nuestra paternidad para que todo les vaya como corresponde. Poco, y a ser posible nada, hay que dejar al azar.

Algunos padres creen que deben concretar todos los detalles de la vida de su hijo hasta un nivel microscópico. Algo para volverse loco, de verdad. Una madre, que buscaba a una niñera en una agencia, pidió que sólo se le mandaran mujeres que midieran más de 1,75 —pensaba que una mujer más baja no podría proyectar el aura de autoridad a su hija en edad de preescolar—. A medida que los hijos van creciendo, a los padres se les dice que deben responsabilizarse personalmente no sólo de organizar los juegos de su hijo, sino de decidir qué ha de hacer con su amigo de 5 años para estar seguros de que se lo pasen bien. Corresponde a los padres tener la perspicacia y dar las orientaciones para que su hijo de quinto lo haga mejor en la pista de tenis, decirle al entrenador cuál es la mejor posición en la que debe jugar su hijo. La calidad del trabajo de literatura del hijo que está en noveno curso forma parte ineludible de nuestras responsabilidades. Y deberíamos saber exactamente qué hace nuestro hijo adolescente, pese a que nos acordamos de lo listos que pueden ser los niños para ocultar a los padres esos detalles y de lo mucho que nos molestaba y del resentimiento que nos producía que nuestros padres no confiaran en nosotros.

Pensamos que es responsabilidad nuestra regular no sólo lo que nuestros hijos toman o tienen, desde el punto de vista de la comida y la casa, sino también la vida que experimentan y, en última instancia, lo que vayan a llegar a ser. Hacemos horas extra para asegurarnos de que nuestros chavales se sientan bien consigo mismos, para que así se desarrolle perfectamente su vida emocional. Consideramos que es nuestra responsabilidad, la meta que nos esforzamos por alcanzar, fabricarles una infancia perfecta. Normalmente tiene un parecido asombroso con la que hubiéramos querido tener, llena de sonrisas, éxito y una vida social impresionante y galardonada. Los padres se esfuerzan en proporcionar a su hijo las experiencias que le conviertan en la persona de éxito y segura de sí misma que ellos mismos con tanto ahínco intentan ser, pero en su interior no están seguros de que lo estén consiguiendo.

La microgestión es un término empresarial, pero describe perfectamente lo que sucede hoy en muchos hogares norteamericanos. Sobre el papel, el concepto tiene mucho sentido: si quieres que algo se haga bien, hazlo tú mismo. Organízalo, planifica todos los componentes y, si tienes que delegar algo, compruébalo y vuelve a comprobarlo. No dejes nada al azar, y así no se perderá ninguna oportunidad ni se cometerán errores importantes. Al fin y al cabo, alguien ha de asumir la responsabilidad y a los directivos superiores se les suele asignar toda la referente a su ámbito de competencias (incluso los detalles más pequeños), ya que es a ellos a quienes se les reconoce el mérito y se les dan las primas por responsabilidad cuando todo va bien. Según sean los resultados, la microgestión puede ser o no ser una buena manera de llevar un departamento de alguna empresa, pero jamás es una buena forma de llevar una familia.

Y, sin embargo, lo hacemos, y por razones que consideramos sólidas, desinteresadas y correctas. Nos implicamos intensamente en la vida de nuestros hijos porque les queremos, les deseamos lo mejor y pensamos que la forma de conseguirlo es sacar todo dieces, ser el protagonista de la obra de teatro de la escuela o conseguir una beca de deportes para una universidad de primera. Es posible que nuestros chicos sean demasiado pequeños para saber lo importante que es cada uno de los peldaños de la escalera que después lleva al éxito en la vida —aunque los autores sabemos de niños de 10 años que conocen las características del candidato ideal para alguna de las universidades de la Ivy League—,* pero *nosotros*, los padres, sabemos lo bien que van a quedar todos estos méritos en la solicitud para la universidad.

En nuestra forma de entender hoy la educación de los hijos hemos asumido una filosofía que le ha dado a Estados Unidos un gran éxito comercial y la hemos aplicado a la vida de nuestras familias. La paternidad se ha convertido en un «trabajo» con unas supuestas buenas técnicas y unos resultados que se pueden medir. Se ha exaltado la eficacia empresarial y se ha glorificado la productividad. Los principios de la gestión científica y los deshumanizadores estudios de desplazamientos y tiempos de Frederick Taylor, que a principios del siglo XX intentaba descomponer todo proceso de fabricación en sus mínimos detalles, analizando para ello todos los movimientos del obrero y rediseñándolos para que ningún desplazamiento se desperdiciara o careciera de objetivo, han entrado en nuestras casas, al parecer para quedarse.

Seleccionamos de entre todos los planes que elaboramos hasta dar con el que nos permita aprovechar al máximo todas las oportunidades. Si conseguimos reducir drásticamente la cantidad de tiempo «perdido» —dando por supuesto que el tiempo que no tenga un propósito definido es tiempo perdido—, es evidente que deberíamos emplear esos minutos rescatados para llenarlos con algo que *sea* constructivo: otra clase, una actividad familiar, clases particulares, tal vez hasta un «tiempo de calidad». Pero incluso las cenas familiares, si se organizan de forma que resulten algo obligado, pueden parecer una carga.

Hemos llegado a creer que todo en la vida puede, y debe, ser racional, sistemático, sin complicaciones y muy eficaz. Cualquier cosa irracional parece inaceptable. Interpretamos nuestras emociones negativas, por ejemplo la irritación y el fastidio, como una disfunción, y no nos fijamos en el hecho de que nuestros sentimientos nos hablan de nuestra vi-

* Véase nota en la página 24. *(N. del t.)*

da. Vivimos para nuestras listas de cosas por hacer, planificamos toda actividad importante (tiempo para la familia, tiempo para nosotros mismos, tiempo para el sexo) y nos convencemos de que está bien vivir una vida tan delirante que necesitamos un bonito pequeño ordenador de bolsillo para poder controlarlo todo. El propio tiempo se ha convertido en algo más precioso, y no precisamente porque dispongamos de menos para nosotros mismos. De hecho, es probable que los norteamericanos dispongamos hoy de más tiempo de ocio que nunca. Pero hemos llegado a creer que tenemos que llenar hoy más que nunca hasta el último minuto de nuestro tiempo y del de nuestra familia. Se nos ha persuadido para que dividamos cada hora de vigilia en segmentos más pequeños, más pulcros y más precisos, para que cada uno de ellos se pueda llenar con un objetivo explícito y un propósito bien definido.

Todos los consejos que, de forma sutil o más explícita, nos impulsan a microgestionar la vida de nuestros hijos se basan en la convicción de que la mente humana tiene un poder increíble. Nada hay que evolucione naturalmente; no hay que dejar nada al puro azar. Es una visión del mundo que al menos nos produce la ilusión de poseer el control. Si los padres somos la variable esencial que puede determinar si nuestros hijos ingresarán en una universidad prestigiosa como la de Duke o en una cárcel para delincuentes de guante blanco como la de Leavenworth (Watson, el gran conductista americano, decía que todos los niños podían llegar a ser delincuentes o jueces, siempre que se les eduque convenientemente), no nos podemos permitir ni un segundo de relajamiento.

Visto sin más reflexión, resulta reconfortante creer que los buenos padres pueden construir un mundo seguro y estable, en el que todos vivan felices para siempre. Pero si uno escucha con atención, quizás oiga la melodía de *Misión imposible* porque esto es en última instancia esa visión construida sobre una base de perfección que no pertenece a este mundo. Ninguna vida puede ser un éxito absoluto; la existencia humana es la propia definición del producto humano y, por consiguiente, algo defectuoso e imperfecto.

Los antiguos artistas tejían fragmentos imperfectos en sus telas para no airar a los dioses por aspirar a un grado de perfección que sólo les corresponde a los inmortales. Hasta las alfombras persas que se tejían para el sah debían tener algún fallo porque en el islam la perfección es atributo exclusivo de Dios. Muchas veces se comparan nuestras vidas con estos tejidos, y la imagen es buena: en todas las personas se pueden encontrar fallos, defectos e imperfecciones. Una pequeño error resalta la belleza porque denota que son cosas propias del mundo humano. La perfección es rara, signo de orgullo desmedido porque podría desafiar a los dioses al insinuar que ocupamos su puesto.

La vida de nuestros hijos será sin duda más rica y tendrá más sentido si, de forma gradual y adecuada, les permitimos que asuman su propia responsabilidad. Y a veces esto supone dejarles que se equivoquen como hacemos todos, que cometan errores y que aprendan de ellos. Poner tanto énfasis en el éxito, por ejemplo, cuando insistimos en que saquen unas magníficas notas (aunque ello suponga que debamos intervenir para que así sea) hace improbable que nuestros hijos aprendan sobre sus actos y sus consecuencias.

Una madre recuerda lo difícil que le resultó no levantar el teléfono y llamar al profesor de ciencias de su hijo de séptimo cuando éste le dijo que había sacado una mala nota ese trimestre. Otros padres se habían quejado de aquel profesor y, por lo que todos decían, parecía que había alguna razón para sentirse descontentos. Pero tal como lo veía aquella madre, su hijo no se había esforzado mucho en la asignatura y, por muchos defectos que pudiera tener el profesor, ella no creía que su hijo se hubiese *ganado* una buena nota. En su opinión, séptimo curso era un momento para sufrir ese tipo de consecuencias más adecuado que, por ejemplo, en primero de secundaria, cuando esa situación podría influir realmente en el futuro del niño. Hoy el chico está en décimo curso y ha aprendido a ocuparse de sus estudios. No es un alumno que saque sobresaliente en todo, pero en cualquier momento del curso puede explicar exactamente lo que necesita hacer para sacar un notable —la nota mínima que tanto él como sus padres consideran aceptable.

Los niños necesitan de estas experiencias para aprender a dirigir sus vidas, pero muchos de nosotros les privamos del tipo de infancia de la que realmente puedan aprender. Hemos reducido la libertad y aumentado lo que consideramos imprescindible. El criterio de esforzarse hasta conseguir lo mejor, que a los adultos les hace subir la presión sanguínea, hoy se impone a todo lo relacionado con la vida de nuestros hijos, incluido su tiempo libre y sus juegos. Cualquier juego sin más importancia se convierte en base de pruebas para separar a los buenos de los malos, a los hombres de los niños, a quienes van a disfrutar de una vida buena de quienes están abocados al fracaso.

Es evidente que lo que lleva a los padres a poner tanto empeño en prevenir a su hijo del fracaso y la decepción es la generosidad —aderezada con unas gotas de culpa, ansiedad y ambición—. El amor nos empuja a tratar de asegurarles el éxito. (Aunque, si hemos de ser sinceros, a veces se trata también del deseo de vivir a través del hijo.) Pero cuando nos afanamos de todo corazón en allanarles el camino de la vida para que siempre puedan ser felices y, de este modo, no tengamos que enfrentarnos a las muestras o los síntomas de su infelicidad, impedimos que nuestros hijos desarrollen la capacidad de adaptarse. Les negamos el regalo que supone aprender de los propios errores, una lección que hace más llevadero el hecho de cometerlos. Les despojamos del conjunto de destrezas que en última instancia les conducirían a la autosuficiencia, la cual, a fin de cuentas, es señal de una futura supervivencia y satisfacción en el mundo de los adultos, una señal más fiable que cualquier título de una universidad muy competitiva. Y lo más importante es que les ocultamos la idea de que son ellos los autores de su propia vida.

Pensemos en la abogada de éxito de Nueva York que literalmente no realiza ninguna actividad por las tardes los días laborables, ya que sus tres hijos, de entre 6 y 11 años, parece que son incapaces de hacer los deberes —con la calidad que ella considera adecuada— si ella no los supervisa personalmente. Desde que el mayor empezó en el jardín de infancia, la madre sigue la costumbre de sentarse junto a él cuando se pone a hacer los deberes del día. Antes al niño le encantaba tener a su madre a su lado, y a ésta, hacerlo y trabajar con él. Eran unos momentos preciosos para ambos, pero la dependencia que se fue desarrollando con los años no era beneficiosa para ninguno de los dos, ni para los otros hermanos.

El hecho de que esa madre no se sintiera libre para vivir una vida de persona mayor normal era un problema, pero cabe suponer que mayor problema es que sus hijos no aprendan a fijarse sus propios objetivos y a alcanzarlos, y a distribuirse el tiempo de forma adecuada. Las destrezas de estudio que necesitan sólo se pueden adquirir mediante el ensayo y el error. En efecto, esto puede suponer que un hijo haga sus deberes de forma no enteramente correcta o algún trabajo que no sea excelente. Incluso en una realidad angustiosa como la nuestra, no sabemos de ninguna universidad que tenga interés especial por el boletín de notas de un niño de sexto. No es necesario puntuar, con la precisión de una competición olímpica, cada uno de los días de la carrera académica de un niño ni cualquier otro aspecto de su vida.

Además, esos tres chicos han descubierto que la escuela es tan importante para mamá que ésta no puede confiar en que sean ellos solos quienes se ocupen de sus estudios. Sin darse cuenta, les ha dicho exactamente qué tienen que hacer si se enfadan con ella y quieren sacarla de quicio.

Muchas veces nuestros hijos nos sorprenden cuando les dejamos libres lo suficiente para que tengan su oportunidad. Una madre, que trabaja a media jornada, recuerda que semana tras semana se esforzaba por organizar planes y juegos para la tarde en la que su hija se quedaba sola en casa con la canguro porque se quejaba de que se aburría. Una semana especialmente pesada, olvidó organizar alguna cosa; su hija, de segundo curso, se las arregló (con la ayuda de la canguro) para llamar a una de sus amigas preferidas e invitarla a casa. Unas semanas después ocurrió lo mismo. La madre, al darse cuenta de que su hija era capaz y se sentía muy orgullosa de saber cómo quería emplear el tiempo, dejó de hacerle planes. La pequeña le había demostrado que se las podía arreglar sola y la madre estaba dispuesta a cederle esa pequeña responsabilidad, algo que tenía su importancia. Una cosa menos que tenía que hacer mamá, una más de la que la niña se sentía satisfecha.

Así es exactamente como se supone que se desarrolla el proceso de hacerse mayor. Poco a poco, nuestros hijos empiezan a asumir la responsabilidad de sus vidas. Un recién nacido es completamente incapaz de alimentarse solo, pero a los cinco o seis meses utiliza las dos manos para llevarse a la boca la comida o cualquier cosa que pueda agarrar. Al nacer, los niños no saben vestirse; a los ocho meses, siguen sin saber, pero ya han aprendido a levantar los brazos cuando la persona que se ocupa de ellos intenta ponerles la camisa. Al año de edad, saben sacarse los calcetines, y unos meses más tarde intentarán ponérselos. Un niño de 3 años se siente orgulloso de ponerse solo la chaqueta, y la mayoría de los niños en edad de preescolar sabe perfectamente vestirse solos, suponiendo que les compremos las prendas adecuadas.

Pero ¿cuántos padres animamos realmente a nuestros hijos a que lo hagan o incluso les permitimos hacerlo? Los pequeños tienen muchas ganas de demostrar sus nuevas destrezas y capacidades —¡mira! ¡mira lo que hago!—, pero muchas veces estamos demasiado ocupados, demasiado apremiados por el tiempo para dejar que asuman la responsabilidad cuando desean hacerlo, y esto es una mala señal para más adelante, cuando realmente tengan que hacerlo.

Muchos padres de niños de preescolar pueden recitar toda una lista de razones —*buenas* razones, desde luego— de por qué *tienen* que vestir a sus hijos por las mañanas. Porque está dormida; porque se nos hace tarde; porque, si no, se pone ropa extravagante; porque se hace un lío con los botones y las cremalleras. Razones válidas, quizá. Pero el hecho sigue siendo que un niño de 5 años puede —y al menos se le debería permitir que lo intentara— ser responsable de vestirse por las mañanas. Y si decide ponerse algo poco convencional, si una mañana hace un amago de peinarse y se deja el pelo como un indio mohawk o si la niña se pone tres prendas con estampados que desentonan..., pues, nada, hay que aceptarlo. (¡Está bien! Quizá no el primer día de clase.) Es necesario que los niños piensen que su vida les pertenece y son ellos quienes la han de vivir, aunque merodeemos por la puerta para asegurarnos de que se atan bien los zapatos y no se pisen después los cordones, y de que se ponen el abrigo cuando fuera tenemos 5 o 6 grados bajo cero.

Cuando microgestionamos todos los detalles de la existencia de un hijo para que no se pierda nada y nos afanamos por controlar todas las variables para que el niño no se confunda y tenga que vivir la experiencia de la frustración o el fracaso, de forma callada le transmitimos la idea de que sus padres sospechan que, si no cuenta con una ayuda constante, será incapaz de cuidarse solo. Le decimos que sus gustos y preferencias no valen o son inapropiados. Tiene que hacer las cosas bien, según el criterio de sus padres, de lo contrario, se les dice subliminalmente, no será lo bastante bueno. Una idea desesperada, aunque se base en las mejores esperanzas. Los niños deben saber que se les querrá, se les apoyará y se les animará cuando empiecen a responsabilizarse de su vida, dando pequeños pasos en cada momento. Tienen el imperativo biológico de llegar a ser independientes.

Esto significa que los padres deben empezar a retirarse, de forma que resulte segura y productiva, lo antes posible y a un ritmo adecuado al desarrollo natural del hijo. Nunca será un proceso exacto; todos cometerán errores y tendrán que hacer reajustes. Conseguir el equilibrio correcto entre ejercer el suficiente control para que el hijo se sienta seguro y estimulado, y aflojar para que pueda separarse y experimentar, adecuadamente, la libertad es un proceso que los padres debemos ajustar a lo largo de la vida de nuestros hijos. Debemos vigilar lo suficiente para asegurarnos de que la zona de recreo sea segura, pero al mismo tiempo hemos de permitir que nuestros hijos sientan que son completamente libres en los columpios, que son valientes, competentes y que hacen cosas extraordinarias. Es cierto que debemos *ayudarles* a definirse, pero tenemos que dejar que sean ellos quienes hagan la definición, que la escriban, con todo el trabajo que ello supone, letra tras letra y, sobre todo, que la corrijan, palabra tras palabra, a medida que crecen, aprenden y evolucionan a lo largo de los años de la infancia.

No estamos sugiriendo que haya que ignorar a los hijos, ni abandonarles completamente para que descubran solos la vida. Una actitud así se podría entender como una negligencia, o una hipopaternidad, una forma de maltrato infantil que siempre ha existido en las clases bajas, medias y altas. Lo que decimos es que necesitan un poco más de espacio propio del que muchos disponen porque en los últimos años, nuestros hijos y sus vidas —en la escuela, en casa, en el parque y en la cancha, y en los círculos de su vida social— han despertado en nosotros un interés mayor de lo que les conviene. A medida que los mayores nos hemos inmiscuido en todos los aspectos de su vida porque hemos llegado a creer que es esto lo que los buenos padres hacen, los hijos han dejado de tener partes de su vida que sean exclusivamente suyas, espacios que comprendamos que no debemos invadir, supervisar, organizar ni dirigir. Hoy, en lo único en lo que pueden evitar nuestra bienintencionada intromisión son la GameBoy, la PlayStation y la Nintendo, lo cual puede ser una de las razones de por qué los chavales se extasían ante estos juegos electrónicos y sienten por ellos tanta atracción.

Es necesario que los hijos tengan algo que decir sobre lo que hacen y lo que quieran ser. Deben vestirse para Halloween más de una vez al año. Necesitan la libertad de poder probar solos con muchos papeles, sin la obligación de tomárselos en serio. Han de disponer de sitio para maniobrar, para experimentar y descartar, cuando así lo decidan, para explorar, investigar y desarrollar una forma exclusiva e individual de ver la vida. Todos los niños descubren el mundo por primera vez; siempre es algo nuevo y fascinante, como si nunca hubiera existido hasta que ellos se dieron cuenta de él. Y desde su punto de vista, así es.

A menudo, y con la mejores intenciones, nuestros esfuerzos concienzudos por ser unos buenos padres privan a nuestros hijos de este sentimiento de alegría y de descubrimiento. La obsesión del niño de 5 años por averiguar todo lo que pueda sobre los dinosaurios es para él algo apasionante y emocionante. Parte de su pasión proviene de esas mismas criaturas. Son inquietantes, asombrosas y de un tamaño formidable —sobre todo para una persona pequeña que tal vez imagine que vive entre dinosaurios adultos y gigantes— y más fantásticas que cualquier cosa que pudiera crear algún dibujante de historietas por sí mismo. Pero parte de ese celo del niño proviene también del orgullo que siente al empezar a dominar un mundo que, pese a su larga historia, es nuevo para él. Aprende a reconocer las distintas especies, a memorizar sus nombres y sus gustos alimenticios. Incluso puede dividirlos en categorías: unos son simpáticos; otros, malos. Unos, bonitos; otros dan miedo. La mayor parte de todo esto son fantasías, pero el pequeño soñador entreteje todos estos aspectos en su vida imaginativa. En realidad, es un intento por dominar su mundo emocional (un hecho inconsciente). Por ejemplo, es posible que piense en los dinosaurios mayores y pequeños como una forma segura de saber cómo tratar a mamá y a papá. Quizá sea su forma metafórica de investigar cómo era el mundo antes de que él naciera y se integrara en la familia. Esas criaturas maravillosas y extinguidas pueden cumplir cualquiera de los cientos de propósitos psicológicos. O tal vez no sean para el niño más que una forma de divertirse. (Después de todo, como dijo en cierta ocasión el doctor Freud, a veces un puro no es más que un puro.)

Para los padres es maravilloso apoyar a los hijos en esta fase muy previsible del desarrollo, proporcionándoles para ello las herramientas y las oportunidades de aprendizaje. Podemos comprar libros, ver películas, comprar juguetes y equipos con los que puedan sentir cómo se descubren los fósiles; podemos visitar museos. Podemos escuchar cómo charlan del tema, hacer que participen en la conversación, e incluso animarles a que muestren sus conocimientos a sus abuelos, tan entusiasmados como él.

Pero la participación de los padres debe seguir el paso y la dirección que marque el hijo, y no deben demostrar los conocimientos y las destrezas que como personas mayores tienen para la investigación. Algunos llegan a entusiasmarse tanto con los dinosaurios, o con otras aficiones que muestren sus hijos, que los mayores conocimientos que poseen de paleontología abruman al niño y acaban por arrebatarle la pasión que sentía. Estos padres serios y bienintencionados se compran camisetas con dinosaurios, decoran la habitación del hijo con pósters, ropa de cama y papel de empapelar con los mismos motivos, buscan desesperadamente en Internet, organizan fiestas e incluso vacaciones temáticas; todo con la intención de proporcionar más información al hijo. Y luego se quedan perplejos y decepcionados, y con un montón de trastos con los que no saben qué hacer, cuando el hijo pierde el interés de repente. Un cambio del que no cabe sorprenderse del todo porque la cuestión es que era un mundo con el que *el niño* jugaba, al que dominaba y abandonaba cuando llegaba la hora de pasar a algo nuevo y distinto.

En sus maravillosas memorias, *An American Childhood,* Annie Dillard recuerda una época de su infancia en la que jugaba sin parar con un microscopio que le habían regalado. Sola en su habitación, intentaba ver una y otra vez ese microorganismo huidizo del que había leído algo, la ameba —y una y otra vez, sus intentos fracasaban—. El día en el que consiguió ver a la criatura en una muestra de agua de una charca, con la que había preparado un «cultivo» en un jarrón en su habitación, corrió entusiasmada a contárselo a sus padres.

«Apenas la vi, subí corriendo. Mis padres estaban aún a la mesa tomando café. También ellos podrían ver la famosa ameba. Les dije, emocionada, que todo estaba listo, que tenían que darse prisa antes de que se secara el agua. Era la oportunidad de toda una vida.»

Sus padres, que pertenecían a otra época y tenían unas ideas que a nosotros nos parecerían casi como propias de alienígenas, decidieron seguir sentados a la mesa. «Mi madre me miró con cariño. Me dio a entender que se alegraba de que hubiera encontrado lo que buscaba, pero ella y mi padre estaban muy a gusto tomándose el café y no iban a bajar.»

«No lo dijo, pero enseguida comprendí que ellos tenían sus preferencias (¿el café?) y yo las mías... pero entonces empecé a darme cuenta de que una hace lo que hace según la pasión personal que por ello sienta.»

«Se me había entregado mi propia vida... Mis días y mis noches eran míos para que los organizara y les diera contenido... Todo era posible. El límite estaba en el cielo.»

Todos sabemos cómo habrían reaccionado los padres de Dillard de haber vivido en nuestra época. Se los imaginará el lector bajando corriendo las escaleras, empujándose nerviosos por ver lo que había hecho su brillante y motivada hija. Se imaginará los elogios sin límite, el refuerzo positivo que le prodigarían a la joven Annie. Al cabo de veinticuatro horas, probablemente habría sido la orgullosa propietaria no de uno, sino de varios libros infantiles sobre microscopios, vida celular y actividades y experimentos científicos. Tal vez habría empezado a emplear las tardes asistiendo a clases de ciencias en algún museo local o la habrían apuntado a uno de esos campamentos para aspirantes a científicos en los que los niños se quedan a dormir. Sus padres estarían buscando la franquicia más cercana de «El pequeño científico», planificando proyectos científicos Intel, organizando el futuro de su joven e inteligente hija, un futuro en el que evidentemente estaría Yale, Cornell, el Instituto Oceanográfico de Woods Hole o el instituto Salk. O tal vez todos a la vez.

Ellos, sin embargo, dejaron que se las arreglara sola, lo cual no mermó en lo más mínimo su entusiasmo. Haber demostrado un poco más de interés no les habría matado, ni probablemente habría disminuido significativamente el interés de su hija. Pero creían, como creía ésta, que el momento pertenecía a ella. Era su descubrimiento y sólo suyo. Sobre él construyó una carrera de éxito y desde luego gratificante, no como científica, sino como escritora y observadora de la ciencia y las interacciones humanas.

El apoyo y la entrega sinceros a la vida del hijo son de agradecer, pero sólo mientras tanto los padres como el niño los disfruten. Una madre de tres hijos empezó a recibir clases privadas de flauta con su hija mayor; era para ambas una forma agradable de pasar el tiempo juntas y de probar algo nuevo. Al cabo de un año tocaban dúos, disfrutaban con las obras que cada una escogía, se reían de sus respectivos errores y se golpeaban mutuamente las palmas de la mano cuando una conseguía interpretar bien algún fragmento difícil. Las dos se ayudaban, si no exactamente como iguales, al menos como compañeras de estudios. La hija suele observar a la madre cuando ésta batalla por aprender algo, del mismo modo que ella batalla tanto con la música como con sus estudios. Otra madre escoge dos libros de la lista de lecturas obligadas de su hijo de secundaria; una y otro leen las obras por separado y luego disfrutan de comentarlas juntos, comparando las notas sobre lo que a cada uno le parece relevante, significativo o importante.

En el otro extremo, un hombre de 40 años, padre de tres hijos, recuerda con disgusto las salidas semanales a jugar al golf con su padre cuando era pequeño. El trabajo del chico era el de actuar de *caddy* y, cuando se le permitía participar en la partida como jugador, normalmente se le analizaba minuciosamente y se le criticaba su juego, para que lo hiciera mejor. Pese al lugar maravilloso y privilegiado, pese al hecho de que esas salidas le proporcionaban unos momentos de relación directa con su atareado padre, las partidas no eran divertidas en absoluto. No le gustaba el golf de chico, y no le gusta ahora.

Hasta la «diversión» se ha convertido en un empeño importante que los padres debemos organizar cuidadosamente, algo que pensamos que debemos esforzarnos por alcanzar. Anunciantes, comerciantes y empresarios sacan partido del hecho de que nos apremie tanto el tiempo y nos prometen un paquete de diversiones del que toda la familia va a disfrutar. Alimentan la ilusión de que, al igual que ocurre con un negocio bien llevado, todos podemos sacar el máximo beneficio si planificamos bien («se garantizan unos excelentes recuerdos»).

Los especialistas nos han vendido esta forma «correcta» de conseguir que las familias atareadas cuenten hoy con una diversión a toda prueba y han hecho su trabajo de forma tan excelente que no cabe sorprenderse de que los padres con hijos pequeños quieran llevarles a Disneylandia, a pesar de que es casi seguro que a los pequeños les darán miedo esas tazas gigantes que giran a toda velocidad, las brujas sin dientes con su sonrisa burlona y las oscuras casas encantadas y llenas de ruidos. Muchas familias realmente disfrutan en Disneylandia, pero a otras les decepciona. En los anuncios se muestra a unos padres encantados ante la emoción de sus hijos. Pero, evidentemente, no se habla de las aglomeraciones, las largas colas (un chiste: «¿En qué se parecen Disneylandia y la Viagra? Una hora de espera para un viaje de dos minutos»), el calor, los gastos escandalosos, el fastidio por unos tentempiés de precio exagerado y llenos de grasas, y, sobre todo, la monotonía agotadora e insoportable de todo en su conjunto.

Del mismo modo, las tiendas y los catálogos de juguetes están llenos de ofertas que dicen que van a ampliar la imaginación del niño, por ejemplo unos baúles de plástico de colores vivos llenos de disfraces ya preparados; equipos para hacer determinados tipos de trabajos de joyería, cerámica y artesanía, con unas fotografías del producto perfectamente acabado en la caja. Hasta se puede adquirir un equipo con todo lo necesario para hacer un muñeco de nieve, si el tiempo lo permite. Se pueden comprar libros de actividades científicas acompañados de todo lo que uno va a necesitar (cuerda de tres longitudes exactas, siete clips, dos imanes pequeños y un diminuto tubo colorante). Una moda reciente son los estudios de pintura de alfarería y cerámica, en los que los niños pueden escoger entre decorar con sus propios diseños un jarrón, una taza o un portalápices.

No es que haya nada intrínsecamente malo en estos productos, en esos trabajos de artesanía y en este tipo de promesas. De hecho, en cierto modo tiene mucho de bueno dedicarse a actividades manuales, divertirse y eliminar el estrés reuniendo para ello los elementos necesarios y haciendo la vida más fácil tanto para los padres como para el hijo. Pero muchos confunden la interactividad con la creatividad, e incluso los proyectos o trabajos que dejan espacio para algún tipo de originalidad artística o mental limitan su forma. Están tan estructurados, tan lejos de ser auténticamente espontáneos, tan encerrados en unos límites rígidos, que la actividad tiene más que ver con la imitación que con la imaginación. Que el niño discurra lo más mínimo fuera de lo que se establece en el juego casi se considera una contravención de las normas.

Un joven artista puede disfrutar verdaderamente pegando arena de colores en unos patrones predispuestos para componer una imagen como lo que se muestra en la caja, y aprender a seguir atentamente las directrices no causa daño alguno (por ejemplo, resulta reconfortante saber que la persona que va conduciendo detrás de uno por la autopista cuenta con esta destreza). Pero ¿esa actividad le supone al niño el mismo reto que otra en el que dibuje y pinte lo que se le antoje, escogiendo el tema y los colores, y disponiéndolo todo tal como él quiera? Cuando nuestro hijo nos enseña unos garabatos y nos dice que es el Halcón Milenario de la *Guerra de las Galaxias,* para él realmente lo es y lo parece. Y para el niño se trata de una auténtica creatividad. ¿Sería mejor si uniera unos puntos dispuestos de antemano para obtener al final algo que se pareciera más a una nave de las galaxias? ¿El niño que realiza un experimento eléctrico sencillo con unos elementos ya montados de un equipo en el que se incluyen hasta las necesarias pilas entiende la accesibilidad de la ciencia de la misma forma que lo hace el que busca esos mismos elementos por la casa hasta que los encuentra en el banco de trabajo de papá, el armario de las herramientas, la cocina o el escritorio de mamá?

En absoluto. Es una actividad mucho más pasiva que le ofrece al niño muchas menos oportunidades de apreciar el verdadero proceso de la indagación científica, el ensayo y el error, y el descubrimiento. Es una experiencia menos vívida, menos real, como si se visitara la «Italia» que se representa en Disneylandia, en vez de la real.

Si les proporcionamos todas estas actividades —Disneylandia, el muñeco de nieve comprado en los grandes almacenes, los equipos de fabricación de joyas—, es porque queremos mejorar el desarrollo de nuestros hijos. Deseamos que se diviertan, que su vida esté llena de experiencias que les ayuden a madurar. Parece que hayamos olvidado que los niños saben divertirse solos con las cosas más sencillas, de hecho, muchas veces sin necesidad de objeto alguno.

A. A. Milne hizo una bella exposición de cómo los niños pueden construir un mundo de fantasía, empleando su vida interior y su imaginación para usar maravillosamente el tiempo, de una forma que hoy consideramos aburrida. En *Winnie the Pooh,* habla de una mañana que Winnie y Piglet pasaron juntos. Se fueron a cazar y creyeron que casi llegaron a coger un *woozle.* Ven en la nieve unas huellas y van dando vueltas alrededor del tronco de un árbol durante horas, siguiendo las marcas de las pezuñas en la nieve blanca y esponjosa. Al cabo de un rato, observan que han aparecido más huellas y que son diferentes (nunca adivinan de quién son), lo cual debe significar que hay aún más animales que cazar. Mientras van dando vueltas alrededor del árbol, aparecen más marcas de pezuñas; tienen miedo de estar en peligro por algunos animales salvajes. Luego se dan cuenta de que las huellas pertenecen a esos animales fantásticos, los *woozles*, y quizá también a algún *wizzle.* Al final aparece Christopher Robin, hablan de lo que ocurre y deciden que es hora de irse a comer.

En resumidas cuentas, fue una mañana estupenda. Se divirtieron, pasaron el rato juntos, imaginaron que estaban cazando y que corrían mucho peligro y luego se fueron a casa a tomarse una buena comida a buen recaudo. La imaginación había creado el mundo y los niños habían aprendido de la diversión y del uso de su mente y de su imaginación.

A muchos padres les es difícil aceptar la idea de dejar que los niños se entretengan solos. ¿Cómo podemos estar seguros de que vayan a hacer algo? Nos inquieta la idea de dejar que las cosas ocurran de forma espontánea porque nos pone nerviosos que el niño pueda perder el tiempo. Al preparárselo todo, al hacérselo todo tan fácil, cómodo y posible, es muy probable que privemos a los hijos de lo que realmente necesitan para sacar el máximo provecho de ese tipo de experiencias —concretamente, emplearse en una creación que sea sólo suya.

En los años sesenta se realizaron unos estudios fundamentales sobre animales, que probablemente se pueden aplicar a los humanos, en los que se demostraba que un gato que participara *activamente* en su propia percepción tenía un desarrollo cerebral mayor que el de un animal que recibiera el mismo estimulo *pasivamente.* El profesor Richard Held, del Massachusetts Institute of Technology, mantenía a dos gatitos en la más absoluta oscuridad, excepto durante unos períodos en los que se les colocaba en un carrusel iluminado y encerrado. Los dos estaban atados a los brazos del eje central: uno andaba, mientras que el otro iba en una batea. Los dos «veían» las mismas imágenes, pero el gato que podía andar tenía un mayor desarrollo cerebral que el que simplemente le seguía arrastrado en su remolque. Aunque esta conclusión no tenga más que un sentido intuitivo, los experimentos de este tipo determinan que, para un buen desarrollo cerebral, el niño necesita participar de forma personal y activa en la creación de su propia visión del mundo, por eso en los currículos de matemáticas se incluyen hoy actividades manuales llamadas «manipulativas».

Cuando somos nosotros quienes nos ocupamos de las cosas —como si lleváramos a ese gato a ver el mundo—, inhibimos ese proceso. Es interesante que, desde un punto de vista completamente distinto, los psicólogos y psiquiatras hayan planteado las mismas tesis. Muchos de ellos hablan de la necesidad de que el niño cree psicológicamente su propia imagen del mundo; un juego de pintura con los colores numerados sencillamente no puede cumplir este propósito. Hay que pensar en la importancia de que distintas disciplinas, con supuestos, métodos y modelos distintos, hayan llegado a conclusiones casi idénticas.

Otro problema son los niveles tan elevados que esos juegos imponen a los niños. Hace tiempo que los defensores de los pequeños exigen realismo en la publicidad infantil porque piensan que el pequeño que en un anuncio ve que un robot de juguete cobra vida y limpia una habitación confiará en que ese robot haga exactamente lo mismo en su casa cuando abra la caja. Por esta razón, la Children's Advertising Review Unit (CARU) [Unidad de Control de la Publicidad Infantil], del Better Business Bureau, insiste en que los anunciantes muestren a los niños exactamente lo que un juguete puede hacer en sus manos. Del mismo modo, la niña que fabrica joyas con su equipo confiará en que sus pendientes sean *exactamente* como los de la imagen, lo cual puede terminar en una amarga decepción, una decepción quizá no por el producto, sino por ella misma —porque, a diferencia de esa niña con su perfecta cola de caballo de la caja, ella no sabe conseguirlo—. El niño que hace un plato con arcilla y lo decora con corazones y flores para el Día de la Madre pone en su trabajo mucho cariño y está entusiasmado por el resultado de sus esfuerzos, sobre todo porque sabe los sentimientos que transmite. Pero si los niños comparan su creación con la taza y el plato prefabricados que tan sólo había que pintar, para dárselos después a alguna persona mayor que los vidriara y cociera, para terminar en un producto sin grumo alguno, se sienten como aficionados. Un adulto sabe (esperemos) qué trabajo exige mayor esfuerzo, cuál demuestra un mayor dominio de las destrezas y cuál de todos nace de impulsos más profundos de cariño y creatividad. Pero al niño sólo le decepcionan esos grumos de lo que ha creado.

Sin todos estos planes, ya configuramos mucho la vida de nuestros hijos —después de todo, tienen que ir a la escuela, asistir a los entrenamientos de natación y luego volver a casa a hacer los deberes—. Tal vez deberíamos pensar en liberar un poco de ese tiempo «libre». Dejar parte de él sin ningún tipo de organización podría ser una buena forma de empezar. Un poco de aburrimiento —no demasiado— no es malo, pues los niños tienen una mente activa que busca cosas interesantes, y el hecho de no tener nada que hacer les empujará a crear. Un poco de aburrimiento les lleva a realizar descubrimientos: a «inventar» nuevas creaciones con su juego de construcción, a hacer fuertes con mantas y sillas y a inventar historias y representar obras con sus animales de peluche. Sus juegos de simulación les ayudan a explorar su mundo de fantasía interior y a familiarizarse con él. Todos necesitamos unas horas en la vida en las que no tengamos nada que hacer, de lo contrario no tendremos tiempo de crear ni soñar. Por desordenado, inadecuado, ineficaz y a veces frustrante que pueda ser, nuestros hijos necesitan una vida y unos momentos donde poder soñar.

El niño de 8 años que juega en su habitación con algún juego de construcción y muñecos no está precisamente inactivo. Observémosle y veremos cómo representa todo tipo de aventuras y fantasías. Claro que, en cuanto nos vea, dejará de jugar porque no quiere que ninguna persona mayor invada su vida privada. Pero cuando nos vayamos, seguirá la guerra imaginaria, se completará con estrategias y ataques sorpresa, héroes y villanos. Está creando ese mundo, él es su amo, el artífice de todos los planes de ataque, de todas las defensas y de su desenlace final. Dado el estrés de su jornada escolar, ésta puede ser una forma de relajarse y tranquilizarse mejor que emplear toda la tarde en alguna clase formal de creación literaria. En realidad, está creando él solo. En una clase de redacción fuera del horario escolar, muchas veces no hace sino emplearse en unas tareas que alguien le ha asignado, y es posible que a los profesores les fastidie que insista en escribir historias interminables sobre la guerra de sus criaturas de juguete.

En estos momentos tranquilos, pese a lo que pueda parecer, la mente suele trabajar sola en la resolución de enojosos problemas personales. Mientras se sueña, practica y perfecciona actividades motrices, por ejemplo la de lanzar la pelota de béisbol. Así pues, es posible que el tiempo muerto no lo esté tanto.

Pero el auténtico aburrimiento y la responsabilidad personal del propio tiempo libre también enseñan a los niños otras lecciones. Como todos los seres humanos, también ellos han de experimentar la frustración, la insatisfacción, la infelicidad y el fracaso. No es que defendamos todas estas sensaciones; simplemente son inevitables en prácticamente todas las vidas que conocemos. Al igual que nosotros, los niños aprenderán de todo tipo de experiencias, buenas y malas, agradables y desagradables.

Los niños cuyos trabajos artísticos siempre son perfectos gracias a la mucha «ayuda» de su madre nunca sabrán del verdadero orgullo que se siente ante un logro personal (por no decir que se van a sentir estafados). Al niño que nunca se le consiente sacar el «bien» que se merece porque papá se responsabiliza de colaborar con el maestro, algún día en el futuro va a fracasar, sin duda, tal vez en cosas realmente importantes. Debido a sus experiencias pasadas, es posible que los niños tengan muchas dificultades para saber cómo solucionar sus propios problemas, y no sabrán más que dar prolijas explicaciones de por qué en realidad no es culpa suya, o peor, hacer que otro haga lo que ellos deberían haber hecho.

Los niños a los que se les planifican y organizan todos los momentos de su vida porque su padres quieren que aprovechen todo lo que el mundo les puede ofrecer pueden tener problemas para aprender a estar solos, y tranquilos, consigo mismos. Y tal vez sea éste el precio más caro que paguemos por la microgestión. A los padres les inquieta estar tranquilos consigo mismos, insisten en que deben ir siempre más deprisa en nombre de su hijo, temen detenerse a reflexionar y oír lo que realmente piensan o a disfrutar de sus propias fantasías, y con ello aseguran que sus hijos también correrán como galgos, siempre persiguiendo conejitos que casi alcanzan pero nunca llegan a apresar. Los niños se imbuyen de esta actitud extrovertida que se respira en su casa. Al final, lo que el niño nunca puede aprender de esta manera es cómo conocerse a sí mismo y su vida interior y sentirse feliz con ello. Lo cual, si se piensa bien, es una de las cosas más importantes que los padres pueden enseñar a los hijos, ya que éstos van a pasar el resto de su vida consigo mismos.

Toda vida contiene una multitud de experiencias humanas, cada una con sus proporciones exclusivas. Pasan cosas maravillosas, ocurren tragedias terribles —a todo el mundo, hasta a los más privilegiados—. Las vidas de los demás pueden parecer perfectas, pero uno no conoce todos los detalles. ¿Es feliz el hombre que ha ganado doscientos o trescientos millones de dólares y tiene no uno, sino dos hijos con fibrosis cística? Como dice el refrán, en toda vida debe caer algo de lluvia. Los amigos pasan la noche juntos en casa de uno; a veces se pelean. Unas veces hacen las paces; otras, siguen siendo enemigos toda la vida. Hay buenos amigos que se van y uno no puede evitarlo. Unas noches tenemos sueños maravillosos; otras, pesadillas. Nos rompemos el brazo; escalamos muros. Vencemos desafíos; la vida nos derrota temporalmente. Papá Noel nos trae justo lo que queremos; otras veces se equivoca. Disfrutamos mucho con los juguetes; a veces uno se rompe o se pierde. Los animales de compañía se escapan y les atropellan. Los perros aprenden trucos nuevos, es agradable dormir con ellos y tienen unos perritos preciosos que nuestros amigos se quieren quedar. Algunos perros muerden los muebles; otros tienen perritos que nadie quiere y tienes que llevarlos a la perrera. La escuela nueva es magnífica y haces amigos nuevos, aunque pierdas los antiguos; la escuela nueva que creías que sería terrible lo es. Los profesores pueden ser estupendos y motivadores; también pueden ser injustos; otros sencillamente se deberían dedicar a otra cosa.

No hay ningún acontecimiento que componga toda una vida; ésta es la suma de todos ellos en interacción con el temperamento con el que llegamos al mundo. Esperamos tener determinadas experiencias en la vida, mientras otras son tan espantosas que nadie quisiera tener que vivirlas. La perspectiva de tener que pasar por algunas nos aterroriza, y al final acaban por ser importantes y esenciales para nuestro bienestar, por ejemplo, la de ir al pediatra cuando tenemos una inflamación de garganta. Algunas llegan a cambiarnos la vida, como el profesor particular que realmente nos enseñó a apreciar las matemáticas y, mucho más importante, a dejar de tener miedo de que los otros sepan que somos inteligentes de verdad. De otras podríamos haber pasado perfectamente, gracias, por ejemplo, en aquella ocasión en la que estábamos en el equipo de fútbol con un entrenador que nos maltrataba con sus palabras. Pero incluso estas experiencias nos pueden llevar a conclusiones que nos cambien la vida; tal vez decidamos ser profesores o pediatras cuando seamos mayores, y juremos que *nunca* seremos mezquinos con ningún chaval como aquel entrenador lo fue con nosotros. Así el mundo se enriquecerá.

Otras experiencias nos deparan sorpresas. Un niño se quedó desconcertado al ver aparecer a su nuevo profesor de música. Aquel hombre corpulento parecía raro y viejo, incapaz de establecer ningún tipo de conexión con un chico de 10 años que quería ser una estrella de rock. Pero resultó ser un músico magnífico y de mucho talento, que introdujo al chico en un mundo que nunca hubiera imaginado y le motivó para que practicara sencillamente porque amaba la música, y convertía los ensayos en una delicia. A un padre le angustiaba la idea de si debía intervenir ante un entrenador que no dejaba que su hijo jugara mucho —unas inquietudes que no eran una simple ambición frustrada, sino que se basaban en preocupaciones sólidas y reales sobre la forma en la que el entrenador trataba a su hijo—. Pero el chico demostró una madurez y, en palabras de su padre, una valentía sorprendentes, al pedirle que le dejara ocuparse de ese difícil hombre con auténtica educación y al conseguir hacerlo. Es, sin duda, una lección que acompañará al niño toda la vida.

En su conjunto, todos estos incidentes configuran una vida que es nuestra, unas experiencias que como personas podemos interpretar y encontrarles sentido para construir la trayectoria para nuestra propia vida. Todos creamos una imagen del mundo en el que vivimos, compuesta con todos los elementos que hasta hoy integran nuestra existencia: las personas de nuestras vidas, las experiencias que nos configuran, la personalidad que constituye la lente a través de la cual interpretamos nuestro paso por la tierra.

Para que los hijos se sientan bien consigo mismos y piensen que su vida les pertenece, deben ser ellos quienes en última instancia hagan la síntesis. De lo contrario, hablando en sentido metafórico, es probable que entablen un duelo permanente con sus padres. Los niños que no desarrollen su propia perspectiva vivirán con desconcierto la adolescencia y los años posteriores, debatiéndose entre la intención de ser buenos y hacer lo que sus padres quieren y piensan que deben hacer, y hacer lo opuesto, en un intento por tener libertad y una personalidad propia. Ninguna postura les permite ser ellos mismos porque ambas no son sino la aceptación o el rechazo de los deseos de los padres, ambas trazan sus órbitas alrededor de papá y mamá, de los dos, o de los conflictos entre uno y la otra. Los hijos acaban en un desconcierto constante, oscilando de una postura radical a otra.

Para llegar a ser un adulto mentalmente sano y feliz, el niño debe aprender, en el entorno seguro de un hogar en el que reine el cariño, que unas cantidades razonables de dolor e infelicidad se pueden soportar. Nunca hay que buscar el dolor; es inevitable que encuentre solo la forma de alcanzarnos. Pero para los niños es beneficioso descubrir que hasta de las peores experiencias pueden surgir cosas buenas, por no decir regulares, por ejemplo, de la de olvidarse de hacer los deberes.

No es necesario que les fabriquemos sufrimientos a nuestros hijos; la vida les traerá muchos. Como tampoco es necesario que les protejamos de todos ellos. Primero, porque es imposible. Segundo, porque son más fuertes de lo que pensamos. Debemos recordar de quién es la vida, después de todo, y dejar que nuestros hijos tengan la libertad que necesitan para vivir por sí solos y aprender de ello.

6

Niños a medida

A sus 10 años, Nat es de los más bajos de quinto. Y no es extraño, porque su padre sólo mide 1,70, un poco por debajo de la media; un tipo que siempre quiso ser más alto. La noticia de que a los niños de una altura menor de la media les podría ayudar que se les inyectara la hormona del crecimiento humano dio que pensar al padre de Nat. ¿Sería una buena idea que la tomara el niño? Al fin y al cabo, todos sabemos que los hombres más altos suelen tener más éxito. Por no hablar de que Nat sería sin duda mejor deportista si fuese más alto, lo cual le alegraría inmensamente. El padre de Nat decide hablar del asunto con el pediatra de la familia.

La abuela de Elise está perpleja. ¿Por qué es una buena noticia que se haya diagnosticado que Elise, una niña activa que ha tenido algunos problemas en la escuela, tiene discapacidad para el aprendizaje? En su opinión, la etiqueta que le han puesto significa que algo va mal, y Elise tendrá que esforzarse mucho más en la escuela, y quizá siempre, para conseguir lo que a los demás les cuesta menos. Pero los padres de la niña insisten en que les encanta la noticia. No sólo significa que las notas mediocres de Elise no son culpa de la niña ni suya, sino que el diagnóstico oficial implica que, dentro de pocos años, cuando llegue el momento de hacer el Test de Aptitud Académica, Elise estará entre los niños que hagan la versión sin tiempo límite. «Sacará mejor nota, con lo que podrá entrar en algún centro más competitivo», explican.

Un poco preocupada, una pareja de éxito se encuentra en la consulta bien equipada de un psiquiatra de Nueva Orleans. Hablan de su hijo de 13 años. Temen que ese chico de séptimo, dulce y estudioso, ca-

rezca de la intuición, del «instinto asesino» que por experiencia saben que va a necesitar para abrirse camino y llegar a lo más alto en el duro mundo de los negocios de hoy. ¿Podría el doctor ocuparse de él para ayudarle a endurecerse, a agudizar sus ambiciones, a afinar su personalidad para que se comporte con un poco más de decisión... y así, quizás, aumenten las probabilidades de que triunfe en la vida?

Que nos disculpe Mick Jagger, pero parece que hoy muchos padres creemos que siempre *podemos* conseguir lo que queremos si estamos dispuestos a trabajar muy, muy duro para lograrlo y, tal vez, hasta a consultar a algún profesional.

Y lo pensamos sinceramente. Para las familias acomodadas actuales, las posibilidades parecen infinitas, y las normas sobre nuestros límites mortales, anticuadas. Aceptarse como uno es corresponde al pasado. ¿Por qué preocuparse, cuando podemos cambiar cualquier cosa que no nos guste de nosotros y de nuestros retoños? Podemos elegir una nariz nueva de las que se nos presentan en un programa de ordenador, inyectar picardía en nuestra hosca personalidad o tomar una pastilla que suavice nuestras tensas relaciones interpersonales. Desde la preocupación más superficial hasta el miedo más profundamente enraizado, desde el desencanto pasajero hasta la angustia paralizante, para casi todo se puede encontrar un arreglo rápido y relativamente indoloro.

Casi no existe problema cuya complejidad imposibilite una solución sencilla y lógica. ¡Fijémonos en todo lo que hemos conseguido hasta hoy! Los seres humanos no sólo podemos volar por el cielo, sino también visitar la luna y observar espacios mucho más lejanos. Muy pronto, turistas como nosotros mismos podremos contemplar realmente la Tierra desde el espacio. Hoy podemos sustituir un corazón enfermo (el físico, el que bombea sangre, claro está) por otro trasplantado que funcione mejor y llevamos recorrido ya mucho trecho del camino que nos lleve a los corazones artificiales.

Hasta el mandamiento bíblico de que la vida «buena» durará setenta años y estará llena de sangre, sudor y lágrimas parece irremediablemente anticuado. Personas de ochenta años corren la maratón. El antienvejecimiento, una nueva especialidad médica, trabaja por ralentizar científicamente el otrora inevitable paso del tiempo. Antes se ganaba el pan con el sudor de la frente; hoy, el sudor es un signo de estatus entre las personas cultas, prueba del tiempo empleado en la cinta de andar o entrenándose para el triatlón. Hasta las lágrimas y la cólera se pueden mitigar con Prozac. Existen aún el sufrimiento, la tristeza y la desgracia, por supuesto, pero con la medicación adecuada ya no tienen por qué parecer tan malos, al menos no durante tanto tiempo.

Dado todo lo que hemos conseguido superar, ¿por qué demonios va a querer alguien esforzarse en aprender a quererse de algún modo más imperfecto del estrictamente necesario? ¿No es cosa noble luchar por hacernos mejores aún? ¿No es nuestra capacidad de servirnos del progreso y emplearlo en provecho propio lo que en última instancia distingue al hombre de la bestia? Para nosotros, la cirugía, los libros de autoayuda y los grupos de apoyo constituyen el camino más directo para llegar adonde realmente deberíamos estar.

A primera vista, nuestra visión de la vida parece optimista y racional, la victoria de la razón sobre las limitaciones y el pensamiento mágico. Con nuestro empeño hemos superado muchos obstáculos que, en zonas menos desarrolladas del mundo, siguen formando parte del orden natural. Pero ¿realmente nos beneficia aceptar sin reservas esta visión nueva y mejorada de la vida? En este capítulo estudiaremos la generación de los chicos a medida que estamos creando —cómo batallamos por convertirlos en lo que queremos que sean o pensamos que deberían ser, en vez de intentar llegar a conocer quiénes son realmente— y lo que de verdad significan para ellos nuestros esfuerzos constantes por mejorarles.

Hace una o dos generaciones, la infancia no era más que una etapa en el camino hacia la madurez. Todos daban por supuesto que ser niño, como el tiempo empleado en viajar en coche, era a veces algo pesado y aburrido, al menos desde la perspectiva de los mayores. Pero se podía contar con los niños para decidir cómo pasar el tiempo... durmiendo, soñando despiertos, jugando, o simplemente contemplando el mundo a través de la ventana. Los chavales tenían que ser creativos porque de ellos dependía poder divertirse.

Hoy, por el contrario, nuestros hijos experimentan una infancia que ya no es la preparación para la madurez, sino toda una representación por derecho propio. Los padres actuamos de productores; empujamos a nuestros hijos a escena y calificamos cualquier cosa que hagan. Es demasiada presión para nosotros y para ellos.

En la generación anterior, se abrazaba a los pequeños, se les hacía cosquillas y se jugaba con ellos, y nadie procuraba organizarles un interminable desfile de diversiones. Ningún empleado ni padre emprendedor y atento estaba siempre preparado para buscar como un indigente la forma de llenarle a su hijo de 7 años la hora previa a la cena, ni para salir raudo a un safari comunitario durante las vacaciones escolares. Al igual que buena parte de la vida adulta, la infancia estaba llena de tareas monótonas y rutinarias, y de acontecimientos «especiales» ocasionales, por ejemplo, una merienda en el parque. Como en la clásica novela americana sobre la infancia, *Tom Sawyer*, los niños se debían fabricar sus propias aventuras. Aunque nadie le organizaba sus juegos, a Tom le encantaba su vida feliz y ajetreada, y únicamente le contrariaban dos cosas: la iglesia y la escuela. Nuestros hijos podrían añadir a ellas las clases de piano de primera hora de la mañana, las de francés al salir del colegio, el ensayo con la orquesta, el profesor particular de matemáticas, el ballet y quién sabe cuántas cosas más.

Aunque la infancia no era desde luego tan dichosa ni libre como los mayores creían con añoranza, desde el punto de vista del niño poderse librar en cierto modo de las actividades escolares y de otro tipo de tareas era algo rico en sí mismo. ¿Qué más sabían (o *sabíamos,* pues estamos hablando de cómo se nos crió a nosotros)? Para un niño pequeño, cualquier experiencia que no le sea familiar le resulta nueva. Las pequeñas diferencias constituyen experiencias nuevas. «Nunca había visto una araña *verde*.» La vida misma despertaba curiosidad. Observar cómo mamá le hacía el dobladillo a un vestido, ayudar a papá a montar una librería era algo extraordinario, fascinante y entretenido, como lo sigue siendo para los niños. Para el niño mayor, explorar con los amigos el barrio o los campos y bosques cercanos era una auténtica aventura en una tierra que podía estar llena de leones, tigres y osos. Podían descubrir tesoros o algún hueso de dinosaurio, un trozo de tela vieja que estaban seguros de que era del uniforme de un soldado confederado muerto. Las calles y las tiendas, hasta el jardín trasero, estaban repletos de cosas y experiencias nuevas. Por entonces se pensaba que todo lo que el niño necesitaba era un pequeño patio que pudiera explorar, unos padres que se ocuparan de su salud, y tiempo y soledad para crear sus propias fantasías. El mundo que los niños creaban y el juego que en él había eran suyos y sólo suyos.

Lo curioso es que los niños, al no tener acceso a una serie interminable de entretenimientos prefabricados y a unas experiencias extraordinarias planificadas —cada una adornada con recuerdos, presentada con orgullo en bandeja de plata y registrada para la posteridad en una videocámara de mano—, tenían mayores posibilidades de experimentar el asombro. Sentían que estaban descubriendo, casi creando, el mundo solos. Y sus padres tenían la libertad de vivir su vida de adultos sin sentir la necesidad de actuar como asesores de algún campamento de internos.

Esto, sin embargo, no significa decir que la infancia fuera un jardín de rosas. Hace tan sólo cien años, cuando los padres estaban realmente demasiado atareados para prestar la debida atención a todos los aspectos del desarrollo de sus hijos, todos los niños, excepto en los hogares más acomodados, colaboraban de forma real e importante al bienestar económico de la familia. Su trabajo *importaba*: había que recoger los huevos, deshollinar la chimenea, reponer la leña, dar una mano de cal a la valla (sin que importara cómo se sentía al respecto Tom Sawyer). Seguro que nadie necesitaba ninguna etiqueta adhesiva que le recordara lo que había que hacer. A los niños se les consideraba una mano de obra barata pero esencial, un importante bien de la familia.

Hoy, los niños e incluso los adolescentes de nuestro país que, teóricamente, podrían ser de alguna ayuda son considerados como un pasivo económico. Se supone que no tienen ningún tipo de valor *práctico,* ni para la familia ni para la sociedad. No sólo no les necesitamos ya para que contribuyan a las arcas de la familia, sino que nos centramos en lo que nos cuesta *tenerlos.* Es una visión tan institucionalizada en nuestra cultura que hasta el gobierno la comparte. En un informe reciente se decía que, incluso teniendo en cuenta la inflación, el coste de criar a un hijo es hoy un 20 % superior al de 1960. Los contables y actuarios que elaboran estos informes no sólo tienen en cuenta necesidades como la de la comida y el vestido, sino también un apartado de «sueldos renunciados» —el coste de tener que depender del cuidado de los padres en lugar de obtener unas rentas.

Es verdad que son pocos lo que ven a sus hijos desde un punto de vista exclusivamente económico, pero no hay duda de que esta forma de pensar produce su efecto. Ya que hoy los hijos son caros y no tienen para los adultos un valor económico intrínseco, toda la familia debe asentarse en el amor, la devoción y la experiencia compartida que quedan, lo cual, si uno lo piensa bien, es una estructura mucho más endeble.

El reto al que hoy se enfrentan los niños es mucho más difícil porque las expectativas son muy difusas. Trabajamos tanto por ellos que queremos pruebas concretas de que merece la pena el esfuerzo. Los hijos sienten un imperiosa necesidad interior de demostrar su valor a sus padres. En otros tiempos, las tareas domésticas, entre otras cosas, servían para ello. Pero desde un punto de vista práctico, en la mayoría de nuestros hogares, la ayuda del hijo en la casa no es ninguna necesidad importante, ni siquiera relevante, en muchas de las familias acomodadas que cuentan con dos sueldos. Si disponemos de los recursos, contratamos a alguien para que realice las tareas del hogar que no nos gusta hacer.

Hoy se espera que los hijos sean «buenos chicos», una idea que es difícil delimitar con precisión. Esperamos de ellos que tengan buen aspecto, huelan bien, hablen bien y se comporten bien —todo para la galería, hablando en sentido metafórico, ya que no tienen ningún valor económico para la familia ni para la sociedad hasta que llegan a la madurez activa—. Y como la mayoría de nosotros hemos conseguido disponer de bastantes recursos para acumular dinero suficiente en nuestros planes de pensiones y en los fondos laborales que nos ayuden en la vejez, es posible que ni siquiera entonces les necesitemos. La única forma de pagarnos los sacrificios y esfuerzos —y no nos equivoquemos, los hijos sienten la obligación de hacerlo— es mediante sus logros, sean éstos académicos, deportivos, artísticos o sociales.

¡Vaya presión para un niño! Muchos se descomponen bajo su peso. Hacia los 18 años, el 20 % ha sufrido ya alguna depresión importante. Cerca del 9 % de los adolescentes ha padecido trastornos de ansiedad. Un chico de 14 años rompió a llorar al decirle a un amigo de la familia que sencillamente era incapaz de ser la persona que sus padres esperaban que fuera. Cuando el amigo se ofreció para hablar con la familia, el chico dijo que no serviría de nada. Y tenía razón. Los padres no tenían intención de bajar los niveles. ¿Es extraño que algunos de estos chavales, llevados por la cólera y la frustración, se refugien en los falsos sueños de las drogas y el alcohol?

La finalidad de nuestros hijos, dicho de forma sencilla, se ha convertido en hacernos felices y orgullosos. No está mal: son bienvenidos en nuestras vidas, y nos sentimos dichosos de tenerles. Es un buen punto de partida para cualquier niño. Pero, quizá sin ser conscientes de ello, les sometemos a una presión incontrolada para que nos complazcan. En una época en la que tantas personas se sienten insignificantes, en un mundo dominado por las empresas multinacionales, los multimillonarios y los famosos, nos dirigimos también a nuestros hijos para que nos hagan sentir importantes y realizados como seres humanos, un desafío nada despreciable dados los niveles que nos fijamos. No es infrecuente entre las familias ambiciosas *exigir* a sus hijos que saquen todo sobresalientes; de no hacerlo, se considera que rinden por debajo de sus posibilidades, y a los hijos en cuestión se les transmite la decepción correspondiente. Cuando el nivel esperado era que se ordeñaran las vacas a su hora, bastaba con hacerlo razonablemente bien. Era un sistema de aprobado o suspenso, no algo que se debiera hacer más deprisa ni mejor que otro chico del barrio. Era mucho más fácil que tenerse que preocupar por si ese notable en Biología va a satisfacer las expectativas de papá.

El gran placer de ser padres evoluciona de forma natural y feliz: cuidar del bebé recién llegado, consolar al pequeño angustiado, escuchar al hijo de primero que lee un libro en voz alta por primera vez, ser testigo directo de la primera actuación de la joven bailarina... momentos todos ellos que son un tesoro para cualquier padre. Son logros gratificantes, pruebas de que el hijo que hemos traído al mundo, apreciado y querido, se desarrolla magníficamente. Pero a medida que avanzan los años, nuestras ambiciones deben mantenerse a un nivel adecuado desde el punto de vista evolutivo. Y han de respetar lo que el hijo desee para sí. Hemos de tener cuidado de no cargar a nuestros hijos con un peso que no puedan llevar: los sueños incumplidos de nuestra infancia. Los hijos necesitan aprender y conseguir las cosas al ritmo lento y propio de los niños. Necesitan en algún momento, si no siempre, la libertad de parecer niños —desordenados, sucios, vestidos sin criterio estético alguno—. En definitiva, necesitan ser quienes deseen ser, no quienes siempre imaginamos que serían.

Otra madre recuerda que su hijo de 9 años «se olvidó» de llevar a casa los impresos de inscripción en la Liga Juvenil. Frustrada, le dijo que le iba a suponer un gran esfuerzo conseguir que siguiera en su equipo; se sorprendió ante su respuesta: «Bueno, no tienes por qué hacerlo porque ya no quiero jugar». Sabía que no era un gran deportista, pero creía que disfrutaba de la camaradería del equipo —y le preocupaba el estatus social del niño en una ciudad donde se daba mucha importancia a la habilidad en los deportes—. Pero «al final ha resultado que se siente completamente feliz de no practicar ningún deporte de equipo», dice la sorprendida madre. «Es el que se encarga del marcador cuando los chavales juegan al mediodía, toca el violín en la orquesta de cuerdas de su escuela, y hoy pasamos los días con muchas menos prisas. Pero no me fue fácil aceptarlo.»

«Hacer» hoy la infancia, como quien hace cualquier otro curso o actividad, puede ser un trabajo a tiempo completo. Los niños de 5 años trabajan en verano con profesores particulares para prepararse para los rigores del jardín de infancia. Conocemos a niños de 9 años que están a dieta; ellos y sus padres saben lo importante que es estar delgado para poder practicar el atletismo, por mucho que los planes de la biología sean otros. Sabemos de un niño de 12 años cuya madre dice sinceramente que le preocupa que no tenga novia aún —y no importa que el niño no haya iniciado todavía la pubertad—. Una madre de Los Ángeles acudió al psiquiatra para decirle que le preocupaba que su hija de 16 años se negara a tomar anticonceptivos porque la mamá tenía miedo de que su hija se quedara embarazada. Cuando el doctor se reunió con la chica, ésta le confesó con timidez que pensaba que era muy joven para practicar el sexo y que, en realidad, ni siquiera «había llegado a la segunda base».

Uno de los mensajes que hace unos años se transmitía en el frenesí mediático que rodeaba al fenómeno del golf Tiger Woods era que sus padres eran personas a las que emular y admirar, que merecían el elogio de haber actuado de arquitectos del éxito de su hijo. El libro, *Training a Tiger*, se escribió para ayudarnos a seguir su inspirado ejemplo, como si la educación de los hijos se hubiera convertido en un deporte de competición y todos fuéramos a beneficiarnos de aprender la fórmula secreta para que, nosotros también, pudiéramos ir por delante de la manada. Se vendió bien. Son muchos los padres que, como los de Tiger, quieren educar a un tigre (como veremos en el próximo capítulo). Muchos son los que juegan, pocos los que ganan.

La mayoría de nosotros comprendemos que no es bueno empujar en exceso a nuestros hijos para que alcancen el éxito, pero no por ello dejamos de confiar, a cierto nivel, en que posean lo que se necesita para destacar entre la multitud. Nos lamentamos del peaje que hay que pagar por el coche, la familia y los propios hijos, pero algunos pensamos que debemos incitarles a que alcancen un poco más, ponerles las miras un poco más lejos de lo que ellos solos las pondrían. Esto es lo que quieren las universidades: chicos que realmente sean excelentes en algo. Por eso buscamos al mejor instructor y les llevamos tres ciudades más allá de la nuestra si allí se imparte el programa de mejor reputación. Les apuntamos a clases con los entrenadores «adecuados», los que puedan marcar alguna diferencia, y con demasiada frecuencia simulamos no enterarnos cuando el trato que dispensan a nuestros hijos no es, ni mucho menos, el ideal. Un programa de gimnasia para alumnos de preescolar del área de Boston anunciaba con orgullo que sus entrenadores eran rusos. Nada sabemos personalmente de esos entrenadores en concreto, y es posible que fueran personas cariñosas, cuidadosas y parecidas a las educadoras infantiles, pero seamos sinceros: ¿qué es lo primero que uno piensa cuando oye hablar de entrenadores rusos? ¿Son los que queremos que enseñen a dar volteretas a nuestro hijo de 4 años?

Debemos preguntarnos si implicarnos de tal modo en la vida de nuestros hijos, cultivarles para que a los 13 años sean los campeones del mundo (o, al menos, de la ciudad) realmente redunda en interés de nuestras familias, y no digamos de los propios chicos. ¿En qué les beneficia? ¿En qué nos beneficia? ¿Hacen nuestros hijos lo que quieren, o con ellos tratamos de realizar nuestras esperanzas y nuestros sueños?

Fred Waitzkin, padre de un deportista y prodigio del ajedrez llamado Josh, escribió una obra fascinante y, en nuestra opinión, horripilante, llamada *Searching for Bobby Fischer* (más tarde se hizo una película mucho menos perturbadora [*En busca de Bobby Fischer*]). Waitzkin, a quien le gustaba también el ajedrez, motivado sobre todo por el éxito de Bobby Fischer —una persona gravemente perturbada que admira a Hitler, en descripción del propio Waitzkin—, decidió cultivar el genio aparente de su hijo, pese a que parecía que el chico tenía menos interés en derrotar a los contrarios que en darle al bate de béisbol. Pese a que era consciente, aunque parezca extraño, de que estaba empujándole en exceso, Waitzkin contrató a un entrenador para aquel jugador reticente y siguió presionando, siempre preocupado por lo exagerado de sus cuitas. No tenía problemas en señalar con el dedo a los otros padres de jugadores de ajedrez:

> Si a estos padres se les pregunta cuáles son sus aspiraciones para sus hijos, responden rápidamente: «¿Estás loco? No queremos que de mayor sea jugador de ajedrez». Resulta difícil creerles; ¿por qué otra razón se entregan en cuerpo y alma al perfeccionamiento de su hijo? Pero el celo que ponen en apoyarle puede asegurarle la posibilidad de poder escoger otra ocupación. Para algunos padres y algunas madres, la pasión por el éxito de su hijo ha adquirido un carácter tan descomunal que las propias predilecciones del hijo han quedado sometidas a las necesidades de sus padres. Algunos de los mejores jugadores jóvenes acuden a los campeonatos con sus entusiastas padres para contentar a papá y a mamá, más que por amor al juego y, probablemente, cuando lleguen a la adolescencia, dejarán de jugar al descubrir otros intereses.

Es triste. Por definición, la infancia es un estado de transición. Los niños son obras que se están haciendo, no obras maestras, un principio según el cual muchos mayores dejaríamos mucho que desear. Parafraseando de memoria lo que dijo el músico Paul Simon en una entrevista: «Cuando alguien me dice que me haga mayor, realmente me parece como si me dijera que deje de crecer».

Lo que los niños necesitan de los mayores es experiencia, sensatez, perspectiva y protección. Cuando empujamos a nuestros hijos a que actúen y rindan *hoy,* cuando inspeccionamos todos los detalles de su aspecto y su actuación, cuando esperamos que consigan cosas notables, les estamos preparando para la caída, y a nosotros, para los problemas que se nos van a presentar. Cuando les decimos que esta visión particularmente norteamericana del éxito es tan importante que para verla cumplida ahora mismo necesitan medicinas, cirugía, correcciones, un entrenamiento de alto nivel y cualquier otra cosa que podamos encontrar, no les estamos haciendo ningún favor. Para triunfar, los niños necesitan valores, ética y una meta a la que apuntar, una idea de lo que consideramos que es una buena persona, y la ambición de hacer algo de su vida, sea lo que sea lo que decidan que ese algo deba ser. No necesitan simplemente un expediente que parezca fantástico en la solicitud de ingreso en la universidad.

Podemos establecer una analogía con el mundo natural y de los insectos. Los niños son larvas, suaves, delicadas y, lo más importante, seres no terminados. Por lo que ocurre en el mundo vegetal, decimos de una persona inexperta que está «verde». La mariposa que sale de la crisálida no puede utilizar las alas hasta que no se han secado. Si las usa demasiado pronto, queda lisiada de por vida. Nuestros hijos serán algún día mariposas, la mayoría hermosas a su manera y en su momento. No hay que apremiarles para que se arreglen el plumaje con el pico, ni para que vuelen, antes de hora.

Nuestras grandes esperanzas son signo de nuestra entrega y, muchas veces, de nuestra devoción. Los padres desean naturalmente lo mejor para sus hijos y de ellos; la mayoría de nosotros queremos más que nada proporcionar a nuestros hijos una vida mejor que la nuestra, que tampoco está mal. De hecho, a muchos nos criaron unos padres que tenían sobre nosotros esas mismas grandes esperanzas, a veces nos empujaban y nos apremiaban como nosotros hacemos con nuestros hijos, de vez en cuando de forma que les resultaba incómoda.

Pero merece la pena señalar que todas estas generaciones de padres que nos precedieron trabajaban con otras expectativas, generalmente con unas pretensiones menores y menos ambiciosas. Esa especie de locura estaba reservada para las madres de artistas, como la de Judy Garland y la de Mickey Rooney. Desde el principio, los padres de la generación de nuestros padres comprendían y aceptaban que sus hijos eran simplemente humanos. Por supuesto, deseaban que llegáramos más lejos y que nos fueran mejor las cosas. Es un objetivo que ya existía antes incluso de que Dios llamara a Moisés a la cima del monte Sinaí para recibir los Diez Mandamientos que, al parecer, siguen demostrando ser un magnífico conjunto de normas por las que regirse. Pero hace sólo una generación, el modelo tecnológico de perfección, el hombre biónico, era aún una especie de idea futurista de ciencia ficción; de no ser así, la idea no hubiera servido para aquel programa de televisión de tanto éxito.

Por entonces, todos veníamos al mundo con un determinado conjunto de rasgos de los que se entendía que, en su mayor parte, eran inmutables. Algunos pocos afortunados nacían guapos, brillantes o dotados para el deporte; y unos pocos desafortunados eran la antítesis de todo esto. Sin embargo, la mayoría éramos normales en casi todos los sentidos. Lo cual estaba bien y, además, ¿qué remedio nos quedaba? Los buenos padres, por supuesto, se esforzaban en dar a sus hijos cariño, un buen hogar y una educación, para que los niños pudieran llegar a todo lo que fueran capaces. Proporcionar alimento, una casa y unos principios éticos siempre ha formado parte de las responsabilidades de los padres. Sin embargo, existía la idea de que muchos aspectos de lo que éramos eran, para decirlo de forma simple, voluntad del Señor. Los atributos básicos de un ser humano no se podían alterar, *ni* antes *ni* después del nacimiento. Había que aceptarlos en su aspecto positivo y en su aspecto negativo.

Hoy vemos las cosas de forma muy distinta. Divisamos un claro futuro en el que la dotación genética de una persona se pueda alterar y mejorar. Como decíamos en el capítulo 2, las investigaciones genéticas se centran hoy sobre todo en solucionar problemas médicos graves, pero es una industria que ya se está privatizando y, como consecuencia de ello, cada vez se rige más por fines lucrativos. No hace falta ningún modelo informático para saber adónde nos va a llevar esto. Se trata de una gran inversión en una industria en crecimiento. ¿Existe algún límite en lo que la gente estará dispuesta a pagar por conseguir la perfección o, lo que más se le pueda parecer, para sus hijos? Aparentemente no. Hace poco, una pareja estéril fue noticia en todo el mundo al anunciar que estaba dispuesta a pagar la pasmosa suma de cincuenta mil dólares a una donante de óvulos que reuniera unas determinadas condiciones (entre ellas, medir al menos 1,75 metros y una puntuación mínima de 1.400 en el Test de Aptitud Académica) porque, en palabras de su abogado, «pueden».

Cuando falta poco para disponer de una tecnología que nos permitirá diseñar nuestros propios embriones, hemos demostrado ya que aceptamos —en realidad, que deseamos ardientemente— seguir cualquier receta que podamos para amañar la dotación genética a favor de nuestro hijo. Ya se está investigando un gran número de enfermedades hereditarias y de defectos genéticos. ¿Puede estar lejos el día en el que los padres lleguemos a pensar que, de alguna manera, es culpa nuestra si nuestros hijos no están sanos y si no son excelentes en cosas que consideramos vitales? Creemos que en muchos sentidos ha llegado ya este día.

Hoy, los padres piensan que las habilidades forman parte de la dotación genética, pero también creemos firmemente que son el reflejo de una buena paternidad. Estamos convencidos de que prácticamente todas las deficiencias del hijo son algo que debemos arreglar. Raramente vemos los «problemas» como una oportunidad de que el hijo fortalezca su carácter. Cada vez más definimos como «deficiencia» todo lo que no sea excelente y lo tratamos como si tuviera que ser alguna especie de trastorno de determinadas carencias diagnosticable.

¿Cuántos de nosotros podemos imaginar que admitimos sin rencor, como hace una mujer que conocemos, que nuestro hijo es «de floración tardía»? «Tardó en andar, tardó en hablar y tardó en leer», dice la mujer con una sonrisa encantadora. «Es tan buen chico, tan bondadoso. Sé que no tendrá problemas. Mi madre me dice que yo también era así, de modo que pienso que por qué voy a romperme la cabeza por algo que no puedo cambiar.»

En nuestra cultura de «cómo hacer» y de «poder hacer», como si se tratara de un pequeño motor que realmente pudiera hacerlo, nos decimos y nos repetimos que creemos que podemos, creemos que podemos... cambiar esto, superar eso otro, mejorar aquello. Se espera que los buenos padres de hoy proporcionen a sus hijos todas las ventajas que puedan permitirse. Todo lo que no sea esto demuestra una falta de entrega. Y así apuntamos a nuestros hijos a los cursos adecuados, les buscamos los adecuados profesores particulares, les enriquecemos la vida con un apretado programa de películas, teatros de marionetas, excursiones al zoológico y a todos los museos infantiles a los que se pueda ir y volver en un día. Nos sentimos obligados a hacerlo, como si prescindir de alguna de esas cosas fuera realmente una negligencia. Muy inseguros de cómo va a ser el futuro, como decía un padre, nos encontramos inmersos hoy en esta febril competitividad por lo que *pueda* ocurrir dentro de diez o veinte años.

Pero ¿qué precio pagamos por esta forma de ser padres? ¿Cómo se traducen en nuestros hijos la ambición y la inseguridad así expresadas? Al inscribirles en un programa de automejora de nunca acabar, confirmamos que tenemos sobre ellos unas elevadas expectativas, tan elevadas que quizá no lleguemos a divisarlas en toda su extensión. El éxito no tiene precio, les gritamos con nuestra actitud. También les decimos con ella que, aunque realmente deseamos que sean geniales, dudamos de que puedan llegar a su meta con sólo sus dos piernas, por eso estamos dispuestos a sacrificarnos y a hacer lo que debamos para que la alcancen. Y nada desanima más a un niño que la sensación de que sus padres tienen poca fe en sus capacidades internas.

Dice mucho sobre nuestra cultura que sea difícil comprender, en un primer análisis, por qué esa actitud no es un buen modo de alcanzar el éxito. Uno tiene unos buenos padres, unos hijos muy queridos y a quienes las cosas les van relativamente bien, muchas cosas divertidas e interesantes que hacer y los recursos para llevar este tipo de vida. ¿Cómo no iba a ser bueno para los hijos tener unos padres con unas elevadas expectativas, dispuestos a animarles y apoyarles en todos sus pequeños esfuerzos? ¿Qué puede haber de malo en una imagen como ésta?

Muchas cosas, si se mira desde la perspectiva del hijo.

Cuando apremiamos a nuestros hijos a aprovechar hasta el mínimo ápice de su potencial, visto desde nuestra posición, los padres acabamos por dedicar una cantidad exorbitante de atención a cualquier defecto que puedan tener. Pese a que repetimos mecánicamente lo geniales que son —después de todo, sabemos que el elogio favorece su autoestima—, con nuestra conducta demostramos que damos por supuestas todas sus virtudes. No son éstas lo que importa. Pensamos que sencillamente hacemos lo que más les conviene; pero desde su punto de vista, se sienten criticados constantemente porque, si siempre estamos tratando de mejorarles y enriquecerles, ¿no les estamos diciendo también que no son lo bastante buenos? Como les espetó, frustrado, un chico de noveno a sus padres: «Nunca observáis lo que hago bien. Me esfuerzo de verdad, pero sólo os dais cuenta de lo que hago mal». Con demasiada frecuencia, cuando miramos a nuestros hijos, vemos que la botella está medio vacía. Tomamos buena nota de lo que falta y censuramos que el nivel del agua esté bajo. En realidad, en lo que a la mayoría de nuestros chicos se refiere, la botella no está medio llena, sino que alcanza los 3/4.

Como ocurre a menudo, nuestra ansiedad se manifiesta en un esfuerzo por controlar hasta el mínimo detalle. Pretendemos incluso que nuestros bebés sean mejores. Los padres de un recién nacido, al parecer deseosos de encabezar la competición entre los usuarios de sillitas, ofrecieron a su niñera una bonificación de cinco dólares por cada hito evolutivo que el niño superara: si la edad media en la que los bebés logran sentarse son los seis meses y él lograba hacerlo aunque sea una semana antes... ¡clin, clin! La niñera hizo su agosto. Aunque esta cláusula de incentivo la motivaba a hacer que el bebé avanzara, y deprisa, es dudoso si los intensos esfuerzos de la muchacha ayudaban de algún modo al pequeño, a no ser, quizá, a desarrollar una profunda ansiedad e inseguridad. La madre de un niño de nueve meses le apuntó a clases de gimnasia para bebés para que pudiera socializarse con otros niños de su edad «y no fuera tan tímido que da pena, como yo». A una niña de 3 años, de piernas regordetas y hoyuelos en las rodillas, no se le permite tomar galletas por la tarde; a su papá, que regula todos los detalles de su dieta y vigila también con mucha atención lo que come su esposa, le preocupa que tenga problemas de peso cuando se haga mayor. Y con ello aumenta las probabilidades de que así ocurra, por culpa de su atención obsesiva a todo lo que la niña se pone en la boca.

Cuando creemos que hasta el mínimo esfuerzo nuestro contribuirá a configurar lo que vaya a ser nuestro hijo, en cuestiones importantes e intrascendentes, resulta difícil aceptar que estos niños, como nosotros, se convertirán en adultos con sus virtudes *y* sus defectos, con cualidades que mejoran la vida y otras que suponen un desafío. Para todos nosotros, dominar nuestras inclinaciones nada ideales constituye una de las labores más difíciles de la vida. Desde un punto de vista intelectual podemos entender que la perfección no es *realmente* posible; pero cuando se trata de ayudar a nuestros hijos, ya no es seguro que pensemos que sea perjudicial aproximarnos a ella tanto como humanamente sea posible.

Pensemos, por ejemplo, en el espectacular crecimiento de academias privadas como Sylvan Learning Systems, Kumon Math & Reading Centers, Huntington Learning Center y los Score! Educational Centers de Stanley Kaplan, donde se preparan los Test de Aptitud Académica. Tutor Time, que combina eficazmente el cuidado del niño con el enriquecimiento educativo, realmente promete que «los niños de seis semanas y mayores no sólo van a adquirir unas destrezas, sino que se desarrollarán como personas».

Ofrecer una ayuda extra a los niños que la necesitan es algo constructivo. Al fin y al cabo, la escuela no llega fácilmente a todos. Una encuesta realizada por *Newsweek* en 1998 descubrió que, de hecho, el 42 % de los estadounidenses piensa que los niños tienen una «gran necesidad» de clases particulares. No es exactamente un voto de confianza a nuestras escuelas públicas —¿o quizá sea que todo el mundo piensa que casi la mitad de todos los niños tiene problemas?—. Pero lo realmente asombroso es que, de todos esos niños que siguen los programas de Sylvan Learning Systems, un 40 % recibe una ayuda extra en *niveles superiores* al curso en el que se encuentran. No son niños que necesiten ayuda para desenvolverse bien en la escuela, sino niños cuyos padres piensan que necesitan ayudan para superar a los demás.

En muchas comunidades, consideraciones prácticas obligan a los padres que desean lo mejor para sus hijos a empezar a planificar pronto. Cuando hablan de encontrar el centro «adecuado», es muy posible que se refieran a las admisiones en preescolar, y no en la universidad. Al igual que la de los clubes, la admisión en la escuela infantil se ha convertido en una importante preocupación para los niños de 2 años —que aún llevan pañales, recordémoslo— que solicitan una de las plazas limitadas en una de las pocas escuelas aceptables de los principales centros urbanos. Los exámenes de entrada alejan a los niños de 4 años no motivados que podrían arrastrar o distraer al resto de la clase en la flor y nata de las escuelas privadas. Los padres ricos y ambiciosos intentan averiguar qué test psicológicos deberá realizar el solicitante de esas academias para gente pudiente, para que puedan practicar con los juegos y los rompecabezas adecuados. Algunos apuntan a sus pequeños a programas preparatorios, muchas veces disfrazados de algo distinto. Una madre del condado de Westchester, Nueva York, se ofendió al oír, en radio macuto, que otra mamá se había hecho con el test de inteligencia WISC para que su hijo lo pudiera practicar antes de hora. En su opinión, no sólo era algo horrible y carente de ética, sino que, francamente, le preocupaba que ese otro niño tuviera una ventaja injusta sobre su hijo, que evidentemente, pensaba ella, quizá no estaba lo bastante preparado como alumno de preescolar.

Cada vez más, un objetivo que se proponen las familias de clase media que disponen de recursos económicos es colocar a sus hijos donde piensan que deben estar, lo cual significa, casi siempre, un lugar mejor que el de la mayoría de los otros niños. Incluso se ha convertido en algo habitual procurarse un diagnóstico de discapacidad de aprendizaje para que el alumno reciba los apoyos especiales que no están a disposición de todos dentro del sistema escolar. Por ejemplo, en Greenwich, Connecticut —que, por buenas razones, cuenta con el sistema escolar mejor considerado, y también el más competitivo, de todo el país— a un tercio de los alumnos matriculados en los centros públicos se les ha diagnosticado discapacidad de aprendizaje. No crea el lector, por favor, que Greenwich sea una especie de vertedero de materiales tóxicos, donde la exposición a contaminantes peligrosos o a otros factores medioambientales haya provocado un incremento de los problemas neurológicos. En Greenwich, los factores de riesgo medioambientales son una riqueza increíble, unas oportunidades extraordinarias y, en algunas familias, una ambición desenfrenada. Lo que ese diagnóstico puede significar, en un sistema escolar público con muchos recursos como el de Greenwich, es un incentivo de valor incalculable para el alumno mediocre. Los niños con discapacidad de aprendizaje reciben clases particulares en la escuela, están exentos de determinadas tareas de curso y —en su momento, lo más atractivo— la posibilidad de realizar la versión sin límite de tiempo de los Test de Aptitud Académica. Algunos niños necesitan esta ayuda extra, se benefician de esta oportunidad y triunfan donde, de otro modo, habrían fracasado estrepitosamente. Tal vez todos los niños de todos los distritos escolares deberían contar con esta posibilidad.

Una alumna brillante y muy motivada de una universidad de élite del sur describía cuál es hoy la situación de los jóvenes como ella:

> Una de las principales preocupaciones de los padres hoy en día parece estar en la enorme presión a la que se somete a los adolescentes (pienso sobre todo en los alumnos de postsecundaria) tanto en el ámbito social como en el académico. Evidentemente, la presión entre compañeros habla por sí misma. Sin embargo, yo misma he experimentado la exigencia cada vez mayor que se hace a los estudiantes para que se esfuercen por conseguir entrar en «LA» universidad. Los currículos que los chavales han de tener hoy para poder entrar en un buen centro me dejan atónita: haber sido presidentes de varios clubes, encargados de los discursos de despedida en las fiestas de graduación (etc.) de sus clases, haber asistido a conferencias sobre liderazgo, haber trabajado con la comunidad... una lista interminable. Esto, sin duda, ha de suponer una enorme tensión para los padres que quieren que sus hijos triunfen y para los alumnos, que se ven obligados a afrontar esas presiones en unos momentos de problemas psicológicos. ¿Obliga todo esto a un adolescente a hacerse mayor antes de hora o le impide ocuparse de las cuestiones acuciantes propias de esta fase evolutiva, lo cual le supondrá futuras dificultades?

Esta reflexiva joven exponía con encomiable precisión el dilema, pero en cierto modo se quedaba corta. No decía que muchos padres también buscan inculcar a los hijos una serie de rasgos de personalidad deseables, y para ello acuden a terapeutas, profesores particulares y a especialistas en organización y aprendizaje para niños que no presentan problema alguno, pero que simplemente no demuestran lo que los padres consideran que es el nivel «óptimo» de motivación. O puede ser que tengan unos rasgos de personalidad, como poca tolerancia a la frustración o una carencia de dotes para el mando, que parezcan, quizá, problemáticos. Un buen número de nuestros niños padecen trastornos y sufren en silencio; les podría ser de utilidad la ayuda y la atención de un buen terapeuta. Pero de los que se dice que no alcanzan el nivel para el que están capacitados no necesitan este tipo de ayuda, lo único que en realidad necesitan es un poco de espacio. Necesitan permiso para encontrar su propio camino en la vida. Necesitan una oportunidad para tener una vida que les pertenezca y que esté configurada por ellos mismos, y no por las esperanzas y los sueños de sus padres.

Algunos padres están dispuestos incluso a que sus hijos tomen medicamentos que mejoren el rendimiento cuando han de realizar exámenes, y lo más sorprendente, en nuestra opinión, es que quienes se encuentran en posiciones de poder les urgen a que lo hagan. A un abuelo, un hombre rico y ex alumno de una universidad de élite, le invitaron a una conferencia del director de admisiones de su antigua universidad dirigida a un grupo de padres y abuelos también acaudalados. Entre otras cosas, aquel responsable de la universidad recomendaba que los padres ambiciosos consideraran la posibilidad de que a sus hijos se les diagnosticara un trastorno de déficit de atención, para que así pudieran conseguir que les recetaran Ritalin.* Este medicamento no sólo iba a aumentar el rendimiento de sus hijos en los Test de Aptitud Académica, les dijo, sino que también podría hacer «políticamente» más fácil que el centro admitiera al alumno.

Existen algunas pruebas de que el Ritalin mejora la concentración mental y el rendimiento en muchas áreas. Cuando se toma, pasar el aspirador se puede convertir en algo fascinante. Desde 1990, la fabricación anual de Ritalin en Estados Unidos se ha incrementado en un 500 %

* Medicamento no comercializado en España (*N. del ed.*).

Más de un millón de escolares americanos (y según algunas estimaciones, más del 10 % de todos los jóvenes varones de este país) toman hoy el medicamento varias veces al día. Muchos niños padecen de verdad el trastorno de déficit de atención, una situación que afecta a su capacidad para concentrarse, prestar atención y aprender. El Ritalin es un remedio muy eficaz para el problema, con unos efectos casi milagrosos, sobre todo cuando se combina con otras terapias. Pzero muchos expertos, y muy en especial los que no viven en Estados Unidos, sostienen que hoy en nuestro país se diagnostica ese trastorno de déficit de atención con una frecuencia exagerada.

Además, como afirmaba hace poco *The New York Times* respecto al Ritalin: «No se ha realizado ningún estudio sobre los efectos de este medicamento en niños que lo tomen durante más de catorce meses». Por no hablar del hecho de que el diagnóstico sigue siendo algo poco preciso. Y, como observaba el *Times* en un informe sobre las conclusiones de los responsables de los Institutos Nacionales de Salud: «Aunque el Ritalin y otras terapias pueden corregir los problemas de conducta en el aula, no había pruebas de que esa corrección mejorara el rendimiento académico del niño». No obstante, a muchos niños que molestan y no pueden estarse quietos en clase se les da automáticamente el medicamento. Algunos lo necesitan; otros, no. Unos padecen el trastorno de déficit de atención; otros están deprimidos, son inquietos, intranquilos o sencillamente... niños.

Como cultura, nos estamos acostumbrando a utilizar lo que se ha venido en llamar drogas «de estilo de vida», de las que, por todo tipo de razones, nunca se había oído hablar antes, a pesar de que los científicos sólo llevan unos pocos años estudiando su eficacia y sus efectos secundarios. De modo muy similar al hecho de que la talla 38 es la única que se acepta que pueda gastar una mujer, aunque la mayoría de las mujeres de este país se aproximen más a la 42, parece que sólo existe una forma aceptable de *ser*. Un estudio publicado en el prestigioso *American Journal of Psychiatry* exponía el descubrimiento de que determinados fármacos (los inhibidores de serotonina selectivos de conducta, o SSRI, en sus siglas inglesas) cambian aspectos básicos de la personalidad y la conducta en sujetos normales y sanos. Hasta el título del estudio parece futurista y aterrador: «Alteración selectiva de la personalidad y la conducta social mediante serotonina».

Si existe una solución, sencillamente no nos parece justo que nuestros hijos tengan que afrontar ningún tipo de desafío al que otros no deban enfrentarse. Sea un problema físico, mental o emocional, lo que queremos es una solución rápida, y algunos llegan incluso más lejos. Aunque los pediatras son muy cautos a la hora de prescribir la hormona del crecimiento humano a los niños de baja estatura, los informes aparecidos en los medios de comunicación sobre nuevas versiones sintéticas del fármaco se tradujeron en un aumento considerable del número de padres que querían considerar su uso para sus hijos con una estatura inferior a la media.

Los esteroides anabólicos, que aumentan la masa muscular y mejoran el rendimiento atlético, son otro tema controvertido. Según algunos cálculos, el 10 % de los deportistas de postsecundaria y cerca del 3 % de los de secundaria toman esteroides, muchas veces con conocimiento de sus entrenadores y de sus padres. Un estudio reciente elaborado por los National Institutes of Drug Abuse calcula que 175.000 chicas adolescentes han tomado esteroides anabólicos al menos una vez, lo cual supone un incremento del cien por cien desde 1991. La mayoría de padres bienintencionados sentiría aún escrúpulos ante la posibilidad de que sus hijos tomaran esteroides. Pero desde que la leyenda más reciente del béisbol, Mark McGwire, tomara un estimulante del rendimiento que era «legal» en béisbol (aunque no en otros deportes), es probable que alguien, al menos, empiece a considerar el asunto de un modo un tanto diferente. Mucho se habló de si el comportamiento de McGwire era ético y de si era un padre excelente y modélico. Si *él* lo hace, ¿por qué no voy a hacerlo yo?, podría preguntarse un aspirante a jugador. Y si no hay problemas con esta droga, ¿por qué iba a haberlos con otras?

Según la American Academy of Cosmetic Surgery, entre el 10 y el 15 % de las intervenciones quirúrgicas de este tipo en Estados Unidos se realizan hoy a adolescentes. Una cifra, por cierto, que no incluye los *piercing* ni los tatuajes. Los adolescentes, intrínsecamente perfeccionistas y duros críticos, todos los que creen que un grano a deshora y fuera de lugar (¿los hay de otro tipo?) va a hacerles unos desgraciados, aceptan con entusiasmo la idea de que no hay precio demasiado elevado para el éxito. Una nariz más suave, unos pechos mayores o menores, unas orejas más pegadas a la cabeza... por todo ello merece la pena el dolor, y no digamos el dinero. Un informe reciente de *The New York Times* sobre la oleada de solicitudes de intervenciones de cirugía estética en adolescentes citaba a varios cirujanos que decían que disponían hoy de sistemas que les ayudaban a distinguir los casos en los que eran realmente los niños quienes deseaban que se les interviniera de los casos en los que eran los padres quienes pensaban que sus hijos se debían operar. Según la revista *Newsweek,* 1.645 jóvenes de 18 años y menores se habían hecho una liposucción en 1998 y 1.840 se habían aumentado el tamaño de los pechos.

Por exageradas que estas intervenciones nos puedan parecer a quienes somos más moderados, los padres que las buscan o las aprueban piensan sinceramente que están haciendo lo que creen que es mejor para sus hijos. Hasta el nadador mejor dotado tiene problemas para competir con otro que esté inflado de hormonas. Es verdad que una chica de 14 años con una nariz curvada y una autoestima inestable —una circunstancia, esta última, que describe prácticamente a todos los jóvenes de 14 años, en algún momento al menos— se puede encontrar mejor consigo misma, y de forma más rápida, con una nueva nariz. O puede quedarse deshecha y decepcionada al descubrir que, después de la intervención quirúrgica, la vida sigue igual, con los mismos problemas y sin una nariz a quien echarle la culpa.

Si no importa el dinero y existe una solución fácil al alcance de la mano, puede resultarle difícil a un padre abordar esas posibilidades únicamente con criterios de principios. ¿Por qué no agitar la varita mágica o, en nuestra versión más contemporánea del cuento de hadas, cargarlo a la tarjeta de crédito y hacer que el problema desaparezca, justo a tiempo? Si uno consigue que el médico certifique que la nariz objeto de la intervención es un caso de «tabique desviado», es posible incluso que la compañía de seguros corra con los gastos.

Por anticuada que pueda parecer la idea, es posible que unos principios sólidos y meditados sean precisamente la mejor razón para evitar este tipo de intervenciones, a menos que estén aconsejadas realmente por los médicos porque al final la cuestión es ésta. Si el fin justificara los medios una vez, y sólo una vez, quizá fuera éste un buen camino. Muchos de nosotros, en un momento u otro, lo hemos tomado. Pero ¿y la próxima vez, cuando las circunstancias puedan parecer más apremiantes aún? Cuando se soluciona el problema al que nos enfrentamos, siempre aparece otro. La paternidad no consiste sólo en solucionar problemas, sino también —y quizá sea esto lo más importante— en cómo uno sirve de *modelo* para la resolución de problemas y en los principios éticos que uno enseña al hacerlo. Siguiendo el planteamiento de los niños «a medida» en la educación de los hijos, ensanchamos —tal vez de forma irreparable— el abismo que media entre las intenciones que proclamamos y nuestra verdadera forma de actuar.

También ensanchamos el abismo que media entre los niños que «tienen» y los que «no tienen». Resulta un poco desconcertante pensar que una parte integral de nuestro deseo de que nuestros hijos triunfen en la vida es confiar en que otros no lo consigan, pero lo que hoy esperamos de nuestros niños tiende a la exclusividad. Con demasiada frecuencia, cuando nuestras propias escuelas nos fallan, más que esforzarnos por llegar a la verdadera raíz del problema, metemos a nuestros hijos en una escuela privada (algo que al menos nos da la satisfacción de extender un cheque considerable y de creer que se nos da lo que pagamos) o nos mudamos a una zona residencial más cara. ¿Y quién podrá culparnos por ello? Cuando se trata de nuestros hijos, no estamos dispuestos a sacrificarles como conejillos de Indias al progreso o a los principios, como un peldaño hacia un futuro dorado que se cumplirá dentro de veinte años, cuando nosotros nos mezamos en cómodas sillas en nuestra comunidad de jubilados a la que nos habremos mudado, leyendo los comentarios de *USA Today*. Por entonces, puede que sea demasiado tarde para que nuestros hijos se beneficien de un cambio social generalizado, si es que alguna vez llegamos ahí.

Pero lo paradójico es que nuestros métodos a menudo resultan contraproducentes para nuestras esperanzas y nuestros sueños. Al deshacernos en nuestro empeño por dar a los hijos lo que quieren, o lo que nosotros queremos para ellos, en realidad estamos dañando su sentimiento interior de seguridad y de bienestar y dándoles acceso exactamente al tipo de herramientas que no queremos que empleen para construirse su vida. Cuando les animamos a que hagan trabajo de comunidad «porque las universidades lo valoran», no les estamos enseñando unos valores auténticos. Esto no les impulsa a ser amables con el amigo cuyo padre padece de leucemia ni a enfrentarse a quienes acosan y maltratan al alumno nuevo que llega a la escuela; no les anima a tratar con amabilidad y tolerancia a quienes no son tan afortunados como ellos. Cuando pretendemos hacer unos hijos a medida, demostramos que lo importante es lo que uno parece y cómo se comporta, no lo que uno es.

El mensaje que reciben los niños es que nunca, ni por un solo momento, se pueden contentar con ser lo que son. Deben inspirarse en el profundo dolor que produce no estar preparado. Han de aprender a emplear de forma productiva todos los segundos del día. Tienen que aprender que la vida es dura, una lección que han de interiorizar lo antes posible. Deben saber que nada surge de nada, ni siquiera el amor ni el respeto, que todo exige mucho trabajo, que nadie quiere a una persona sencillamente por quien es, que el objetivo está en los logros, que la personalidad ocupa un segundo puesto. La meta es la admiración, no el afecto ni la comunidad. Como observaba el perspicaz alumno, es mejor que los chicos sean ridículamente buenos, de lo contrario nunca llegarán a nada.

¿Una exageración? Desde luego. La mayoría de nosotros tratamos de apoyar los esfuerzos sinceros de nuestros hijos y les damos mucho cariño y una retroalimentación positiva. Pero ¿qué les parecen a *ellos* las vidas que les construimos y qué es lo que dicen nuestras acciones? Nuestra intensidad les dice que todo lo que hacen es importante, realmente cuenta para algo. Con las clases a las que les apuntamos, las ligas que juegan, los campeonatos en los que participan, la atención que prestamos a todos los aspectos de su rendimiento en la vida —el académico, el deportivo, el social, el físico—, les decimos siempre y eternamente que pueden, y deben, hacerlo mejor. Y esto es todo lo que importa en la vida. Es como si nuestro jefe o nuestro cónyuge nos dijeran lo buenos que somos y cuánto nos aprecian... pero pensaran que, si trabajáramos un poco más y dedicáramos otros cuarenta y cinco minutos por las tardes, seríamos mejor. No es nada difícil entender el mensaje oculto, no es ningún rompecabezas: «Después de todo, no eres tan bueno».

Éste es exactamente el mensaje que un niño, metido en una espiral interminable de actividades, clases y programas enriquecedores, recibe. En esto se convierten, en última instancia, nuestros intentos por perfeccionar a nuestros hijos, por muy buenas que sean nuestras intenciones. ¿Es extraño, pues, que muchos niños se quemen, abandonen, o finjan?

¿Por qué es tan destructivo este planteamiento de los «niños a medida»? Porque transmite al modelo básico del «chico de al lado» —que en realidad es el que tenemos en casa— la idea de que es fundamentalmente imperfecto. Nuestra preadolescente imperfecta y de todos los días —que se muerde el pelo cuando está nerviosa, que odia de verdad, de verdad, practicar con el piano y que lo está pasando bastante mal con la introducción al álgebra— recibe, de forma subliminal, el profundamente decepcionante mensaje de que sus padres tienen muy poca fe en su futuro. Es una suerte que estén ahí porque nunca se las podría arreglar sin ellos. Si el niño no encuentra su propio medio de arreglar sus muchos defectos, ¿qué le cabe esperar? Los niños acaban por creer exactamente lo contrario de lo que los padres esperaban. Éstos quieren que sus hijos sean equilibrados, seguros de sí mismos y capaces de decir «no» cuando tengan que hacerlo. Pero terminan por ser personas inseguras, con un sentimiento de ineptitud y de falta de auténticos valores, más capaces de decir «sí» cuando deberían huir, porque ¿qué saben ellos?

Todo el sistema está construido sobre percepciones e información falsas. Las imperfecciones de un niño dicen poco sobre lo que en realidad es o será. La vida y el desarrollo no son procesos lineales. Una persona no se mide realmente por el éxito en los estudios, el deporte o los negocios. Además las notas que se saquen en los exámenes de quinto tienen poco que ver con el rendimiento en la vida adulta. Todos sabemos por experiencia estas cosas, sin que importe lo que parece demostrar el estudio más vendido de la semana ni por mucho que parezca brillar el famoso adolescente del día. Pero nos es difícil confiar en nuestros instintos y vivir según estos conocimientos. El éxito académico y social tiene alguna relación previsible con el éxito en la vida (sea lo que sea lo que esta expresión signifique para quien haya de comprobarlo). Pero si hacemos un poco de memoria, ¿cuántos éramos tan buenos como lo que les pedimos a nuestros hijos que sean? ¿Podríamos haber previsto realmente, incluso al terminar la postsecundaria, lo que nos hubiera gustado de mayores o lo que hubiéramos querido hacer? Lamentablemente, quizá sea verdad que para un niño con pocos recursos un mal paso a edad temprana puede arruinar toda una vida, pero la clase media estadounidense normalmente da a sus hijos descarriados muchas segundas oportunidades. Muchos de estos chicos las han aprovechado y se han labrado una vida gratificante y de éxito.

Nos comportamos como si un reducido número de universidades y escuelas universitarias famosas fueran el único camino para triunfar en la vida. Todos sabemos que en realidad no es así (aunque probablemente sea verdad que determinadas calcomanías parecen más bonitas en la ventanilla trasera de un coche alemán de grandes prestaciones). De hecho, Harvard no es, ni mucho menos, lo ideal para la mayoría de universitarios. La mayor parte de sus profesores son alumnos de posgrado. La interacción con algunos de los famosos catedráticos de Harvard tiene tantas probabilidades de que se produzca como ver una grulla chillona remando en un esquife por el río Charles.

En Estados Unidos hay otras muchas posibilidades. Un joven muy brillante al que le apasionaban los aviones estuvo buscando hasta que decidió que para él la Universidad Pública de Ohio sería una gran elección. Y así ha sido. Se matriculó en el programa de aeronáutica, está sacando unas notas magníficas y en vías de ver realizado el sueño de convertirse en piloto de pruebas. Sus padres querrían que hubiese escogido otra carrera porque lógicamente les preocupa su seguridad, pero están orgullosos de él. Ha encontrado su sitio y está prosperando.

Y ni siquiera es de floración tardía. Al igual que este joven piloto, muchas personas no van por donde profetizaron sus mayores. Parece como si, cada dos por tres, en las reuniones de la escuela no se haga más que cotillear sobre aquella chica desgarbada que se convirtió en una famosa estrella de cine; sobre aquel mequetrefe que llegó a ser un multimillonario elegante, de éxito y, sí, sexy; sobre el payaso de la clase, que hoy ocupa una cátedra en una importante universidad. Un niño casi delincuente se convierte en un abogado honorable y de éxito; el chico más prometedor del barrio muere en accidente de tráfico durante su primer curso en Claremont College.

La vida no da garantías. Todos evolucionamos, despacio, en el curso de cada día que vivimos, tomando unas decisiones vitales por razones muy personales y mejorando a medida que avanzamos. Todas nuestras vidas incluyen muchas oportunidades perdidas, giros equivocados y algunos virajes afortunados en el último momento. El desarrollo humano sigue un camino sinuoso. Para decirlo como el filósofo Immanuel Kant (por boca de Isaiah Berlin), nada se puede construir completamente recto con la madera torcida de la humanidad.

Los niveles que nos fijamos como padres y, lo que es también importante, para nuestros hijos como tales son demasiado elevados. Nuestra equivocada creencia en que tenemos la capacidad —o incluso el derecho, por no decir la responsabilidad— de controlar lo que ocurra en la vida de nuestros hijos está mal fundada. Como generación, nos tomamos demasiado en serio sus vidas y concedemos una importancia exagerada a rasgos ocasionales de su personalidad y a aspectos transitorios de sus vidas. Recordemos que la infancia es la preparación y no una actuación. Las vidas de nuestros hijos les pertenecen. Debemos dejar de intentar vivir sus vidas por ellos.

No es que aconsejemos a los padres que ignoren los comportamientos muy inusuales, impulsivos, inmaduros o antisociales de sus hijos. Hay que evaluar este tipo de conductas y, en algunos casos, hay que intervenir. Pero no hay que remediar todos los pequeños defectos; no hay que enderezar todas las pequeñas curvas del camino. Algunas cosas de nuestros hijos les son innatas; algunos esfuerzos, demasiado ímprobos para nosotros. Muchas etapas del desarrollo no son más que una fase, como solían decir nuestros padres, sobre todo en la adolescencia, cuando los niños se dedican activamente a ensayar diferentes roles para ver los que realmente les encajan. Si sabemos dejarles estar, confiar en que estamos criando a un buen hijo que, con el apoyo necesario, descubrirá solo las cosas, si estamos siempre a disposición de nuestros hijos para cuando nos necesiten, es mucho más probable que encuentren un lugar en la vida donde se sientan cómodos. En su inmadurez y su inseguridad (unos estados naturales para los niños, recordémoslo), necesitan tener la sensación de que nosotros, sus padres, confiamos plenamente en ellos y les respetamos por lo que son, y por lo que van siendo, como personas.

Si, cuando nos miran a los ojos, ven en ellos el reflejo positivo de su imagen, se sentirán fortalecidos y estimulados a madurar aún más, a intentar incursiones seguras (confiemos) en lo desconocido y a desarrollarse como excelentes seres humanos. Si, cuando recurren a nosotros en busca de respuestas, todo lo que encuentran es una incertidumbre angustiosa sobre sus capacidades, se rebelarán y en el proceso muchas veces arruinarán sus vidas o aceptarán una visión de sí mismos de seres irremediablemente fracasados.

El reto se nos plantea a nosotros. Debemos abandonar nuestra falsa creencia de que se puede y se debe orientar sus personalidades hacia algún objetivo determinado por los adultos, una creencia que nuestra propia experiencia, como niños que fuimos, debería decirnos que es manifiestamente errónea. Tal vez sea mejor que aprendamos a aplicar a la educación de nuestros hijos la filosofía de esas asociaciones que fijan los doce pasos para organizarse la vida: «Que Dios me conceda serenidad para aceptar lo que no puedo cambiar, coraje para cambiar lo que pueda y sabiduría para distinguir lo uno de lo otro».

7

¿Ganar lo es todo?

Los padres de los Winslow Whammies están orgullosos. El equipo de fútbol, compuesto de jugadores nuevos de segundo curso, ha ganado el campeonato municipal para principiantes. Es una hazaña impresionante, sobre todo si se tiene en cuenta la falta de experiencia del equipo. El entrenador, padre de dos hijos que son las estrellas del equipo del instituto, sabía lo que se llevaba entre manos. Pese al mandato de educar, y no de entrenar para ganar, enseñó a los pequeños Whammies a empujar, a desplazar y a detener a los buenos jugadores, como hacen los chicos valientes. Los padres de los equipos contrarios e incluso algunos de los Whammies refunfuñaban. Pero, como decía un papá: «Si se quiere ganar, hay que jugar para ello... y como sabemos en mi oficina, esto normalmente significa empujar un poco más que los demás».

Dan, un chico de quinto, ha estado discutiendo con sus padres sobre sus actividades extraescolares. Recibe clases de piano (es realmente bueno), pertenece a un club de ajedrez (el año pasado ganó un trofeo), empieza como lanzador de su equipo de béisbol y practica el kárate. Todos están de acuerdo en que hace demasiadas cosas y necesita dejar alguna actividad. Él quiere dejar el piano o el ajedrez; sus padres quieren que deje el kárate. «El piano y el ajedrez desarrollan destrezas que va a utilizar en la vida», dice la madre de Dan. «El kárate no es más que una diversión.» Baja la voz. «Y de todas formas, tampoco es muy bueno.»

Gina, de 19 años, lleva practicando la natación de competición desde los 6. Inició su carrera en el circuito del equipo de natación lo-

cal, para pasar luego a los de los condados y de los estados. De hecho, se clasificó para el equipo olímpico de Estados Unidos en 1996. Consiguió el decimoquinto puesto en su especialidad, los cincuenta metros espalda. Pero nadie de su ciudad, excepto los amigos íntimos y los vecinos, sabía ni siquiera que Gina había competido en Atlanta. El periódico local nunca se preocupó de cubrir la noticia porque estaba claro desde el principio que la chica nunca tuvo posibilidades de conseguir una medalla.

No hay duda de que en Estados Unidos nos gustan los ganadores. Aplaudimos con entusiasmo a nuestros héroes deportistas, a nuestros magnates de los negocios y a nuestros famosos del mundo del espectáculo. En nuestras propias vidas, exigimos y valoramos el éxito. Pero, quizá, nuestras desmesuradas esperanzas y sueños convierten el camino a la felicidad en una pendiente demasiado peligrosa; muchos de nosotros no podemos subirla sin gran ansiedad y angustia. Mientras algunos se enfrentan incondicionalmente al reto de tratar por todos los medios de llegar a la cima, es probable que un gran porcentaje piense que, al final, una vida con menos presiones tiene más sentido y resulta más gratificante. Es verdad que alcanzar la cumbre reporta muchas recompensas culturales. Pero luchar por ello en todo momento —y esto es lo que se requiere normalmente— nos puede desequilibrar la vida.

Por esta razón lo padres debemos reflexionar sobre la definición que personalmente hacemos del éxito. Hay que considerar el precio de ser un «ganador» para determinar si merece la pena dedicar nuestra vida a poder llevar tal etiqueta y a que nuestros hijos la puedan mostrar pronto y de forma destacada. Tenemos que pensar detenidamente si nuestras descomunales aspiraciones son realmente lo mejor para nosotros y para nuestras familias.

Los norteamericanos tenemos muchas cosas de las que sentirnos orgullosos. Nuestro espíritu emprendedor permitió a nuestros antepasados construir una nación nueva que se ha convertido en el líder del mundo libre en sólo un par de cientos de años. Es posible que un país menos resuelto no hubiera ganado la carrera por ser el primero en llegar a la luna. En nuestra tierra de inmensas oportunidades, los sueños realmente se pueden hacer realidad si uno se esfuerza para que así ocurra. Pero quienes fijan en los grandes éxitos su objetivo primordial en la vida, al precio que sea, a menudo lo pagan caro, ellos, sus hijos y sus cónyuges. Muchas de las grandes estrellas dicen que se arrepienten de algunas decisiones que tuvieron que tomar, en especial las referentes a sus familias. No es raro que sean ellos mismos quienes acaben solos y emocionalmente a la deriva —como un ejecutivo jefe que conocemos al que ni siquiera invitaron a la boda de su hija.

Hasta los más ambiciosos de nosotros queremos evitar cosas como ésta, por eso tratamos de refrenar el deseo de alcanzar grandes cosas con un compromiso con unos buenos valores y una vida regida por principios éticos. Los padres nos esforzamos, con mayor o menor éxito, por conseguir un equilibrio entre nuestras ambiciones profesionales y personales y el deseo de unas relaciones íntimas y firmes con nuestra familia. Pero es fácil perder de vista los mensajes implícitos que reciben nuestros hijos cuando ven nuestra forma de vida y observan a las personas que tenemos por modelo.

Con palabras y con hechos les decimos a nuestros niños que todo lo que valga la pena lo vale al cien por cien. Les estimulamos para que sean todo lo que puedan ser. Ir a por el oro. No contentarse nunca. Aspirar, conseguir y lograr. Superar. Triunfar. ¿Realmente son éstos los valores esenciales con los que nuestros hijos pueden construir una vida buena? Es posible que en la vida real se contradigan con nuestras exhortaciones, también insistentes, sobre la formación de su personalidad. Además, luchar por tanta perfección normalmente aleja para siempre de la mayoría de los mortales la satisfacción, e incluso quizás un firme autorrespeto. En este capítulo hablaremos de cómo nuestra obsesión por la competencia y los logros muchas veces desbarata nuestro buen juicio innato. Después damos algunos consejos sobre cómo adoptar una perspectiva mejor.

El éxito es una droga en Estados Unidos, a la que muchos estamos enganchados. Como en las películas *Rocky* de tanto éxito, uno se siente estupendamente cuando alcanza una meta que se haya propuesto, al permanecer de pie triunfante sobre el ring como el nuevo campeón, sobre todo si va acompañado de una buena bolsa y un determinado caché. Como el de una cerveza fría después de un día largo y caluroso, el sabor de la victoria es magnífico. Sin embargo, si toda nuestra identidad se basa en la idea embriagadora de los logros y el dulce sonido de los aplausos de los demás, las recompensas muchas veces son, como dicen en los anuncios, «ligeras y más finas». Llegar a una cima nunca es suficiente. Siempre necesitaremos un mayor prestigio y más campeonatos para sentirnos satisfechos. Pasamos continuamente de un desafío a otro, esperando cada vez mayor adulación, y así nunca podemos detenernos con la suficiente tranquilidad para observar cuánto hay de bueno en nuestras vidas ni para reconocer que esta lucha perpetua surge de una necesidad interior que nunca deja de roernos, un demonio que exige que le alimentamos. Esta forma de vida asegura que nunca tendremos el alma satisfecha.

Si se trata del alcohol o la nicotina, hasta los más empedernidos normalmente tratan de evitar que sus hijos caigan en la adicción. Pero cuando se trata de triunfar, nos es difícil reprimirnos, o reprimir a nuestros hijos, y pararnos a contemplar qué significa realmente para nosotros ser un ganador.

¿Fue Gandhi un triunfador? ¿Y la madre Teresa? ¿Y alguien que pase los fines de semana trabajando en un comedor de beneficencia o tocando música en un asilo de ancianos? ¿Gana todos los partidos el deportista dotado que se hace fácilmente un par de *home run*? ¿Y el niño de diez años que acude todos los días a entrenar y sigue haciéndolo a pesar de la deprimente media de buenos golpes? ¿Diríamos que es un ganador el niño con el que siempre se puede contar para invitar al inadaptado de la clase a que juegue? ¿O aquel cuyo buen humor es lo que mantiene unido al grupo, pero que nunca destaca ni brilla como una estrella? ¿Es que el objetivo es que le toque a uno la lotería, conseguir un *home run* al final del noveno en las World Series, o de lo que realmente se trata en la vida es de aparecer y participar todos los días, como Cal Ripkin, que estableció el récord de partidos de béisbol jugados de forma consecutiva?

Los padres trabajadores, y que en muchos aspectos hemos alcanzado el éxito, nos sentimos instintivamente orgullosos cuando nuestros hijos destacan en algo, sea porque pintan bien, porque consiguen una banda azul en una competición hípica, porque saben localizar en el mapa municipios poco conocidos. Desde la grada aplaudimos con entusiasmo sus esfuerzos, algo que les suele encantar (aunque, cuando llegan a la adolescencia, muchos nos apremian discretamente a que nos reprimamos). Nadie nos puede recriminar que contemos satisfechos sus éxitos a familiares, amigos y vecinos.

Mucha gente se queja de que hoy son demasiados los niños a los que se presiona de forma irracional. Pero es posible que a los padres les sea realmente difícil trazar la línea divisoria entre mostrarse entusiasmados por sus hijos y ejercer sobre ellos una presión exagerada. Quizá con sorpresa levantemos las cejas al enterarnos de que al chico de octavo del otro extremo de la calle le han restringido las llamadas telefónicas porque sacó un bien nada menos que en Educación Física. Estamos seguros de que se ha traspasado la línea cuando nos enteramos de que a un niño del equipo de hockey de nuestro hijo le dan unos incentivos económicos para que mejore su juego en la pista: tres dólares por cada gol, y nada menos que diez por tres goles seguidos. Nos quedamos atónitos al oír que han descubierto que un chico de diez años que conocemos contrataba a otra persona para que le hiciera los Test de Aptitud Académica, debido a la presión que siente por poder entrar en una universidad competitiva.

Sin embargo, si es nuestro hijo quien tiene posibilidades de triunfar, tal vez estemos menos seguros de dónde están los límites. En nuestra cultura de famosos, se lleva el ser un personaje. Hoy todos creen que pueden llegar al estrellato. En su libro *Searching for Bobby Fischer,* del que hablábamos en el capítulo 6, Fred Waitzkin recuerda la irritación que le produjo que Bruce Pandolfini, el entrenador de Josh, el inteligente hijo de Waitzkin, cuestionara la conveniencia de que los niños participaran en competiciones nacionales donde «el valor de uno como ser humano iba unido a ganar o perder». Waitzkin describe el disgusto que le produjo «la desagradable y fingida neutralidad» de Pandolfini. ¿Por qué? En palabras del orgulloso papá: «Nos guste o no, este tipo de acontecimientos tienen su lado doloroso. No pueden existir unos ganadores eufóricos sin unos desgraciados perdedores». Cuando se realizó ese torneo nacional, el pequeño Josh Waitzkin no había cumplido aún los 9 años.

Es fácil que nos repelan las explicaciones de Fred Waitzkin; *nosotros* nunca pondríamos a nuestro hijo de tercer curso en una situación como ésa. ¿No? ¿Y si pareciera que quisiera intentarlo y no le preocupara mucho el resultado del campeonato? ¿Y si también participara su mejor amigo? ¿O qué ocurriría si, al igual que Josh, tuviera muchas probabilidades de ganar el título nacional? ¿Y si siempre hubiésemos deseado participar en campeonatos de ajedrez y nunca lo hubiéramos podido hacer? ¿Alguna de estas razones harían que ese «maldito acontecimiento» fuera una buena forma de que un chico como el nuestro —u otro— pasara el fin de semana? Muchas veces empleamos estos razonamientos para hacer que nuestros hijos realicen actividades que, en el fondo de nuestro corazón, sabemos que no redundan en su mejor interés.

En cierto modo es más difícil precisar qué es una actitud avasalladora cuando las fuerzas que la impulsan somos nosotros mismos, como tampoco podemos determinar siempre dónde termina el ánimo y empieza la obsesión, sobre todo en el caso de niños que, por sí mismos, no se sienten motivados a probar cosas nuevas ni a hacer mucho. Al niño de tercero que odia leer le puede ser provechosa una recompensa económica —lo que se suele llamar un soborno— para que lea más, especialmente si los libros están bien escogidos y le ayudan a vencer la vergüenza de ser un mal lector. Hasta es posible que le lleguen a gustar los libros. Y a ese chico un tanto torpe que no intenta jugar a fútbol le puede ayudar algún incentivo para que practique.

Pero los padres han de decidir lo que hay que hacer en cada caso, una tarea nada fácil. Un padre, deportista entusiasta, recuerda cuando su hijo tenía 6 años y quiso dejar las clases de natación. El pequeño prometía como nadador, tenía una forma natural excelente y una velocidad nada frecuente. Pero la primera clase le asustó —el monitor le había hecho nadar toda una piscina grande, que al niño le pareció interminable—. Al principio el padre intentó convencer al chico para que siguiera, pero se dijo: «¿Por qué lo hago? Sabe nadar; no *tiene por qué* hacerlo mejor». Fue difícil aceptar que el niño, que poco sabía de cómo funciona el mundo, dejara un deporte en el que podría haber tenido un futuro. Luego resultó que el chico, a su ritmo, se convirtió en un destacado jugador de béisbol; merece la pena señalar que sin una pasión propia, como la que hoy siente al jugar de centro campo, ese «futuro» era cuestionable. Pese a todo lo que sabemos sobre cómo funciona el mundo, debemos escuchar —atender, realmente— lo que nuestros hijos dicen sobre lo que desean de sus vidas.

No es malo que los padres tengan una visión de lo que quieren que sus hijos obtengan de la vida; todos soñamos en lo que pueda deparar el futuro, y no hay duda de que algunos de nuestros niños serán lo bastante felices para andar ese camino. Es loable que tengan grandes expectativas sobre ellos, que queramos que hagan de su vida algo importante. Muchas personas mayores que conocemos se lamentan y se sienten contrariadas con razón de que parecía que sus padres apenas se preocuparan de lo que eran y de lo que llegaron a ser, siempre que no plantearan demasiados problemas. Por eso se aseguran de criar a sus hijos de forma distinta. Un cirujano conocido nuestro se lleva a su hija de 10 años a las visitas del hospital las mañanas de los fines de semana, y así pasan un buen rato juntos. Un escritor le pide a su hijo preadolescente su opinión acerca de su trabajo y descubre que el chico tiene algunas ideas interesantes que ofrecer, a la vez que le gusta que su padre le aconseje también sobre sus trabajos escolares. A ningún niño dejaría de serle beneficioso saber, en su corazón, que papá y mamá se preocupan de lo que le ocurre y quieren ayudarle a conseguir sus propósitos y participar en su empeño.

Además, en muchos aspectos de la vida, la competencia fortalece, da energía, inspira e incluso resulta divertida. Si luchar por alcanzar un nivel más alto, sacar una mejor puntuación (o menor, en el golf), correr más y más lejos, escalar montañas más altas y ganar más dinero nos estimula, es algo magnífico, especialmente si es uno mismo el que decide competir, con otros o consigo mismo. En algunas situaciones, la competición nos puede empujar a alcanzar cosas maravillosas y muy gratificantes. Pero cuando nuestros hijos están inmersos en actividades muy competitivas, aunque parezca que quieran realizarlas, los orgullosos padres debemos asegurarnos de que se trata de *su* pasión, no de la nuestra.

Probablemente, los padres siempre han visto en sus hijos la oportunidad de ver cumplidas algunas esperanzas difíciles de alcanzar; después de todo, los hijos son nuestra inmortalidad, al menos en sentido biológico. En el preciso momento de la vida en el que aceptamos que es posible que muchos de nuestros más queridos sueños nunca se harán realidad, parece que los hijos nos ofrecen un último round en el ring, una última oportunidad de competir. Precisamente por esta razón los psicólogos han dado su propio nombre al fenómeno de los padres avasalladores: «Logros por poderes». Es evidente que un padre se siente orgulloso cuando el hijo decide, por voluntad propia, seguir sus mismos pasos. Al fin y al cabo, la imitación es la forma más sincera de adulación. Pero si nuestra principal motivación es la esperanza de inmortalidad, entonces quizá sea mejor que sigamos el ejemplo de los egipcios y encarguemos para ello una pirámide y concedamos a nuestros hijos la libertad de vivir sus propias vidas y de perseguir sus propios sueños.

Muchos padres empujan con demasiada fuerza. Bruno Bettelheim pensaba que esta insistencia en que el hijo «rinda» bien era una fuente de patologías psicológicas en los niños de clase media norteamericanos. «Muchas veces los padres cuyos hijos están sobrecargados de actividades muestran una preocupante indiferencia hacia su hijo como persona, combinada con una insistencia en un muy buen rendimiento.» Debemos recordar que todos los hijos desean complacer a sus padres.

Cuando confiamos tan desesperadamente en que nuestro hijo sea el que llamen al escenario, una y otra vez, en la reunión anual para la concesión de los premios académicos, una situación que se convierte en nuestro particular pase decisivo para la victoria, es posible que nos las veamos para poder disimular nuestra decepción cuando la jugada no llegue a buen término. Estando tan inmersos en la batalla con nuestra propia decepción, tal vez ni siquiera nos demos cuenta de la que nuestro hijo sufre por partida doble: por no rendir lo esperado y por decepcionarnos. En esos momentos, nuestros hijos se sienten solos y abandonados, y nosotros olvidamos lo agradecidos que deberíamos estar por el simple hecho de que nuestros hijos puedan jugar. Ambas circunstancias aumentan la distancia entre nosotros y nuestros hijos.

Porque deberíamos concentrarnos en lo que piensan y sienten al no conseguir el éxito, y así se dan cuenta de que lo que realmente nos interesa somos nosotros mismos. Una madre se sentía profundamente avergonzada porque su hija de secundaria no apareció en el cuadro de honor un trimestre —los alumnos que aparecen en él ven sus nombres publicados de forma destacada en el periódico local de la pequeña ciudad exclusiva donde vive la familia.

Para asegurarles el éxito, es posible que olvidemos ciertos peligros. Algunos padres se dejan llevar más por el miedo de que a su hijo le llamen «perdedor» que por el buen juicio. En una comunidad acomodada, los padres de unos niños de octavo les dejaron asistir a una fiesta en la que sabían que habría más alcohol que vigilancia porque si no les dejaban ir la gente podría pensar que sus hijos eran unos «anormales». Una niña de octavo le dijo a su padre que en su rica comunidad, para ser miembro del grupo «*in*», había que practicar el sexo oral al menos con un chico. Ya se sabe que los adolescentes se mueven en los extremos.

Es difícil abordar honradamente este tipo de cuestiones; si nos examinamos a nosotros mismos y nuestras motivaciones, probablemente a la mayoría no nos gustará algo al menos de lo que veamos. Sí, es posible que queramos que nuestro hijo gane, que consiga grandes logros y que sea un buen tipo y popular —exactamente como siempre lo hemos querido para nosotros—, pero probablemente no valga la pena el precio de ello en cada situación. Es una de las muchas razones por las que los padres debemos saber qué significa para nosotros ser socialmente una persona de éxito, un vencedor. Es el primer paso necesario para transmitirles la idea a nuestros hijos, algo de lo que han de oír hablar, de forma clara y constante, a medida que avanzan hacia la madurez.

Muchas personas ansían una forma u otra de estrellato. Ser una persona normal puede no parecer suficiente; esos otros, al fin y al cabo, son una familia más, en modo alguno más especial que la nuestra. ¿No nos sentiríamos mejor si les viéramos jadear y resoplar tratando de alcanzarnos? Si nuestro hijo es de los que establecen los niveles, y no de los seguidores que intentan desesperadamente seguir el paso, ¿no estará libre de inseguridad, incomodidad, insatisfacción e infelicidad?

En absoluto. Como tantas veces ocurre en la vida, nuestros actos producen de forma inadvertida los resultados que más tememos. No hemos domesticado y sometido nuestros demonios más esenciales, y siguen vivos, bien y con mucho poder en nuestro inconsciente. Es un círculo vicioso. La presión a la que sometemos a nuestros hijos para que triunfen no ahuyenta en modo alguno a los demonios de su vida. Lanza directamente a los pobres niños a sus brazos.

Los norteamericanos siempre hemos adorado a los ganadores, desde Babe Ruth hasta Michael Jordan, pero nuestra generación ha bajado los niveles y ha subido el volumen. Cualquiera puede ser una superestrella si sabe hacer algo realmente bien. El culto a los famosos se ha convertido en nuestra cultura. Las personas que tienen la suerte de poseer alguna cualidad única o un talento especial muchas veces son elevadas a la categoría de símbolo, sin que importen otros aspectos de su vida. Revistas como *People,* programas de televisión en los que se exhibe a estrellas como Madonna sentando cátedra sobre temas sociales y profesionales de las relaciones públicas que, como el Mago de Oz, dirigen toda la operación entre bastidores alimentan esta idea de estrellato. Hoy, los profesionales de las relaciones públicas saben exactamente cómo hacer que hasta tipos corrientes como nosotros parezcan un cruce de Albert Schweitzer, Albert Einstein y Tom Cruise, un padre preocupado, un genio, con conciencia social, un pilar de la comunidad, una persona total y absolutamente guay. Basta con peinarse hacia atrás, así, y ponerse unas RayBan.

Esta idea fija el color en el que vemos el mundo, por no hablar de cómo vemos a nuestros hijos y a nosotros mismos. Los famosos parecen dioses, no personas. Nos asombramos al oír que se resfrían, les salen granos y llevan un mal corte de pelo, como nos ocurre a todos los demás. En su obra póstuma *Daisy Head Mayzie,* el sabio doctor Seuss cuenta la historia aleccionadora de un niña que se hizo famosa en todo el mundo porque cultivaba una flor en una maceta sobre la cabeza. Consiguió fama, fortuna y que la gente se agolpara a su alrededor, pero vivía en una soledad desgraciada porque todos olvidaban que, bajo su tocado espectacular, no era más que una niña que todavía necesitaba que la cuidaran. Nadie quiere una cosa así para nuestros hijos, pero cuando fijamos nuestro microscopio paternal tan intensamente en un rasgo o una cualidad destacados de nuestro hijo, corremos el riesgo de hacer exactamente lo mismo. Un determinado aspecto de lo que es nuestro hijo se hipertrofia y todo lo demás no nos importa lo más mínimo.

Es una receta de la inseguridad que no puede fallar. Tanto si somos una persona guapísima, o dotada para los estudios, o para el deporte, o para la música, o para el arte, o divertida, o sencillamente sabemos cocinar como nadie, todos queremos que se nos quiera por todo lo que somos. Cuando se magnifica un solo rasgo, esta parte se convierte en toda la persona. Lo que, en el fondo de nuestro corazón, todos deseamos es que nos quieran completamente por lo que somos y no por eso que sabemos hacer muy, muy bien. Nadie quiere ser un poni que sólo sepa hacer un ejercicio.

Los norteamericanos valoramos la competición y los logros individuales más que muchos otros pueblos. En un artículo publicado en *The New York Times,* su autor, Nicholas Kristof, recordaba que, cuando vivía en Japón, intentó enseñar el juego clásico norteamericano de las Sillas musicales a un grupo de niños de 5 años que celebraban el cumpleaños de su hijo Gregory. Fue un fracaso divertidísimo. Los niños japoneses se apartaban con toda educación y dejaban que los demás se sentaran en sus sillas. «A los niños norteamericanos se les enseña a ser ganadores, a aprovechar sus oportunidades y quizá también las del niño que tengan a su lado», escribía Kristof. «A los niños japoneses se les enseña a ser buenos ciudadanos, a ser jugadores de equipo, a obedecer las normas, a estar contentos de ser una pieza de todo un mosaico.»

Ni a los más jóvenes norteamericanos les resulta extraña la idea de arrebatar a otro la silla más próxima en el momento en el que cesa la música, en cambio esta actitud va totalmente en contra de lo que es la esencia de la educación que los niños japoneses reciben desde la cuna. El respeto a los sentimientos de los demás forma parte integral de su cultura. Sencillamente, hacer que otro se sienta mal por dejarle sin silla es algo que no se hace.

Los japoneses son japoneses y tienen su propia forma de hacer las cosas; los norteamericanos tenemos la nuestra. Cada uno tiene sus aspectos buenos y sus aspectos menos atractivos. Pero hay que decir que encajar bien y discretamente en un mosaico mayor y de más colores no es lo que la mayoría de los padres norteamericanos deseamos para nuestros hijos. De forma secreta o abierta, aspiramos al primer plano, a la fotografía a todo color y en primera página, la que podemos enmarcar y mostrar colgada en la pared del salón. Es bueno que nuestros hijos brillen intensamente, y mejor aún si son los que más resplandecen. Pero el hecho de que seamos tan competitivos con nuestros hijos, y por ellos, dice mucho de lo inseguros que nos sentimos sobre el futuro y, lamentablemente, de lo poco que nos preocupa el futuro de esos otros niños a los que nuestro hijo ha vencido. Nadie sabe cómo se supone que encaja esa actitud de ganar a toda costa con otros valores que apreciamos mucho, por ejemplo el de compartir y respetar los sentimientos y los derechos de los demás.

Conocemos a dos chicos, hijos de inmigrantes chinos, que juegan con la Nintendo de forma distinta a como lo hace la mayoría de los niños de Estados Unidos. A diferencia de los niños que, como hacen casi todos, juegan a ver quién gana, esos dos juegan juntos, como un equipo, para ganar a la máquina. Se han criado en una familia que da mucha importancia a la ayuda mutua y a las obligaciones para con la familia. Competir con un hermano parece algo extraño.

¿Quién puede decir que esos chicos van a obtener unos mejores resultados que sus exageradamente competitivos vecinos americanos en el juego de la Vida? Aunque son unos estudiantes excelentes (uno consiguió una beca para estudiar en Yale), nadie lo puede asegurar porque nadie puede ver el futuro con la suficiente claridad como para predecir qué necesitará el mundo dentro de diez, veinte o treinta años. Lo mejor que podemos hacer por nuestros hijos es proporcionarles las herramientas para poder vivir una vida buena. Les podemos enseñar a cuidar de su vida física, mental y emocional para que sean personas sanas, capaces de pensar claramente, amarse y cuidarse, a sí mismos y a los demás, y de este modo tener la suficiente personalidad para saber dar la cara por ellos mismos cuando sea necesario. No es probable que estas destrezas interpersonales, de importancia capital, la verdadera clave para saber arreglárselas en la vida, fueran hace un siglo radicalmente distintas de como son hoy.

Sin embargo, mientras no definamos qué cualidades esperamos fomentar en nuestros hijos, éstos tendrán dificultades para abrirse camino, una verdad especialmente incuestionable cuando les apremiamos a avanzar, y a avanzar más aún, al tiempo que apartan a los demás. Forjar unas relaciones que destilen unos valores y unas ideas que favorezcan unos lazos íntimos y una satisfacción con la vida propia supone un reto para los padres. Pero es el tipo de reto que hace de la educación de los hijos una empresa compleja y gratificante, una empresa que convierte la misma vida en una aventura. Como decíamos en el capítulo 4, forma parte de la creación de esa eterna relación exclusiva nuestra y de nuestros hijos.

Hay muchas formas de ganar. El éxito de uno, especialmente el de un niño, no tiene por qué conseguirse a expensas del de otro. Dado lo mucho que han de dominar los niños, los muchos pasos en falso, accidentes y tropezones con los que nos encontramos en la vida, los padres debemos ser capaces de sentirnos orgullosos de los hijos que saben aprender, explorar, probar cosas nuevas, preguntar y averiguar ellos solos quiénes son y qué quieren llegar a ser. Las recompensas de vivir una buena vida no se limitan a un determinado tipo de banda azul ni a un saldo concreto de la cuenta bancaria. El mundo es muy grande, con muchos trabajos y un montón de espacios que llenar. En última instancia, la mayoría de nosotros encontraremos algo que sepamos hacer bien. A unos nos gusta tomar la iniciativa; otros prefieren desempeñar un papel de apoyo. Pero ambas formas de ser tienen su valor y son fundamentales. Encontrar unas pocas cosas que nos gusten y hagamos bien, y unos ámbitos en nuestras vidas donde nos podamos sentir orgullosos y triunfantes contribuye a hacer de la vida algo bueno y gratificante, y, francamente, es lo mejor que la mayor parte de nosotros puede esperar.

Entonces, ¿por qué seguimos diciéndoles a nuestros chavales que lo tienen que hacer todo, y además realmente bien?

Fijémonos un poco más en los dos campos en los que solemos definir el éxito como «hacerlo mejor que todos los demás»: el de la escuela y el de los deportes. Cuando un niño empieza en preescolar, es posible que los padres que se han dedicado a enriquecer a su hijo en sus primeros años se sientan impacientes por ver si ven recompensados sus esfuerzos. ¿Cómo destaca Molly sobre los demás? Una maestra de preescolar recordaba una reciente reunión con unos padres, que ella inició diciendo lo estupendamente que la niña se había adaptado a la escuela y lo agradable y querida que era. Lo primero que preguntó el padre fue cómo iba en los estudios. La programación para los niños de 3 años realmente no contemplaba mucho el aspecto académico, le dijo la maestra, pero no había duda de que su hija era brillante. El padre insistió, para al final hacer la pregunta que más le importaba: «¿Es la más brillante de la clase?».

La presión por obtener unos buenos resultados académicos está presente desde el principio. Nunca ceja. Cada vez se espera más que los niños sepan leer con soltura ya en el jardín de infancia. A los que no lo consiguen hay que buscarles un profesor particular. Claro que, para los niños que la necesiten, hay que buscarles una ayuda extra tan pronto como sea razonable y posible. Pero, como observa un especialista en lectura, ocurre sencillamente que algunos pocos niños no están preparados para leer hasta los 7 u 8 años. Es algo que tiene poco que ver con la inteligencia. Los niños que hablan y leen pronto no son necesariamente después los mejores en la universidad. Los que empiezan más tarde simplemente se desarrollan de forma distinta y procesan las palabras y las letras con fluidez un poco más tarde. Albert Einstein, por ejemplo, parece que empezó a hablar bastante tarde y nunca fue un alumno especialmente bueno. Empujar a los niños que no están preparados para leer puede llevar a la frustración y el fracaso, y no raramente a una posterior aversión hacia la lectura.

Todos queremos que nuestro hijo sea «inteligente», algo que significa muchas cosas distintas. Los que estudian la inteligencia piensan que existen más *tipos* de inteligencia además de la simple capacidad académica que tanto se ha valorado siempre. El psicólogo de la Universidad de Harvard, Howard Gardner, ha identificado al menos siete categorías diferentes de talento, que incluyen las destrezas verbales, la aptitud visual, las destrezas atléticas o mecánicas, el talento musical, la automotivación y las destrezas sociales. Las dos últimas son la base de la inteligencia emocional, el tema de algunos libros de éxito del psicólogo y periodista Daniel Goleman.

Muchos de nosotros que no éramos precisamente brillantes en los estudios tradicionales podemos sentirnos aliviados al ver que el mundo reconoce al menos que hay muchas formas de ser listos. Sin embargo, cuando se trata de nuestros hijos, quizás estemos menos dispuestos a pensar en esa multiplicidad de inteligencias. Seguimos deseando que sean los primeros en lo académico. La inteligencia está donde está. Sentimos auténtico orgullo paterno (de tal palo tal astilla) ante una buena puntuación en las pruebas de coeficiente intelectual y una decepción absoluta e innegable si no llega a la media, algo que, tal como funcionan las estadísticas, es lo que suele ocurrir en la mayoría de los casos. El psiquiatra infantil y juvenil Stanley Turecki, autor de *El niño difícil: cómo comprender y tratar a los niños difíciles de educar*, decía hace poco que, en el elegante Upper East de Manhattan donde trabaja, los niños pueden ser o dotados o discapacitados para el aprendizaje; no hay término medio. Algunos padres incluso intentan enseñar a sus hijos a hacer pruebas de coeficiente intelectual, como si lo que importara fuera la puntuación. Lo que en su origen era una medición relativamente objetiva del potencial para conseguir unos buenos logros académicos para los educados en la cultura dominante de clase media, se está adulterando mediante unas técnicas de dominio de las pruebas.

Hoy, para muchos padres, una puntuación inferior a 130 —que suele ser la que se exige para poder participar en programas para dotados en los centros públicos— significa una llamada a la acción. Probablemente, el «problema» tiene más que ver con el sistema de distribución de los niños que con los propios niños, pero éste es otro tema. Hay toda una industria de juguetes, juegos y rompecabezas que se comercializan como estimulantes de la inteligencia; algunos, como decíamos en el capítulo 3, van destinados a los bebés. Estos padres saben muy bien lo que quieren y existen guías de estudio para esos niños, por ejemplo la «Guía para mejorar la puntuación en los test de coeficiente intelectual para niños de 10 a 14 años». Estos cuadernos de ejercicios no mejoran ni la inteligencia innata del niño ni su capacidad para razonar de forma clara, creativa o correcta. No le proporcionan nada que le ayude a encontrar su camino en la vida ni le ayudan a pensar de forma independiente. Todo lo que hacen, teóricamente, es elevar las puntuaciones que los niños obtienen en los test y transmitirles el mensaje de que lo importante no es aprender, llevándoles así a pensar que son más listos que su vecino.

A pesar de que los expertos académicos y del mundo de la industria insisten cada vez más en la necesidad de la cooperación y el trabajo en equipo, tendemos a educar a nuestros hijos como unos individualistas inquebrantables. Una filosofía que quizá sirviera aquí, en Estados Unidos, en los tiempos en los que uno se podía ir al oeste a cultivar su propia granja de 640 acres. Pero son tiempos ya remotos; parece que la mayoría de aquellos ranchos es hoy propiedad de estrellas del cine o de empresas agrícolas. Aunque nuestros hijos acaben por comunicarse a través del módem y del teléfono móvil, es probable que sigan necesitando trabajar con los demás de forma más estrecha que como lo hacemos nosotros. Al enfrentarles los unos a los otros en todas las oportunidades imaginables, quizá les hagamos más difícil adquirir las destrezas que necesitarán en este nuevo milenio.

El objetivo de la escuela se ha convertido en unas mejores notas para mi hijo y en los lugares a los que éstas puedan llevarle. Con demasiada frecuencia el proceso de aprendizaje se convierte en algo incidental. Podríamos aprender de la sabiduría de los proverbios: «Si careces de conocimiento, ¿qué posees? Si posees conocimiento, ¿de qué careces?».

Se descubrió que una alumna brillante de cuarto había contratado a otro niño para que le hiciera los deberes; sus padres conocían la situación, pero realmente no les suponía problema alguno. La niña sabía arreglárselas —pensaban— y la agenda de toda la familia estaba tan cargada que se sentían aliviados de poder tachar una tarea de la lista. Como nadie con autoridad descubrió el asunto, su engaño no tuvo consecuencias. Quizá siga aún. Pensemos en qué le enseñaría esta experiencia sobre cómo salir adelante.

La auténtica educación, el aprendizaje, el estudio y la erudición se han ido limitando en Estados Unidos de forma ostensible. Si en otros tiempos ser catedrático, médico, científico, músico clásico o escritor —una persona realmente educada y culta— era el mayor logro, hoy la mayoría de los universitarios más listos ansían ejercer una profesión que esté muy bien remunerada. El auténtico aprendizaje se ha devaluado, una triste circunstancia que no presagia nada bueno para el futuro cultural del país. Pero éste es un tema para otra ocasión.

Por imposible que pueda parecer, nuestra fuerte competencia en el campo de juego quizá no tenga nada que envidiar a la del aula, y es posible incluso que la supere. Tal vez sigamos la vieja máxima inglesa de que Waterloo se ganó en las canchas de Eton y Harrow. De hecho, muchos piensan que es en el reino de los deportes donde se pueden ver los aspectos más feos de la paternidad. En un trabajo divertidísimo para *The New Yorker,* el humorista Christopher Buckley satirizaba a los padres de niños que juegan a fútbol en un «Bloc de notas del entrenador». Su «Plan de juego» decía:

> Sábados, 8 de la mañana. Importante: por favor asegúrese de que su hija llegue *al menos dos horas antes del partido.* Nota: como las niñas van a morder la cabeza de animales vivos, se necesitarán muchos conejillos de Indias, hámsters, periquitos, etc.

> Lesiones: si su hija ha resistido el programa de entrenamiento de verano, no hay razón para que no pueda acabar el partido con alguna lesión leve, por ejemplo fractura de la frente o hematomas subdurales. Recuérdese el lema del Saltamontes: lo que no me mata me hace un mejor centrocampista.

Reconocemos que los niños prematuros son un problema, pero alabamos la precocidad de nuestros jóvenes deportistas. Cuanto más joven sea el niño que sabe hacer algo, con más fervor aplaudimos. Un padre le compró a su hija de dieciocho meses un equipo de palos de golf de plástico. Orgulloso, le dijo al responsable del equipo de juegos de su hija que había leído que las universidades buscaban literalmente golfistas femeninas para llenarlas de dinero en becas. Niños de 2 años se calzan los patines de hielo para aprender a jugar a hockey. Tienen que hacerlo, dicen los padres de las comunidades competitivas, o nunca alcanzarán a los canadienses. Niños de 3 años se alinean en las pistas de tenis a 35° para golpear la pelota con unas raquetas mayores que ellos, mientras a las gimnastas de 5 años ya se las selecciona según su grado de habilidad.

El problema no son las actividades que los niños realizan, sino su propósito. Nada tienen que ver con «divertirse». Prácticamente desde la primera vez en que esos niños se deslizan por el hielo o empuñan la raqueta, los padres evalúan sus posibilidades profesionales. Si el niño no es una superestrella —algo que muy pocos son—, es seguro que va a decepcionar a los padres. Y de paso, a sí mismo.

En los últimos años, la Liga Infantil se ha convertido en algo tan competitivo como la de los mayores. Todos los años leemos nuevos casos de padres detenidos por pegar a entrenadores y árbitros y disparar o incluso atropellar a responsables deportivos con quienes habían discutido. La National Association of Sports Officials, que representa a cualquier tipo de estos responsables, desde las ligas juveniles hasta las competiciones profesionales, dice que todas las semanas se producen dos o tres agresiones a alguno de sus miembros, y hoy ofrece a sus miembros un «seguro contra agresiones». Una ciudad ha establecido la norma de «No gritar» para todos los espectadores; otra dispone de un «Código de conducta» para padres:

> Antepondré el bienestar emocional y físico de todos los jugadores y espectadores a mi deseo personal de ganar.
>
> *Nunca* adoptaré conductas de amenaza o enfrentamiento con los jugadores, directivos, entrenadores, árbitros ni autoridades.

A la mayoría de nosotros, que llevamos a nuestros hijos a los entrenamientos o a los partidos de fin de semana, nos deja consternados saber que haya que establecer un reglamento así, pero no nos extraña. Aunque nosotros seamos capaces de mantener nuestro comportamiento dentro de los límites de lo correcto y razonable —tarea no siempre fácil—, hemos visto o nos han contado que otros padres, muchas veces nuestros propios amigos, se comportan terriblemente mal en todo lo que se refiere a los deportes competitivos de sus hijos, un hecho lamentable, especialmente si pensamos en los nobles orígenes de la Liga Infantil, que inició un hombre que deseaba dar a sus sobrinos la oportunidad de vestir uniformes y simular que eran jugadores «de verdad». A nuestro juicio, la Liga Infantil se entendía como una organización que brindara a todos los niños la oportunidad de practicar un deporte limpio y vigilado, en un entorno donde cualquier chico pudiera pensar que era un gran jugador profesional. Hoy se ha convertido en un complejo sistema para crear superestrellas. En muchas comunidades hasta se hace una selección previa. Se dice que se quiere compensar los niveles de calidad de los equipos, pero en cierto modo los entrenadores enterados siempre terminan por adoptar una selección de jugadores estrella.

Nunca diríamos que los niños que quieran hacerlo no deban practicar deportes organizados. Nuestros hijos lo hacen, con gran entusiasmo, durante todo el año. Algunos han ganado trofeos locales y regionales. Si muchos censuran la excesiva organización de los programas deportivos, a nosotros nos resulta difícil arremeter contra estos programas, ya que pueden ser muy positivos para la salud y la autoestima de quienes participan en ellos. Los niños que practican deportes obtienen muchos tipos de beneficios. Les ayudan a utilizar bien el cuerpo. Los niños que hacen ejercicio son más sanos prácticamente en todos los aspectos que quienes no lo hacen. Los deportes son otro campo donde uno puede destacar y conseguir grandes logros, pues a no todos los niños les van bien los estudios. El deporte enseña a comprometerse y a trabajar en equipo y desarrolla las destrezas sociales. Ayuda a los niños a descubrir la diferencia entre la gratificación inmediata y la pospuesta; demuestra que con esfuerzo y mucho entrenamiento, uno lo puede hacer cada vez mejor.

Los atletas jóvenes pueden aprender la deportividad y a saber ganar y perder con dignidad. Los deportes pueden enseñar la estrategia, la responsabilidad, la organización y la disciplina. En algunas ocasiones, como cuando el árbitro amonesta, enseñan la dolorosa lección de que en la vida hay cosas que sencillamente no son justas. Los deportes pueden enseñar incluso las destrezas espaciales, por ejemplo, aprender cuál es el ángulo con el que hay que darle a la pelota de fútbol o la curva exacta que ha de describir la de baloncesto.

Una familia puede determinar el momento exacto en el que su joven hija, de tercer curso, empezó a pensar que era una deportista. Jugaba el último partido de béisbol de pelota blanda de la temporada, su equipo iba perdiendo y no había dado un buen golpe en dos semanas. Después de dos fallos, dio un buen golpe y llegó a la segunda base, donde se detuvo y sonrió nerviosa a todos los padres, que, de pie, la estaban animando. La siguiente jugadora hizo un globo contra la lanzadora y se acabó el partido, pero apenas importaba. Su confianza llegaba a las nubes. Esa niña, que hoy está en el instituto, recibió los abrazos y las felicitaciones de todo el mundo y desde entonces le encanta el deporte.

Es un ejemplo de lo que los deportes pueden hacer por los niños. Pero en la vida actual, mucho de lo que el deporte organizado puede hacer por ellos se elimina porque a los *mayores* les es difícil mantener la perspectiva de los pequeños. Muchos entrenadores empiezan sus temporadas con una pequeña charla al efecto: «Practicamos el deporte para divertirnos y aprender a trabajar en equipo, la deportividad y el juego». Pero ¿qué hace uno cuando el resultado es de 2 a 2 y no quedan más que unos minutos? En un partido importante, un inteligente entrenador de hockey dio a elegir a los niños de su equipo entre jugar para ganar, queriendo decir con ello que los jugadores de menor calidad ocuparían el banquillo, o jugar como siempre lo hacían. Siguiendo sin duda su excelente ejemplo, aquellos niños de 9 años optaron por lo segundo.

No todos los entrenadores piensan igual. Para muchos, aprender y divertirse tienen mucha menos importancia que saber qué hay que hacer para arrebatarle el partido al otro equipo. Podrá decirse que también ésta es una buena destreza que hay que adquirir: aprender a hacer las cosas bien, a pesar de las presiones del juego, y a desarrollar un mecanismo interno para tranquilizarse cuando lo que hay en juego son unas habilidades importantes y decisivas para la vida.

Pero, como padres, no podemos perder de vista el hecho de que son *niños que juegan.* Si decidimos que a nuestros hijos no se les trate así, no se les tratará así. Y no llegarán a pensar que eso es lo adecuado. Horrorizados por las exigencias de dos entrenadores, que llegaron a pegar a las niñas que cometían errores, algunos padres de una comunidad sacaron a sus hijas de lo que todo el mundo consideraba el mejor programa de gimnasia de los alrededores. Podrá parecer extraño, pero las niñas se opusieron; les encantaba el entrenador y les encantaba ganar. Pero los padres, que tenían una visión que no se limitaba a conseguir la próxima medalla al primer puesto, pensaban que las cosas habían ido demasiado lejos. Insistían en que se trataba de una parte de la vida de sus hijas que se suponía que debía ser divertida, que equilibrara los otros aspectos más serios, como la escuela, de los que no podían escapar aunque quisieran. Y al cabo de unas semanas se sorprendieron al observar que sus hijas, ya fuera de aquel programa, estaban distendidas, se reían y disfrutaban mucho más de la vida. Incluso estos padres tan atentos, que se habían acostumbrado a la situación, no se habían dado cuenta realmente de lo exigentes y autocríticas que las niñas se habían hecho con aquel entrenador de ambición manifiesta.

El hockey es muy divertido, pero quizá no sea beneficioso para el niño al que algún equipo quiere convertir en profesional a los 13 años. El siguiente es un programa típico de un jugador de hockey de octavo curso de una comunidad:

6,30-7,30 h	Patinaje intensivo
7,30-15 h	Escuela
15-15,30 h	Sala de estudio
16-17 h	Entrenamiento de hockey (equipo de la escuela)
17,30-18,30 h	Kárate
20,45-22 h	Entrenamiento de hockey (equipo municipal)

Es un programa que no deja tiempo libre, tiempo sencillamente para jugar. No deja tiempo para charlar por teléfono, para hablar con tus padres sobre lo que ocurre en tu vida, para quejarse de los padres con los amigos. Vamos, que casi no hay tiempo ni para dormir. No hay forma de que ese chico esté en la cama antes de las 11; como mucho, duerme siete horas por la noche, suponiendo que viva prácticamente al lado de la pista de patinaje.

No es fácil decir que no a toda esta presión, pero es lo que debemos hacer. Si creemos en la sensibilidad, deberíamos oponernos a tratar como se suele hacer al niño que no es una estrella o, peor aún, que ni siquiera es mediocre. En una ciudad se jugaba una liga de *lacrosse* en la que se admitía a todos. A mitad de temporada, un jugador del montón de repente descubrió que sencillamente no le informaban de los cambios de planes. De forma no oficial le habían dado de baja en el equipo. Los padres con principios y preocupados por el desarrollo de sus hijos deben asegurarse de que a ningún niño de 11 años se le trate así. A los niños les es muy difícil hacerlo ellos solos.

En muchos casos, los entrenadores, e incluso los padres que no se oponen a estas costumbres, no tienen idea de que están traspasando los límites y comportándose de forma inapropiada y que van directamente en contra de los mejores intereses a largo plazo del niño. Presionar a los hijos para que rindan pronto y de forma constante se ha convertido en algo tan aceptado que pocas veces se cuestiona, y mucho menos se rechaza de plano. Si lo que más deseamos es que nuestros hijos tengan salud y resistencia físicas para llegar hasta los 80 o 90 años, ¿por qué les sometemos al maltrato físico que les obligará a implantarse una cadera artificial a los 45 años, como le ocurrió a una gimnasta que conocemos y que había ganado muchas medallas?

Si parece difícil decir «no» a las presiones y a unas programaciones irracionales, tal vez los padres debamos considerar seriamente cuáles son realmente nuestras motivaciones. Los que esperamos en secreto que nuestros hijos sean superestrellas sin darnos cuenta de verdad de lo que esto significa, para nuestros hijos y para nosotros, haríamos bien en reconsiderar nuestras aspiraciones. El mundo real de las superestrellas está lleno de historias aleccionadoras de niños deportistas que no pueden ganar, ni siquiera en la especialidad en la que mejores cualidades tienen. Jennifer Capriati, la famosa tenista, empezó a entrenar en las pistas a los 3 años; a los 13 era ya millonaria; a los 15, campeona olímpica; y a los 16, ladrona de tiendas fichada por la policía. El jugador profesional de fútbol americano Todd Marinovich, a quien su padre educó para que llegara a ser un superhéroe de este deporte, cayó en la adicción a las drogas y su carrera se truncó prácticamente antes de iniciarse. De ser ciertas algunas informaciones de la prensa, la gimnasta Dominique Moceanu, cuyos padres, dispuestos a labrarle una carrera de gimnasta a su hija, la colgaban de los brazos de una percha, recientemente entabló con ellos una desagradable batalla legal. A los 17 años, aduciendo que sus padres habían malversado lo que ella había ganado y que su padre le pegaba por faltas como la de aumentar un poco de peso, se le reconoció la mayoría de edad para que pudiera librarse de él. Su futuro en la gimnasia es incierto, como lo son su salud y su bienestar emocionales.

Y éstos son los niños que lo «consiguieron». Por cada uno de ellos existen miles que hicieron sacrificios, entrenaron seis horas al día, se olvidaron de los amigos y de otras aficiones, abandonaron los otros aspectos de su vida y nunca consiguieron llegar a lo más alto. Además, muchos matrimonios se rompen por las presiones de tener que educar a un competidor extraordinario. ¿Es esto realmente lo que deseamos para el hijo que amamos o para nosotros mismos?

Tal vez no quepa extrañarse de esta intensidad en una cultura que nos ha dado las revistas *Teen People* y *Sports Illustrated for Kids*. Nos convencen de que merecen la pena los sacrificios, de que el estrellato es un objetivo válido por sí mismo. Quizás hasta que pensamos en la pequeña Jessica Dubroff, la niña de 7 años, de un encanto imposible de describir con palabras, que iba a ser la primera niña en «volar» por todo el país. A todo el mundo le encantaba la extravagante historia de la niña que pidió que le enseñaran a pilotar, y le enseñaron. Le encantaba hasta que la niña cayó en picado del cielo y se mató. Luego se vio claramente cuán inapropiada era toda aquella aventura.

Desde el punto de vista cultural, eliminamos nuestro sentido de lo que es realmente importante para apostar por un sueño de fama y fortuna para los niños. Nos desprendemos de los principios para comprar una ilusión que, si se analiza con cuidado, resulta terrible. Los adultos tenemos la responsabilidad de proteger a nuestros hijos, y a nosotros mismos, de expectativas ridículas. Debemos reconocer que los niños sencillamente no disponen de las herramientas para rendir como adultos, y no digamos para hacerlo a niveles olímpicos. *La infancia es la preparación, y no una actuación de gala.* Debemos dejar que los niños sean niños.

Es evidente que el deporte infantil nada tiene que ver con la diversión. La cuestión es ganar, si no el partido, la aprobación, una invitación a participar en el siguiente nivel de juego, o quizás esa importantísima beca para deportistas para una buena universidad. La mayoría de los padres responderá, casi de forma reflexiva, que claro que la vida es algo más que ganar; pero como dice el refrán, uno vota con los pies. Lo que cuenta es lo que uno *hace*. Muy pocos niños se conocen como se conocía un pequeño jugador de fútbol del que sabemos que, cuando le invitaron a jugar en el equipo de su ciudad, lo cual le obligaba a tener que viajar, decidió no hacerlo. Le encantaba el deporte, le encantaba jugar y ganar, pero pensó que tres entrenamientos y un partido a la semana eran demasiado para él. Sus padres apoyaron su decisión porque sabían que era la adecuada para él y para la familia.

A muchas personas mayores les sería también muy difícil tomar este tipo de decisiones en su vida. ¡Puede ser tan estimulante triunfar en algo que sea importante para uno! Es natural que deseemos que se nos preste la parte de atención que nos corresponde por las cosas de las que con toda justicia nos sentimos orgullosos de lograr. A la mayoría de nosotros, una vida sin ningún desafío nos resultaría insoportablemente aburrida.

Pero la situación se nos escapa cuando no nos basta el orgullo interior que sentimos por las cosas logradas, cuando llegamos a depender completamente de la adulación de los demás para sentirnos bien con nosotros mismos. Todo lo local nos sabe a poco, muchas veces carente de sentido. Ayudar a un vecino anciano, participar activamente en la iglesia o la sinagoga, o ir a repartir caramelos al hospital, no nos parecen actividades muy importantes. Pocos se sienten satisfechos con ser una luz que brille entre otras miles; queremos que nos enfoquen directamente, a nosotros o a nuestros hijos.

Hoy, muchos aspirantes a deportistas alimentan sus sueños con el amor por el estilo de vida y no por el del juego (aunque al final no serán ellos probablemente quienes consigan triunfar). A la primera bailarina Cynthia Gregory, famosa por su papel de protagonista en *El lago de los cisnes* en el American Ballet Theatre de Nueva York, le gustaba el ballet más que cualquier otra cosa cuando era niña. Le importaba tanto que su madre, en la raras ocasiones en las que tenía que reprenderla, conseguía que se enmendara amenazándola con dejarla sin clase de baile unos días. Cuando Lloyd, el hijo pequeño de Gregory, la oía hablar de este castigo, se reía y decía: «O sea, que la abuela te quitó *tu* Nintendo».

La pasión por llegar a ser una primera bailarina debe evolucionar sola, mientras a los niños se les estimula y se les permite que descubran, por sí mismos, las recompensas inherentes al domino de una destreza o un deporte. Pero en el mundo de hoy, protagonizar campañas publicitarias, con los grandes ingresos que ello supone, se ha convertido en las endorfinas: a los niños que alimentan el sueño de jugar como profesionales, como siempre lo han hecho y probablemente siempre lo harán, enseguida se les vende la imagen de los coches rápidos y de las fiestas elegantes. Muchos acaban ansiando la fama por sí misma; la fortuna para ahora mismo, no para el futuro. Criados en el culto a los famosos, quieren entrar en el círculo de los dioses y no quedarse como simples adoradores de ídolos. Sus padres apoyan esta visión del éxito y arrancan a sus futuros deportistas profesionales de los entrenadores para llevarlos a los pruebas correspondientes, confiando en esa gran oportunidad. Desean con toda sinceridad que sus hijos triunfen y sean felices.

Pero no es éste el camino más fácil para llegar a tal destino. No es raro que una desesperada necesidad de triunfar y la determinación que conlleva vayan de la mano de un egocentrismo. Las personas que se centran en ganar —correr el más rápido o ser el que más lejos llegue, escalar hasta lo más alto o un más largo trecho— parecen fantásticas en los artículos de los periódicos que ensalzan sus logros. Hacen que quienes vivimos una vida más normal nos sintamos nostálgicos, preguntándonos si de algún modo no estaremos desperdiciando el tiempo que estamos en la tierra.

En la vida real, la mayoría de estos triunfadores son personas con los que es difícil vivir. Suelen ser fanáticos. Muchas veces, entre bastidores, hay una familia abandonada e infeliz. Quienes organizan su vida en torno a la limitada idea de que lo más importante es ganar no dejan de evaluar la situación que ocupan respecto a todos los demás, en vez de intentar relacionarse y vivir cómodamente consigo mismos y con su familia. Las modelos suelen ser anoréxicas; se les paga no por ser quienes son, sino por ser lo que el mundo imagina que un ser humano podría ser. Muchos famosos son narcisistas, que dedican más tiempo a cuidar su aspecto que a preocuparse por lo que angustia a su hijo adolescente. Lo que más les importa es parecer grandes y triunfadores. Tres o cuatro horas diarias ante el espejo no dejan mucho tiempo para ocuparse de los demás. No todos los famosos son así, es verdad, pero muchos sí. Más que aceptar las obligaciones que supone entenderse con las demás, más que esforzarse por conservar la intimidad con las personas de su vida, muchos de estos «ganadores» no hacen sino comerciar, vender lo viejo por algo nuevo. De ahí esa esposa trofeo del hombre de éxito de mediana edad.

Pero en la mayoría de los casos, en nuestra vida, desde la escuela primaria, hay y siempre habrá otras personas que parecen tener más de lo que nosotros jamás podremos esperar poseer: unos zapatos más chulos, una bicicleta de montaña más guay, mejores notas, una esposa más guapa, una casa más cara, un coche más potente, muchísimo más dinero. Si uno mide su propio valor en relación con lo que los otros tienen, es probable que nunca les supere. Después de todo, sólo puede haber una persona que sea la «más rica», y normalmente no se mantiene en esta posición durante mucho tiempo. Por esto la revista *Forbes Magazine* publica todos los años una nueva lista de las cuatrocientas personas más ricas.

Más que comparar nuestra posición con la suya, aquellos de nosotros que nunca entraremos en esa lista «A», y probablemente incluso muchos de los que sí figuren en ella, haríamos mejor en acostumbrarnos a examinar nuestras vidas y nuestras relaciones de forma regular. Deberíamos preguntarnos si las recompensas que buscamos compensan los sacrificios que realizamos. ¿Con qué fin hacemos todo lo que hacemos? Un padre o una madre pueden creer que no hacen sino seguir los deseos de su hijo. Pero cuando la diversión que a un niño de 7 años le supone la natación se traduce en equipos, entrenamientos diarios y competiciones semanales, para luego empezar a trabajar con un entrenador particular, es posible que lo que esté en juego sea algo más que su afición por el deporte de la natación. El padre que sólo acepta sobresalientes en el boletín de notas de su hijo ha olvidado que la escuela es el lugar donde se aprende, algo que sólo se puede hacer cometiendo errores mientras se avanza.

Es imprescindible que sepamos lo que realmente pensamos de ganar porque tiene un efecto muy importante en nuestra forma de educar a los hijos. Si lo único que cuenta es ser el primero, deberíamos reconsiderar esas pedantes clases para padres en las que se habla de deportividad, de compartir y de cooperación, porque somos hipócritas, y nuestros hijos se lo huelen, antes incluso que la última moda. ¿Creemos de verdad que los buenos tipos se ven al final? Ser una buena persona no significa necesariamente llegar a lo más alto. Sin embargo, normalmente el hecho de conseguirlo lleva a una gran satisfacción, a un placer por las relaciones humanas, a una comunidad que le tiene a uno como miembro suyo y aprecia sus aportaciones.

Es muy difícil no dejarse impresionar por el poder, la riqueza, los logros y el éxito, aunque los premios se consigan con medios cuestionables. Pero es importante recordar que el éxito externo normalmente tiene otra cara menos atractiva. A un reconocido catedrático de la Facultad de Medicina de Harvard se le podía encontrar casi siempre en el hospital, de día y de noche. Era un genio en su campo. En cierta ocasión en la que un joven alumno compartía con él un tentempié a las 11 de la noche y le preguntó cuándo veía a su mujer, el profesor contestó: «Oh, ella sabe que todos los martes, de 6 a 6,30 de la mañana, desayunamos juntos cualquier cosa». Es evidente que en su lista de prioridades las relaciones contaban muy poco.

No debemos caer en esta idea del éxito, ni vivir según sus dictados. ¿Qué es lo que realmente valoramos? Haga el lector este pequeño test:

1. ¿Prefiere que su hijo llegue a ser un director ejecutivo muy bien pagado o un buen padre?
2. ¿Desearía que de mayores su hijo o su hija fueran inmensamente ricos o personas que amen la vida y a los hijos que traigan al mundo?

3. ¿Querría que su hijo llegara a lo más alto de alguna empresa si se supiera que esta empresa está envenenando a las personas con sustancias dañinas o las hace adictas a ellas?
4. ¿Esperaría que su hijo llegara a ser el número uno en alguna compañía o que tuviera amigos y familiares que realmente le adoraran como persona?

Estas preguntas ayudan a definir lo que la vida realmente significa para nosotros y para nuestras familias. Son situaciones que quizá no sean mutuamente excluyentes, pero debemos detenernos a pensar qué es lo que realmente valoramos, qué aspectos de la vida son sencillamente intocables. Hoy las almas están en venta, por lo general a un precio extraordinariamente bajo. Aun en el caso de que hayamos hecho nuestras propias y cuestionables transacciones, ¿queremos educar a nuestros hijos para que participen en esa subasta?

Por detrás de la imagen que ofrecen en los medios de comunicación, los famosos no son dioses. Son seres humanos, con todas las flaquezas, las necesidades y los fracasos que todos los demás tenemos. Es triste su falta de intimidad. Han escogido resolver sus problemas ante los ojos de un público interesado, o simular que no los tienen, para que luego se les coja alternando con prostitutas o metidos en peleas. Muchos famosos no pueden encontrar amigos que les traten como personas, que hablen con ellos y no de ellos. Cuando uno es rico o famoso, o las dos cosas a la vez, serán muchos los que querrán cosas de él y le adularán para conseguirlas. Los psiquiatras han descubierto que uno de los principales problemas de los ricos y famosos es que nunca saben a ciencia cierta quiénes son sus amigos ni en quién pueden confiar, una situación que suele incluir al terapeuta. Muchos temen acudir al psiquiatra que creen necesitar porque tienen miedo de que su ansiedad y su depresión queden expuestas al público, lo cual les arruinaría. Es terrible darse cuenta de que uno importa a la gente como personaje y no como persona.

Cuando uno se centra en las metas, las recompensas, la fama y la fortuna que presume que se va a derivar de todo ello, en vez de en el proceso y la vida que uno vive en su devenir, las compensaciones son ilusorias. El logro, la llegada, no es más que un momento; la mayor parte de la vida se emplea en el viaje. Los aventureros que escalan el Everest lo hacen por la experiencia y el reto que ello supone, no por la vista que desde la cima puedan contemplar. Después de meses, y a veces años, de trabajo, para alcanzar ese objetivo, muchos ni siquiera llegan a la cumbre; los que lo consiguen pasan menos de una hora en la cima de la montaña que tanto esfuerzo les ha costado escalar. Uno no puede dejar de preguntarse qué es lo que inspira tal afán, arriesgar la vida para un breve momento en la cumbre, sin que importen los peligros ni el precio que haya que pagar.

Ernest Hemingway, que pasó la vida de aventura en aventura en busca de cumbres cada vez más altas y que, insatisfecho, se quitó la vida, expresó bellamente esta idea en una encantadora metáfora que haríamos bien en considerar. Empieza su relato corto *Las nieves del Kilimanjaro*:

> El Kilimanjaro es una montaña cubierta de nieve, de 19.710 pies de altura, y se dice que es la más alta de África. Los masai llaman a su cumbre occidental «Ngaje Ngai», la casa de Dios. Cerca de esa cima occidental está el cuerpo muerto y congelado de un leopardo. Nadie ha explicado qué buscaba el animal en esas alturas.

8

¿Y nosotros?

La lista de «Pendiente» de Pauline es enorme. Se levanta antes que sus tres hijos, prepara los uniformes escolares, un desayuno caliente, envuelve y mete en bolsas los almuerzos y organiza las mochilas. Lleva en coche a los niños a tres escuelas diferentes (primaria, secundaria y bachillerato) todas las mañanas, les recoge por la tarde para llevarles al entrenamiento, a las clases particulares y a las de música. El año pasado, decidió limitar a dos las actividades de cada hijo (cuestiones logísticas convirtieron hasta este plan en algo casi imposible). Fue difícil tomar aquella decisión, pero pensaba que tenía que hacerlo. Aunque reconoce que sencillamente no podía hacer ya más, sigue sintiéndose culpable. «Parece injusto limitar lo que un niño pueda hacer simplemente porque tiene otros dos hermanos», dice, con una manifiesta incomodidad por su razonamiento. «Es evidente que estaba reventada, pero debería haber sido capaz de seguir adelante. Otras madres lo hacen.» Luego vuelve a preparar la cena, que siempre se toma en la mesa con velas (a pesar de que su marido pocas veces va a casa para comer con la familia) porque ha oído que cenar juntos en familia es importante para el futuro éxito en los estudios.

Celia y Larry se cuentan entre los pocos que saben lo afortunados que son. Ambos tienen éxito en sus carreras respectivas —ella es arquitecto; él, ejecutivo de una compañía de líneas aéreas local— y tienen tres hijos, dos perros, un gato, y suficiente dinero para disponer de criada, una niñera interna y una casa preciosa (que Celia diseñó) lo suficientemente grande para albergarles a todos. Pero lo que no tienen es tiempo para estar juntos y a solas. La última vez que la pareja salió a cenar fue para celebrar el cuarenta y cinco aniversario de Larry, ha-

ce seis meses. Están demasiado cansados, y su trabajo es demasiado imprevisible, para salir durante la semana; y nunca se les ha ocurrido dejar a los niños con una canguro el fin de semana; es el único momento en el que están juntos como familia.

Terri se siente fracasada por haber pedido hora para el terapeuta. No hay duda de que tenía que hacerlo: ha aumentado siete kilos y se pasa las noches despierta casi aterrorizada, tratando de organizar el día que le espera en casa y en la oficina. Siempre está agotada. Su matrimonio se tambalea. Su marido, John, y ella discuten constantemente sobre quién hace más y, huelga decirlo, prácticamente no tienen vida sexual. Al final se dio cuenta de que tenía que hacer algo, cuando en lo único en lo que era capaz de pensar durante todas las vacaciones era en que llegara el día de Año Nuevo para quitar el maldito árbol. «¡Tengo tanto que hacer!», le dice a una amiga por teléfono, mientras cancela la comida porque no puede apartarse de su mesa de trabajo. «¿Cómo puede ser que con una vida tan llena se sienta una tan vacía?»

Demasiado tiempo, demasiado trabajo, demasiadas responsabilidades y demasiado por encima de nuestras fuerzas.

Es una pena que así pueda describirse la vida que hoy llevamos en casa y en el trabajo. Cuando las madres y los padres tratamos de hacérselo todo a todos, en cualquier lugar y a tiempo, muchas veces nos encontramos diciendo un «sí» rencoroso, cuando la respuesta debería ser un «no» compungido aunque razonado. En vez de esto, una y otra vez, en contra de lo que pensamos, cedemos: yo te llevaré, yo te recogeré, yo te lo compraré, te lo arreglaré. Yo lo organizaré, lo pagaré, lo programaré y lo haré. Todo por ti, todo porque te quiero.

Todo para ti, aunque ello suponga poco o nada para mí. Muchos pensamos honradamente que educar a los hijos es una empresa sagrada, nuestra obra más auténtica e importante. Deseamos sinceramente ser las mejores madres y los mejores padres que jamás se hayan visto. Pero, como decíamos en los capítulos anteriores, el planteamiento que hoy nos hacemos ha convertido la educación de los hijos en un trabajo más que hay que realizar de forma eficiente y rápida, una actuación más por la que nos juzgarán, nuestros hijos, otros padres, nuestros propios padres y, con mayor severidad, nosotros mismos.

Nos esforzamos por ser los mejores padres que sepamos ser, y no paramos de correr, para luego levantarnos un poco antes para poder correr un poco más, sin dejarnos de sentir culpables por no hacer esa otra cosa (¿unas tareas para enseñar los valores?, ¿la viola, para desarrollar en el hijo un talento especial y exclusivo?, ¿tiempo de calidad?). Nos ahogamos en los turnos del coche con nuestros vecinos y colegas y en las agendas abarrotadas, atrapados por unas elevadas expectativas y unos niveles que no dejan de subir. Terminamos por ignorar, y a veces incluso sacrificar, nuestros intereses, nuestras amistades y muchas veces el matrimonio, por no hablar de nuestro sentido de la sensatez. Muchos acabamos durante un momento al borde del precipicio. Al final, algunos perdemos el equilibrio y caemos en la ansiedad, el abuso del alcohol, el abatimiento, la depresión, la disfunción y, en algunos casos, el divorcio. Y todo por perder de vista el hecho de que todos los de la familia, incluso los mayores, tienen derecho a vivir.

Normalmente, cuando perdemos el equilibrio es porque hemos perdido la perspectiva. No sólo hemos asumido la responsabilidad de proporcionar a nuestros hijos todo lo que necesiten, sino que también hemos llegado a creer que debemos ser los grandes padres que aspiramos a ser, que les debemos dar todo lo que de un modo u otro les pueda hacer, hoy o en el futuro, la vida más feliz, más fácil o de mayor éxito. No importa el precio. A medida que la sociedad se ha hecho posmoderna y aún más insufriblemente materialista, también nosotros hemos aceptado la idea consumista de que la próxima generación tiene derecho a tener, si no todo, al menos casi todo lo que quiera. Y no sólo desde un punto de vista material. Lo que nuestros hijos se merecen es la felicidad, nada menos, las veinticuatro horas del día, los siete días de la semana. Para que así ocurra, estaremos dispuestos a quedarnos en los huesos.

¿Pasar fuera un fin de semana? Ni hablar. ¿Qué canguro podría cumplir con el complicado programa de fin de semana, las clases de natación, el baloncesto y las fiestas de cumpleaños? ¿Tiempo para ir a correr unos kilómetros todos los días? No puede ser si los niños han de ir adonde tienen que ir. ¿Una cena romántica a la luz de las velas con el cónyuge? No, si hay que ir a patinar a las 9 de la mañana del sábado. No es ninguna frivolidad, sino un auténtico dilema porque, si el niño no acude al entrenamiento, el entrenador le dejará en el banquillo en el partido del domingo. ¿Es justo? De modo que se deja para otra semana la romántica cena. Al final es más fácil olvidarse de ella; al fin y al cabo no se hablaría de otra cosa que no fuera de los niños.

Equilibrio, límites, obligaciones. Son términos anacrónicos, tan relevantes en nuestros tiempos como las polainas y los miriñaques. Pocos son los capaces de dar ininterrumpidamente sin al final venirse abajo de un modo u otro. Aunque creamos que es una buena idea verter en nuestros hijos una corriente interminable de atenciones, más pronto o más tarde nos veremos enjutos. Y nos preguntamos si estos niños afortunados y «mimados» llegarán a apreciar alguna vez los enormes sacrificios que todos los días hacemos por ellos.

Lo más probable es que no. Por tentador que pueda resultar más adelante, cuando ya no sean tan graciosos y adorables, realmente no podemos culpar por ello a nuestros hijos. Desde su punto de vista, desde el principio nos hemos comportado como si tuvieran derecho a todo. Al principio, ni siquiera tenían que pedirlo; ahora es evidente que no deberían esforzarse por conseguirlo. Puede que terminen por sentirse culpables o que piensen sencillamente que así es la vida. Como solía cantarle una pareja perdidamente enamorada a su hijo de 2 años: «Haces caca y haces pipí, nosotros lo limpiamos, la vida es así, tachín, tachín, tachín».

Y así es la vida, y así debe ser, para el recién nacido. Esto, y mucho más, es lo que los padres deben hacer por ese pequeño indefenso. Pero la infancia se acaba, al menos desde el punto de vista biológico. Al fin y al cabo, la familia no es un feudo. Se supone que los niños se hacen mayores, poco a poco se van distanciando y desarrollan su propia identidad y autonomía. Están configurados para hacer lo que la especie necesita para subsistir. Se supone que los padres han de fomentarlo y aplaudirlo, y que los niños deben desarrollar la capacidad de hacer las cosas solos, de echar una mano y de al final aceptar que no siempre se puede ser lo que uno quiere ser. Si no aprenden estas cosas, el resentimiento se apoderará de los dos bandos. Del nuestro, porque, por mucho que insistimos en que no deseamos otra cosa que darles a nuestros hijos una vida buena, el modo en el que *nosotros* debemos vivir para hacer que *su* vida sea tan estupenda no tiene nada de bueno. Del suyo, porque no saben vivir de otra manera y no saben arreglárselas solos. ¿Qué opciones han tenido? Les molesta que nos irritemos cuando nos exigen cada vez más. «¿Por qué eres tan mezquino conmigo?», se lamentan, al tiempo que se disculpan porque *necesitan* que les lleves al otro lado de la ciudad, eso que tanto te molesta, porque llegar a las clases de tenis significa que no dispondrás de tiempo para tu paseo en bicicleta, el que anteayer dejaste para ayer, y ayer, para hoy.

¿No parece ésta una visión distorsionada de lo que es una «buena» vida familiar? ¿Es que las familias que organizan su vida de forma tan torcida pueden confiar en vivir juntas de forma cómoda y feliz? ¿Es una buena idea que casi todos los que practicamos este tipo de martirio en la gestión de la vida de nuestros hijos acabemos por sentirnos ineptos y, por este mismo hecho, un tanto resentidos?

Debemos cambiar la forma de organizarnos la vida, y lo podemos hacer, aunque no hasta que consideremos seriamente qué tipo de hijo queremos educar y qué tipo de vida es el que nos conviene a todos, incluidos los mayores, que también tenemos derechos y necesidades.

En el empeño por ser unos buenos padres para nuestros hijos, muchos de nosotros hemos perdido nuestra personalidad, la persona que constituye el núcleo de lo que somos. No sólo sacrificamos demasiadas cosas de nuestra propia vida para hacer buena la de nuestros hijos, sino que intentamos ajustar a la fuerza nuestra forma de ser y nuestras circunstancias a la idea que otros tienen de lo correcto. Es como meterse en los tejanos favoritos de alguien menor que nosotros. Como en la manida imagen de tratar de colocar clavijas cuadradas en agujeros redondos, por mucho que uno se esfuerce, ejercer la paternidad de forma que no sea auténtica no puede funcionar a menos que uno esté dispuesto a arrancarse algunas partes vitales.

Muchos conocemos a padres tan exagerados que se enorgullecen de lo mucho a que renuncian por sus hijos. Pero no es sano para ninguna persona adulta —ni, para el caso, para ningún niño— sentirse satisfecho de poner en último lugar las propias necesidades. Esto no sólo asegura prácticamente que nunca se van a satisfacer esas necesidades, sino que es un mal indicio para todas y cada una de las relaciones de nuestra vida. Se ha dicho que un santo es alguien que tiene que vivir con un mártir. No es nada agradable estar rodeado de mártires. Nos imaginamos que *serlo* tampoco es un jardín de rosas.

Queremos que se nos elogie por asumir la ingente labor de intentar ejercer «bien» la paternidad, pero hoy no existe ninguna forma correcta de hacerlo. Cada decisión, cada paso que se dé en ese camino pertenece ante todo sólo a nosotros. Es verdad que los usos sociales se reflejan en muchas de las decisiones que tomamos —por ejemplo, muchos padres no aceptan ya la idea de que a los niños hay que verlos pero no escucharlos y algunos llegan a poner enormes pegatinas en el coche a tal efecto—. Y el buen niño japonés es muy distinto del estadounidense. Pero las decisiones que a diario tomamos son muy personales. Y así debe ser.

Todos pensamos en una forma «correcta» diferente. Es probable también que pensemos en unos «resultados» muy distintos. Y lo que es más importante, tenemos en casa unos niños muy diferentes y muy particulares, cada uno con un carácter, unas aspiraciones, unos deseos, unas esperanzas y unas destrezas exclusivos. Hay que entrelazar todo esto mientras buscamos una forma mejor y más racional de vivir la vida familiar.

Pensamos que una buena meta podría ser la de ejercer suficientemente bien la paternidad, y aceptar que esto puede significar hacer menos cosas y fijarnos unos niveles distintos para nosotros y para nuestras familias. Ésta es la esencia de los acuerdos. Hay que hablar de ello con los hijos cuando van madurando; *ellos* saben qué significa tener deseos y necesidades, bien lo sabe Dios, y están más que mínimamente familiarizados con la idea de justicia, después de haberse fijado tanto, prácticamente desde el día de su nacimiento, en quién debe bañarse primero y qué magdalena tiene más azúcar. Al menos esto es lo que ocurre en nuestras casas.

Una madre sola explica el gran asombro que le produjo la actitud de colaboración que adoptó su hija de octavo cuando se esforzó por cambiar la forma que tenía de comunicarse con ella. Antes era la madre quien dictaba las normas, fijaba los planes y más o menos se olvidaba de sus propias necesidades y deseos para así poder ser la estupenda mamá que creía que debía ser para contrarrestar el divorcio, hasta que empezó a plantearse cada día como una oportunidad para el acuerdo. «Tienes baile y ya sé que quieres ir a la biblioteca», le decía a su hija de 13 años. «Pero yo quisiera ir a nadar un rato. Haremos lo tuyo después de comer, pero ¿qué tal si te encargas de tu hermano un par de horas después de cenar para que yo pueda ir al club?» La hija, cuyas necesidades parecían ser ilimitadas antes, pronto comprendió la situación. No sólo ocurre ahora que la madre se siente menos agobiada y malhumorada, sino que ambas disfrutan de una relación que nunca fue tan buena, algo que probablemente no sea una casualidad.

Una paternidad así, lo suficientemente buena, debería tener su compensación. Todos los de la familia deberían recibir algo a cambio. Los hijos merecen que se les quiera y se les cuide, que se les dé lo que necesiten y se les eduque. Son cosas que debemos hacer por los hijos que traemos al mundo. Sin embargo, el término «familia» no se refiere únicamente a los hijos. Cada uno de sus miembros forma parte de la familia y tiene derecho a vivir bien. De hecho, la antigua definición de «familia» incluía a los criados que trabajaban en la casa.

Todos tenemos derecho a disponer de tiempo para nosotros, para hacer las cosas que consideramos importantes. Todos los miembros de la familia se han de sacrificar y comprometer. Nuestras amistades son importantes. Y un mal matrimonio nunca ha sido beneficioso para nadie. Pregúntese a los hijos de padres divorciados. Sacrificar la relación conyugal para dar una vida buena a los hijos producirá el efecto contrario; es una ecuación en la que todos salen perdiendo.

Todos, como individuos, necesitamos marcarnos el camino que nos parezca correcto y luego esforzarnos por integrar en él las necesidades particulares del resto de la familia. El proceso no es sencillo ni excesivamente complicado, pero exige respeto, tiempo y una disposición a comunicarse abiertamente. La familia considera y tiene en cuenta las diferentes personalidades y los deseos de los hijos y de los padres. La ecuación parecerá distinta en diferentes momentos de la vida y se distinguirá sin duda de la que otros sabemos que se plantean, y que casi admiramos. Todos debemos encontrar nuestra propia forma de vivir la vida.

Parece que hoy es más difícil encontrar una posición equilibrada por varias razones. En cierto modo hemos llegado a considerar la paternidad como una proposición de «todo o nada», como si sólo existieran dos opciones. O nos entregamos completamente y hacemos todo por nuestros hijos (muchas veces, además de nuestro trabajo de jornada completa, otro motivo para sentirnos culpables hasta la angustia) o somos unos hedonistas egoístas, indulgentes con nosotros mismos y narcisistas. Y, claro, nosotros, la generación preocupada por hacer lo correcto, tomamos la decisión justa: nos entregamos a hacerles una vida buena a nuestros hijos. Algo que, en muchos sentidos, parece bueno y correcto —y de hecho lo es—. Pero no hay que ser tan drástico en estas cuestiones.

No siempre nos parece bien que tengamos que hacerlo todo y en todo momento, pero para mitigar nuestra incertidumbre nos decimos que nuestro desinterés al menos deberá ser beneficioso para nuestros hijos. Nos consuela un poco pensar que no somos como esos tipos egoístas que nunca ven a sus hijos porque están demasiado ocupados en disfrutar de la vida. Pero lo triste y paradójico es que quienes ponemos el mayor interés en hacerlo bien podemos desequilibrar la balanza hacia el lado opuesto. Muchos padres que tratan de dar a sus hijos una vida no sólo buena, sino estupenda y magnífica, terminan tan ridículamente estresados y agotados que les quedan pocas fuerzas para vivir su propia vida. Se fuerza la sonrisa por la mañana; los abrazos y caricias son rutinarios y fríos. El cuarto de baño es el único refugio en que el padre o la madre pueden estar solos, y muchas madres de niños pequeños saben que ni siquiera ahí su tiempo es sagrado.

Pese a la mucha, y para muchos de nosotros cara, educación, pese a los años dedicados a labrarnos una carrera, olvidamos cómo se habla de algo de forma inteligente con otras personas adultas. Muchos no tenemos ni idea de lo que está ocurriendo aquí en Estados Unidos, y no digamos en otras partes del mundo, en Europa del Este, en Oriente Medio, en África o en Asia. Aparte de las respuestas lógicas que se pueden articular fácilmente en un momento determinado, como una reacción personal o instintiva ante algún escándalo político local, tenemos pocas opiniones que ofrecer sobre temas actuales. Hagamos un pequeño experimento. Veamos si podemos pasar una hora con algunos padres de los niños del equipo de fútbol hablando de algo que no sean los hijos. ¿Tenemos algo que decirnos? ¿Qué ha pasado con esas mentes, en otro tiempo agudas, que cultivamos? No sólo no tenemos «vida», sino que, si no contamos el ingente trabajo de imaginar cómo llevar a cada hijo de aquí para allá, a tiempo y sin que nos multen por exceso de velocidad, es posible que tampoco nos quede nada de vida mental. No hay ni tiempo ni fuerzas para alimentarla.

Los padres que trabajan tienen auténticos problemas con el tiempo que dedican a su trabajo, y además se sienten culpables si se toman más tiempo para ellos. Es muy frecuente que los padres que hoy están en casa toda la jornada tuvieran un empleo exigente antes de dedicarse al hogar y al cuidado de los hijos, un trabajo absorbente por derecho propio. Al tratar de convencerse de que siguen siendo realmente útiles, muchos aplican sus principios de grandes metas a la educación de los hijos, intentando que cada momento sea «productivo». La sociedad suele infravalorar el trabajo que realizamos en casa, por eso en cierto modo a las madres y los padres que se quedan en ella les es aún más difícil pensar que hacen algo importante y que también ellos se merecen un descanso. Como decía una madre de dedicación exclusiva con cierta tristeza: «Sé que se supone que debe ser algo divertido y satisfactorio, sobre todo después de tanto tiempo confinada en una oficina, pero sencillamente no me lo parece porque no puedo leer cuatro líneas seguidas, y no digamos terminar un libro o algún proyecto. Siempre hay alguien que quiere algo de mí. Incluso, parece, en plena noche».

Cuando personas muy inteligentes intentan tener en la cabeza únicamente todo lo referente a la vida de sus hijos —la ropa, sus intereses, actividades, deberes y cuestiones sociales—, terminan por prestar demasiada atención a temas insignificantes, y demasiado poca a su propia vida. ¿Qué ha ocurrido para que la privación personal sea la medida de la responsabilidad? ¿Por qué nos sentimos tan orgullosos de programas de locura que casi no nos dejan tiempo para nuestros propios intereses?

¿Por qué aceptamos que ningún «buen» padre tiene tiempo para disfrutar de leer algo más que el libro recomendado del mes, y muchos dicen que ni siquiera encuentran tiempo para esto? ¿Y el tiempo para reflexionar? Casi nunca pensamos en programar un tiempo para las cosas que queremos hacer.

La idea de recuperar nuestra propia vida parece egoísta. Aceptamos sin reparos que la vida es así, que esto es lo que significa criar hijos en el mundo actual. No es extraño que nos pongamos de malhumor y nos deprimamos al vernos preguntándonos cómo se las arreglan todos los demás para conseguir que toda la familia sonría, al menos una vez al año, para esa fantástica foto de vacaciones.

Para muchos padres de hoy, la vida familiar se parece con demasiada frecuencia a una serie de tareas estrictas e ineludibles. Pero hasta quienes reconocen que corren demasiado, o al menos esto es lo que dicen en las cenas, se sienten angustiados por el coste que supone reducir la velocidad y hacer menos cosas. Por exagerados que seamos, pensamos que hacer todo lo posible por nuestras familias, y hacerlo bien, tiene que ser lo que corresponde hacer. Es un tipo de ascetismo al que hay que aspirar, algo parecido a comer sólo alimentos no cocinados y verduras —que según *The New York Times Magazine* es lo último en dieta de elevado estatus.

Ser activos, sacar el máximo partido de cada momento tiene que ser bueno; ¿cómo iba a ser mejor hacer menos? Va en contra de nuestros valores. A algunos hasta les angustia que el grado de fatiga interfiera en sus objetivos. ¿Qué nos pasa que no podemos llegar a todo ni a más? Tal vez necesitemos un poco de ginseng o de hierba de San Juan que nos devuelvan las fuerzas. Ni se nos ocurre que el agotamiento es un aviso que debemos atender, de modo que empujamos con más fuerza aún. Darlo todo por proporcionar a nuestros hijos una vida buena se convierte en una banda de honor, un emblema grabado que lucimos en la ventana trasera del coche, junto a las calcomanías que dicen «Mi hijo es licenciado en...» y las pegatinas de nuestros equipos.

Esta vida de presiones y en continuo movimiento —la misma esencia de la hiperpaternidad— nos produce un dolor de cabeza que alcanza a toda nuestra generación. Nos hace sentir cansados e ineptos porque, por mucho que ya hayamos hecho, siempre podríamos hacer más. La culpa y la ansiedad se convierten en nuestros perpetuos acompañantes. Es un tipo de vida demasiado exigente. Y tampoco hace que nuestros hijos, *por quienes* lo hacemos todo, se sientan tan bien. Se sienten angustiados por necesitar tanto, disgustados porque les recriminamos que necesiten tanto y sin saber cómo hacernos felices —algo que, si uno lo piensa bien, realmente no debería ser su obligación.

Una niña de 11 años confió a un amigo que se sentía triste y sola, que su madre nunca disponía de tiempo para ella. Al amigo le sorprendió lo que le decía. La madre de la niña era una de las más entregadas que conocía. Asistía a todos los actos de la escuela, a todos los entrenamientos, a todos los partidos, hasta la había visto en el centro de jardinería, ayudando a cada uno de sus hijos a escoger las flores, los árboles frutales y las verduras para los jardines individuales que les ayudaba a construir al principio de la primavera. Sí, su mamá hacía muchas cosas con sus hijos —aceptaba la niña—. Pero siempre estaba agotada y de mal humor, irritada con alguno de sus hijos que había hecho algo que no debería haber hecho. Lo que realmente quería —le dijo al amigo— era sencillamente un poco de tiempo a solas con su madre, un poco de conversación y unos arrumacos que indicaran que su madre la quería, a ella en especial. Pero nunca había tiempo para eso.

Tal vez nuestra forma de organizarnos toda la vida en torno a los planes y las necesidades de nuestros hijos sea desinteresada, pero realmente no es buena, ni para ellos ni para nosotros. Es curioso e inevitable, pero cuanto más tratamos de controlar, más se nos escapa de las manos. Es fácil sostener dos pelotas, quizá tres. Pero intentemos agarrar cuatro o cinco y seguro que todas acabarán en el suelo. Y si es algo frágil y que se pueda romper, es posible que ya no se pueda pegar y dejarlo como antes.

En la popular película *Cariño, he encogido a los niños* se muestran de forma cómica las consecuencias de un error del padre que ha reducido a sus hijos a versiones en miniatura de sí mismos. Es una idea psicológica interesante —así es como se sienten los niños muchas veces—, pero, evidentemente, en las películas el padre al final puede devolverles a su tamaño normal y acaba siendo no sólo un personaje brillante, sino todo un héroe. Sin embargo, la vida no dispone de esta opción de «deshacer» (ni de guionista, como decíamos antes). Si de verdad queremos reducir a nuestros hijos a la nada o, al revés, convertirlos en gigantes, es seguro que les será muy difícil conseguir recuperar, ellos o su autoimagen, el tamaño humano.

Así pues, las palabras más duras, las situaciones más desagradables de nuestras familias, las ocasiones en las que decimos lo que *sí* hace sentir a nuestros hijos como unos enanos, se producen cuando estamos más cansados de lo que podemos soportar. Y, sin embargo, sabemos por propia experiencia que el eco de un solo comentario cruel de los padres se puede oír durante toda la vida; son los momentos en los que los padres parecen ser más sinceros. Muchos empleamos demasiado tiempo corriendo de un lugar a otro y demasiado poco alimentándonos el espíritu y nuestras relaciones. ¿Qué es lo que la abnegación enseña al niño acerca de las personas mayores presentes en su vida? ¿Qué le dice sobre el valor que los padres se conceden y, por identificación, de su obligación de respetar sus propios intereses cuando se haga mayor? ¿Realmente se puede querer a otra persona si antes uno no se quiere ni se respeta a sí mismo?

Hemos aceptado sin reparos la idea de que una vida plena y feliz tiene que ser ajetreada, casi frenética. Todos esos artilugios que traquetean, pitan, vibran, hablan y hacen clic, que compramos para que nos ayuden a organizar nuestras muchas obligaciones, nos hacen pensar que todo —en especial el tiempo— tiene que ir deprisa. La reflexión pausada es una idea anticuada, aunque, ante el actual interés por la meditación, uno podría suponer que algunas personas al menos ansían una existencia más contemplativa porque sienten que algo esencial se ha perdido en estos tiempos de la eficacia.

En su magnífica obra *The Age of Missing Information,* Bill McKibben contrasta dos experiencias: la de 1.770 horas mirando la televisión por cable y la real de pasar un fin de semana en la montaña. El libro demuestra que la televisión ha distorsionado extremadamente nuestro sentido del tiempo y la realidad. Un ejemplo sorprendente de cómo lo ha hecho son los programas tan cuidados sobre la naturaleza que crean la ilusión de que la vida en la selva (y no digamos en las calles de Nueva York, Los Ángeles, Chicago o Dallas) está llena de emociones y de perpetuo movimiento. McKibben señala que incluso los mejores de esos programas, aquellos que la mayoría de nosotros elogiábamos por su belleza y carácter educativo —como debería ser la televisión— muestran a los leones como cazadores activos y llenos de energía, casi siempre al acecho de gacelas y antílopes, cuando en realidad duermen más que los adolescentes, a veces hasta veintitrés horas al día.

En la visión de la vida que se ofrece en la televisión todo está calculado para que avance el argumento, convertido en un guión por una razón clara y comprensible. Todo significa algo. El resto de nosotros, las personas que merodeamos por el mundo real, hemos interiorizado esa visión de la vida como un desafío y una aventura constantes; cualquier otra cosa ha llegado a parecer una forma de desperdiciar el tiempo. Ya no aceptamos el hecho (que lo es) de que en una vida bien vivida debe haber descanso, relajación, reflexión, aburrimiento, además de instinto e intuición, como opuestos a la deducción clara y racional. Al fin y al cabo, una *maldición* china dice: «Ojalá vivas en tiempos interesantes».

Debemos convencernos —y dar ejemplo de ello a nuestros hijos— de que todo lo que hacemos a diario debe tener una finalidad. Si la vida sencillamente va bien, sin problemas ni complicaciones, si no nos sentimos un poco estresados y nerviosos, pensamos que todo es un auténtico hastío. Si la vida carece de emociones y de dinamismo, resulta aburrida e insatisfactoria. Y luego, claro está, nos deja consternados que nuestros hijos sean incapaces de encontrar alguna forma normal de entretenerse durante unos minutos sin tener que quejarse ante nosotros de que no tienen nada que hacer.

Esta imagen de movimiento y aventura constantes ha invadido nuestra sensibilidad. Tan orgullosos estamos de nuestra capacidad para realizar múltiples tareas, que acabamos por creer de verdad que es bueno ser capaz de, por ejemplo, hacer malabarismos cuando hablamos por teléfono con algún cliente, al mismo tiempo que mandamos toda una retahíla de faxes desde el ordenador que está junto al horno, removemos la salsa de los espaguetis de la cena y hacemos que eructe el pequeño que llevamos colgado del cuello —seguro y apartado del horno, por supuesto—. Y cuando vivimos así la vida —sin duda haciendo montones y montones de cosas, pero, al parecer, nunca suficientes— nos preguntamos por qué nada nos satisface de verdad.

¿Por qué conseguir hacer tres cosas a la vez no nos parece, ni mucho menos, tan bueno como hacer una sola con cuerpo y alma —por ejemplo una buena partida de squash, leer un cuento largo al hijo que acaba de salir del baño y lleva aún el pelo mojado, acostarse tarde y dejarse perder en una novela, escuchar tocar el piano a Oscar Peterson—? Son cosas que producen una satisfacción que nunca podrán producir esas múltiples tareas concebidas para ahorrar tiempo porque la atención que se divide no se puede centrar, porque es difícil cuidar de algo en lo que uno, por definición, sólo emplea la mitad de la mente. Tal vez sea eficiente vivir la vida haciendo tres cosas a la vez, pero tenemos nuestras dudas al respecto porque sabemos por experiencia que uno termina por cometer un montón de errores terribles. De todas formas, una vida así no es ni satisfactoria ni plena.

Por la misma razón, no está claro que nuestros hijos se sientan tan satisfechos cuando por fin consiguen tocar bien esa obra al piano, cuando la clase está metida entre las de dibujo al salir del colegio y las prácticas de submarinismo a las 7 de la tarde. Un padre muy trabajador, cuando su hijo se quejaba porque quería un poco de tiempo para relajarse un determinado día, le hacía callar diciéndole: «Así es la vida y es mejor que te acostumbres». Pero ¿es así realmente como queremos que vivan nuestros hijos? ¿Es así como *nosotros* queremos vivir?

No hace mucho, la fragmentación mental se consideraba indicio de trastorno psiquiátrico. En los programas de meditación de hoy se habla de la idea de «ser consciente» y los profesionales de la salud mental se esfuerzan por enseñar a las personas agotadas e insatisfechas el significado de vivir «el momento», dos ideas que significan experimentar completamente lo que uno hace de forma que lo que importa es el presente, con lo que a uno no le distrae lo que debería haber hecho, debería estar haciendo o pronto estará haciendo, una vez que termine con la tarea en curso. La idea es que implicarse de forma completa y absoluta en la propia vida, incluso en las minucias cotidianas, es la clave de la felicidad y la satisfacción. Es posible que nos deje un sentimiento de vulnerabilidad, es un poco arriesgado obligarse a esa inmersión, pero es muy gratificante. Como le decía un maestro de jazz maravilloso, experto y consumado a su alumna apresurada, perfeccionista y exageradamente programada: «¡Muchacha, tienes que relajaaarte!».

Es una idea que hoy nos resulta extraña a muchos. ¿Abrirse para sentir honradamente esas notas mientras corren por nuestras venas y se nos asoman al alma? ¿Concentrarse de verdad en la calidez, la tranquilidad y el dulce sonido del bebé que sorbe la leche? ¿Centrarse en el proceso de lavar, secar y cepillar el pelo de nuestra hija pequeña, y *disfrutarlo*? ¿Sudar en una partida con el hijo de 15 años? ¿Vivir real y auténticamente el momento, como si el pasado y el futuro no importaran en absoluto? No encaja. Nos esforzamos demasiado en intentar programar y meter en nuestra vida tantos «momentos» como podamos. Y no es lo mismo, desde luego que no.

Los padres hemos situado a nuestros hijos en el centro de nuestra existencia, y con ello hemos creado un arma de doble filo. ¿Qué nos deben los hijos por esta abnegación interminable nuestra en su beneficio? De alguna forma, inadvertidamente les hemos asignado la responsabilidad de tener que dar sentido a nuestras vidas, una carga pesada que deberán llevar mucho tiempo y que no pidieron. Y, francamente, no debería figurar en la definición del que ha de ser su trabajo.

Al hacer de nuestros hijos nuestra razón de ser nos equivocamos. Es difícil encontrar sentido a la vida, pero es algo que todos, de forma individual, debemos luchar por conseguir. Asignarles la tarea a los hijos es, desde luego, un cómodo atajo. Hacer nuestras sus vidas porque creemos que así podemos compartir la satisfacción, algo muy eficaz, sin duda. Pero les cargamos con un peso inmenso e injusto. Que los padres se sientan realizados no es tarea de los hijos. Éstos necesitan ser libres para vivir su propia vida, cuando llegue el momento, aunque lo hagan cumpliendo con nosotros con las obligaciones que a su juicio un buen hijo debe asumir —como la de llamar todos los domingos por la tarde, y acudir a la cena del Día de Acción de Gracias, a poder ser con un par de pasteles en la mano—. Claro que queremos mantener con ellos una relación muy estrecha, ser siempre una «familia». Ni que decir tiene que deseamos que sean unas buenas personas, de las que hacen a los demás lo que quisieran que los demás hicieran con ellas. Pero tenemos que recordar que para ello deben tener sus propias vidas, y no existir sobre todo como una serie de puntales para las nuestras.

Cuando intervenimos en sus vidas con tanta intensidad, en realidad privamos a nuestros hijos de algunas de las experiencias más importantes que puedan tener mientras van haciéndose mayores. Por ejemplo, nos olvidamos de que una cosa que todos los niños necesitan de verdad es observar a sus padres vivir la vida de adultos, unas veces de cerca y de forma personal; otras, a cierta distancia. Nuestros hijos necesitan emularnos, pero no cuando jugamos con ellos a juegos matemáticos ni cuando les llevamos en coche a las clases de patinaje, sino cuando hacemos las cosas que los mayores hacen: llevar la casa, trabajar, establecer relaciones significativas con nuestro cónyuge y nuestros amigos, cuidarnos y disfrutar de la vida. Para que las familias sean sanas y felices, hay que satisfacer también las necesidades y las obligaciones de los adultos.

Los niños, sobre todo en sus primeros años, deben estar junto a las personas mayores responsables de sus vidas. Hace miles de años, si se alejaban, algún depredador se los comía —¡hablemos de barrios inseguros!—. Los niños de hoy han de estar con nosotros para ver, e interiorizar, cómo actúan los mayores en el mundo de los adultos. Observarnos es una forma importante de descubrir cómo habrán de comportarse en su momento, cuando sean mayores y el mundo les pertenezca.

Esto se producía de forma más natural en un mundo en el que los niños giraban en torno a los adultos, y no existía este ir y venir de la vida de hoy. Así sigue ocurriendo en muchas partes del mundo, donde la subsistencia y la supervivencia son tan acuciantes que las personas no tienen tiempo ni fuerzas para dedicarse a una paternidad decidida. En el pasado, y en las zonas más pobres del mundo, alimentar y dar cobijo era prueba de amor y cuidado. Casi todas las fuerzas de los padres se debían emplear en asegurarse la existencia, de lo contrario la familia moría de hambre. A medida que satisfacer las necesidades básicas se ha ido haciendo más fácil en el mundo desarrollado, seguimos puliendo y ampliando la definición de lo que es el amor parental. Hoy no sólo debemos alimentar a los hijos, velar por su seguridad y darles calor, proporcionarles una educación y alimento emocional, sino que pensamos que debemos recaudar fondos por toda la ciudad para que dispongan de un parque realmente agradable donde disfrutar. No es que tengan nada de malo los parques infantiles, pero su necesidad no es la misma que la del alimento y el cobijo. Es un signo de nuestra calidad de vida que sean éstas las cuestiones por las que tanto se preocupan los padres.

Históricamente, no fue hasta los siglos XVIII o XIX cuando la infancia se separó como una existencia completamente distinta. En los siglos anteriores, aunque se reconocía que los jóvenes necesitaban de la protección y el alimento de los adultos, básicamente se esperaba que los hijos se comportaran de la forma más parecida a como lo hacían los adultos. Mientras no podían con el duro trabajo de la subsistencia, que iniciaban de forma elemental a una edad en que muchos de nuestros chavales ni siquiera se visten solos, sencillamente ayudaban. Parecía más que fueran ellos los criados de sus padres, y no al revés. A los 10 años, trabajaban y llevaban ya una vida de adultos. Muchas veces se casaban pocos años después, listos para formar su propia familia. En *Romeo y Julieta*, el padre dice de Julieta que ya es hora de que la muchacha se case; no tenía más que 14 años.

Hoy, a los 14 años los chicos acaban de empezar la educación secundaria. Muchos pensamos que no tienen edad para lavarse la ropa, y no digamos para trabajar, y no sólo esto, sino que ellos sólo tienen una vaga idea de cómo se ganan la vida sus padres. Muchas veces nuestro trabajo es para ellos un arcano difícil de comprender y, aparte de esa visita anual maravillosa, pero innecesariamente sexista, de «Lleve a su hija a una jornada de trabajo» (muchas de las cuales son unas producciones tan a gran escala y gestionadas por relaciones públicas que las jóvenes visitantes prácticamente no pasan ni un minuto con sus padres mientras éstos trabajan), los hijos jamás nos ven en nuestros trabajos. ¿Cómo le explicamos a un niño de primaria la actividad diaria de un especialista en fiscalización de existencias, un corredor de comercio o incluso la de un neuropsicólogo?

Es nuestra vida laboral, que es donde al final nos sentimos más apreciados y más identificados. Probablemente sea ésta una razón de por qué las personas trabajan tantas horas, según Arlie Hochschild, en cuya obra *The Time Bind* se dice de forma convincente que muchos padres de hoy prefieren estar en el trabajo que en casa. Allí tenemos más control. Se nos aprecia y se nos valora más. Sabemos qué se espera de nosotros. Las cosas en casa son mucho menos previsibles.

Tal vez sea verdad, pero no es éste un camino que conduzca a la salud mental ni a la felicidad familiar. En el pasado, la vida laboral y familiar no estaban tan separadas. Pese al distanciamiento psicológico que entonces se aceptaba como un modo de interacción, los niños de siglos anteriores en realidad quizá tenían una relación más íntima con sus padres, aunque no se había acuñado aún la expresión «tiempo de calidad». Sabían exactamente qué trabajo realizaban sus padres, ya que, con más frecuencia que menos, veían cómo lo hacían. Los hijos esperaban trabajar en lo mismo cuando se hicieran mayores. Niños y niñas veían a sus padres y a sus madres mientras les ayudaban y colaboraban en lo que se convertía en un primer aprendizaje del oficio. Antes de que todos los dispositivos para ahorrar mano de obra degradaran el trabajo doméstico, el papel de la madre y la esposa en casa era complejo y valorado. La casa que no contaba con una persona que supiera cocinar, hacer velas, recoger alimentos, coser, limpiar y ocuparse de todos los asuntos domésticos, que muchas veces incluían la gestión económica, tenía muchos problemas. Tal vez las mujeres fueran ciudadanas de segunda clase, pero eran una parte esencial de la supervivencia económica de todas las familias. Estaba claro qué significaba ser ama de casa, granjero, herrero, comadrona o panadero, carnicero o cerero. Al trabajar tan juntos, los padres se hacían una idea del tipo de persona y de trabajador que era su hijo, y éste sabía quiénes eran sus padres y aprendía de sus destrezas.

Hoy trabajamos mucho, pero muchos niños aprecian poco o nada todo lo que hagamos que no sea ejercer de padres. Un niño de 5 años interpretaba que sus padres trabajaban para «hacer dinero» como que se dedicaban literalmente a fabricar moneda de curso legal (cosa que no es verdad). Otro de 12 años dice que su papá, un importante director de marketing y un tipo que no olvida sus obligaciones como padre, «rellena impresos para Kraft-General Foods». ¡Toda una aspiración!

A medida que nos hemos hecho ricos, que la industria ha alcanzado el éxito y que, más recientemente, han avanzado las tecnologías en una economía de servicios, se ha abierto un enorme abismo entre la infancia y la vida adulta. Hoy, esta última está dividida en compartimentos; en el trabajo, trabajamos, y nos sentimos culpables del tiempo que no pasamos con nuestros hijos, y más culpables aún porque nos gusta estar trabajando; en casa, ejercemos de padres, sin cesar de preocuparnos por lo que hemos dejado sin hacer en el despacho. Además, pocos tenemos idea de qué van a hacer nuestros hijos para ganarse la vida, de modo que ¿cómo debemos prepararles, qué habilidades tendríamos que enseñarles, qué es realmente una «buena» paternidad?

Nuestra tolerancia cero al error nos hace pensar que decepcionamos a todos y en todas partes. A nuestros jefes, porque nunca podemos trabajar las suficientes horas ni con el esfuerzo suficiente, ni con toda esa nueva tecnología y esa información que tanto nos podría servir si no tuviéramos que comer, dormir y criar a los hijos. A nuestros hijos, porque es difícil darles todo lo que creemos que deberíamos darles. Pero quizá más que a nadie, nos decepcionamos a nosotros mismos porque tenemos unas expectativas irreales y no nos queda tiempo para hacer aquello que nos hace sentir felices y realizados. Y es terrible pensar que no hay esperanzas de llegar a ser en algún momento el tipo de persona que siempre nos dijimos que seríamos.

Muchos hemos perdido el contacto con la alegría que podríamos sentir en esta fase de nuestra vida, con el placer de las relaciones que nos hacen sentir cargados y llenos de nuevo, con la sensación de lo maravilloso y real que es lo que hacemos. Muchos padres, cuando dejan atrás los años largos y difíciles en los que criaron a sus hijos, sienten que el nido se ha quedado terriblemente vacío. Pero vivir lamentándose por «lo que podría haber sido» nunca podrá ser tan gratificante como vivir el momento presente, aquí y ahora.

Cuando corremos intentando salir de casa, es posible que nos perdamos, por ejemplo, el dulce momento en el que la hija de 3 años se esfuerza por asumir el trabajo de dar de comer al gato de la familia. Al estar continuamente apresurados, todo lo que llegamos a ver es el desastre que la niña ha hecho en el suelo. Si no estuviéramos tan distraídos por una llamada telefónica y por la larga lista de lugares a los que debemos llegar, por las cosas que tenemos que hacer para los trabajos escolares o los juegos de los hijos mayores, por los entrenamientos a los que hay que ir, las compras y los arreglos que tenemos que hacer, tal vez estaríamos lo bastante libres para apreciar ese momento como uno de los más maravillosos del día con la pequeña, un día que va a ser largo y en el que, seamos sinceros, no todo van a ser alegrías. Debilitamos la idea del hogar como puerto seguro y privamos a nuestros hijos y a nosotros mismos de tener un lugar en el que siempre podamos ser como somos.

Los padres han de estar siempre presentes y relajados para escuchar de verdad. Los hijos no suelen plantear las preguntas importantes las tardes que hemos planificado como «tiempo familiar»; de hecho, esas tardes suelen ser los momentos en las que se esconden en sus habitaciones, juegan con el ordenador o la Nintendo y charlan con sus amigos por teléfono. Este tipo de interacción se producía de forma más natural cuando había al menos un día a la semana —el sábado o el domingo— en el que se asistía a las ceremonias religiosas junto con papá y mamá y no se trabajaba. Hoy, muchas familias se sorprenden agradablemente al descubrir lo maravilloso que es quedarse en casa un día del fin de semana sin hacer nada, pero pocas, incluidas las nuestras, están dispuestas a cambiar el partido de fútbol del fin de semana por el tradicional día de descanso. ¿Cuántos estamos dispuestos a programar un día así de forma regular?

De manera que lo que ocurre es que muchos padres dicen que las conversaciones más importantes que tienen con sus hijos —esas sobre de dónde vienen los niños, de si echas de menos a papá desde que murió o de que la semana pasada conocí a un chica realmente estupenda en la piscina— se producen de forma accidental, en el coche, en la cocina, mientras los dos recogéis las cosas después de cenar o cuando por la noche metemos en la cama al hijo que se muere de sueño («Papá, tengo una pregunta...»). Y éstos son los padres afortunados. Muchos dicen con tristeza que sus hijos apenas hablan con ellos.

Las conexiones importantes y significativas que hacen que las relaciones sean gratificantes, y no sólo un duro trabajo, desafían la programación. No se pueden anotar ni tachar en una lista, ni meterlas a última hora del día, dos días a la semana. Surgen cuando el hijo siente que le prestan atención, que no le apremian, seguro de que no le van a interrumpir, y libre para charlar tranquilamente y preguntar lo que se le ocurra. Se producen porque estamos ahí sin pretender conseguir nada en especial. Seguro que *no* se producen cuando seguimos el principio de Frederick Taylor de emplear de forma eficaz todos los momentos.

Lo importante de la vida es ineficaz y desordenado. Tenemos que aceptarlo y permitir que así sea en nuestras vidas. Una vida buena no se puede programar ni planificar con tres meses de antelación, ni siquiera con los sistemas más caros y complejos de organización personales, ni con las vacaciones exóticas más elegantes. Las conversaciones y las conexiones importantes se producen cuando uno está abierto y receptivo, relajado, sin que le apremie el hambre y sin nada que hacer. Todos necesitamos más de estos momentos no planificados —y, lo que es más importante, imposibles de planificar—, aunque haya que conseguirlos a expensas del kárate o de las clases de piano.

Es verdad que todos nos las tenemos que arreglar sólo con veinticuatro horas al día. Hay que cumplir determinadas obligaciones: tenemos que trabajar, satisfacer las necesidades más básicas de nuestras familias, comer y dormir. Si todo lo demás lo empleamos en conseguir la máxima calidad de vida para nuestros hijos, ¿qué nos queda para nosotros? ¿Cuántas fuerzas nos quedan para nuestra vida, para nuestras relaciones? Al psicólogo John Rosemond le gusta decir que hoy muchas mujeres están casadas con sus hijos. Es una idea que merece la pena considerar. Lamentablemente, para algunas familias, el comentario es una obra maestra de descripción mesurada y comedida, aunque resulte un tanto sexista, porque en ellas, padres e hijos están unidos por la cadera, son gemelos y trillizos siameses que, en cualquier caso, nunca pueden decidir a quién pertenece la vida.

Si las parejas, los hombres y las mujeres, se olvidan de hacer pequeñas cosas que ayuden a mantener sólido y renovado su matrimonio, y a ellos unidos cálidamente como pareja, sus hijos tendrán mucho tiempo con los padres, pero no vivirán la experiencia de una buena relación entre el hombre y la mujer. ¿Para qué sirve a la larga todo ese tiempo con papá y mamá, si al final los padres de uno no tienen nada en común y quieren pocas cosas que tengan que ver con el otro? No es la situación que elegiría un niño con capacidad para ver el futuro, algo que, evidentemente, los niños no siempre poseen.

Una vida adulta gratificante tiene muchas facetas, algunas de las cuales no incluyen a los hijos. Todas las parejas necesitan tiempo para serlo, tiempo para estar solos, para disfrutar de estar juntos, para hablar de las cosas que ocurren en sus vidas (y no sólo de sus hijos), para esperar y soñar y hacer planes para el futuro, para gozar de aquellas cosas de cada uno que fueron las más importantes en su unión, para hacer el amor. Pocos matrimonios pueden aguantar largos períodos sin invertir e implicarse de forma importante en su relación.

Y cualquier persona adulta, casada o no, debería tener algunos aspectos de su vida que fueran únicamente suyos. Tanto si uno trabaja fuera de casa como si no, tanto si nuestra pareja comparte las mismas pasiones, si siempre hemos disfrutado con ir al teatro, pintar o trabajar en el jardín, tenemos que ser capaces de construirnos un espacio para hacer precisamente esto, para podernos sentir repuestos, para que así podamos sentir que somos una persona que importa. No hay que dejar que los sueños agonicen hasta la muerte por el solo hecho de que uno es padre.

Hay que permitirse soltar las riendas algunas veces. Lo exige la salud mental, y a los hijos les beneficia en muchos sentidos. No hay duda de que se comportan mejor en un hogar donde los padres estén contentos con su modo de vida. Los padres satisfechos, felices, cariñosos y, de vez en cuando, espontáneos son mejores padres, pero es difícil sentirse satisfecho y feliz si no se tiene tiempo para uno mismo.

Además, los hijos crecerán con mayor confianza y menos ansiedad si se les permite experimentar el mundo como un lugar relativamente seguro, lleno de muchas personas que les quieren y que se preocupan mucho de ellos; incluso hay que estimular esta experiencia. Se supone que los padres tienen una vida aparte de sus hijos. Dedicarse al matrimonio y a uno mismo no es egoísmo, aunque parezca algo estupendo de verdad. Pasar tiempo con nuestro cónyuge, viendo una película, en una cena romántica, jugando a tenis o en cualquier otra cosa que nos ayude a sentirnos unidos es un regalo para *toda* la familia.

Sin embargo, existe también una paradoja simbólica en el hecho de que muchos necesitemos convencernos de que disponer de tiempo para disfrutar de una vida adulta, para gozar de la relación matrimonial y para satisfacer nuestras necesidades muy particulares como personas y adultos se tenga que justificar como algo «bueno para toda la familia». ¿Es que no basta con que sea bueno también para nosotros?

Debemos recuperar algunas ideas fundamentales, como la de que la vida necesita de unos límites para que no nos precipitemos por el abismo, como la de que el compromiso es un arte, como la de decirle a nuestra pareja: «Te quiero y no me da miedo decirlo, así que tenemos que arreglárnoslas para no ir cada uno por su lado», como la de querer a nuestros hijos y tratar de realizar bien nuestro trabajo de padres. Lo cual significa que se van a convertir en seres humanos completos que nos van a dejar. Y mientras nos lamentamos de que nos dejen atrás, todavía podremos sonreír juntos ante el trabajo bien hecho. Confiemos en que, cuando se cierre este capítulo de nuestra vida, podamos mirar a nuestro compañero de trabajo, a nuestro cónyuge, y sentir la profunda alegría que produce educar bien a los hijos. Nunca nos darán una medalla por ello, pero sin duda nos enriquecerá la vida.

9

Lo que importa de verdad

¿Qué es lo verdaderamente importante de la vida?

¿En qué creo realmente?

¿Quién soy, de verdad?

¿Está usted bromeando? ¿Cuándo exactamente se supone que los padres atareados encontraremos tiempo para plantearnos estas profundas preguntas filosóficas? ¿Mientras dejamos a nuestro hijo en el jardín de infancia y nos vamos deprisa a comprar al supermercado? Nadie que conozcamos dispone de una tarde libre para dedicarse a reflexionar sobre Kierkegaard. La mayoría no podemos imaginarnos sacando tiempo para devanarnos los sesos en preguntas como éstas, ni nosotros ni nadie que sea padre y propietario de una vivienda, por no hablar de profesional, hija, entrenador, amigo o cualquiera de todos esos papeles que hemos de desempeñar para desenvolvernos en nuestros juegos malabares con la vida. Ganar dinero para llegar a final de mes, poner comida en la mesa, ocuparse de las tareas de la casa y organizar un plan con el que todos puedan llegar adonde deben estar no nos deja exactamente mucho tiempo para contemplar el cosmos. ¿El sentido de la vida? Gracias, pero muchos preferiríamos tener la hipoteca pagada.

Hoy parece posible, incluso razonable, vivir una vida plena sin tener que hacerse ninguna pregunta existencial que no sea: «¿Qué es mejor, comprarse al contado el Ford Explorer o arrendarlo con opción de compra?». Cuando se nos plantean las grandes preguntas de la vida, muchos nos inclinamos por las respuestas al uso, como el que recurre a las recensiones literarias de Cliff Notes: «Estoy en este mundo para dar a mi familia y a mí mismo una buena vida». Pero cuando respondemos así, de memoria, no especificamos qué significa exactamente para nosotros una «buena vida», y no digamos cuáles son los ingredientes necesarios para crear una vida así que satisfaga de la mejor forma posible las exclusivas necesidades de nuestra propia familia. A medida que nuestra cultura babea constantemente valores, prioridades y principios, nosotros —como si fuéramos una especie de toallita superabsorbente— sencillamente nos empapamos de ellos. Es más fácil recoger lo que nos rodea que tomarnos tiempo para averiguar qué es lo que *nosotros* consideramos que merece la pena.

Pero las «grandes» preguntas de la vida no son grandes porque algún célebre filósofo escribiera un libro y una editorial contratara a un publicista que hiciera que se hablara de él. Son importantes porque, incluso sin una reflexión consciente por nuestra parte, las respuestas que les demos definen el sentido de nuestra vida y dirigen las decisiones que tomamos todos los días. Las hayamos pensado seriamente o no, las respuestas que damos a esas preguntas configuran nuestros valores esenciales. Subrayan lo que es importante y borran lo que es irrelevante en nuestra vida cotidiana y para el futuro de nuestra familia.

Tal vez como era de esperar, no vamos a dar estas respuestas en este libro, en parte porque los autores nos encontramos aún muy metidos en el proceso de encontrarlas y de darles solución en nuestra vida (al fin y al cabo, es un trabajo que dura toda la vida) y, en parte, mayor quizá, porque hacerlo va en contra de lo que nos propusimos al escribirlo. No existe ningún programa de diez puntos que podamos indicar a las familias para que lo sigan en este proceso porque en última instancia, como hemos dicho en otros lugares de este libro, existen muchas respuestas correctas. El desafío no está en redondear la respuesta correcta en un test de elección múltiple, sino en escribir un ensayo —vivir la vida— para defender nuestras creencias.

El hecho es que proclamamos nuestras respuestas a estas complejas preguntas cada vez que emprendemos una acción o tomamos una decisión. Lo pretendamos o no, lo que hacemos y lo que decimos, como lo que decidimos no hacer ni decir, dicen muy bien a nuestros hijos qué es lo que valoramos y qué es lo que no valoramos. ¿Creemos que el placer tiene un lugar en nuestra vida? ¿El amor es un riesgo que merece la pena correr, aunque el hecho de ser una persona abierta y vulnerable signifique que nos podemos hacer daño? ¿Creemos en la caridad, aunque exija sacrificar algo importante, por ejemplo, el tiempo libre? ¿Creemos que todas las personas han sido creadas iguales de verdad? ¿O pensamos que las de mejor posición social, de piel más clara, con más dinero o de una determinada religión son de algún modo más iguales que las demás?

Los padres sencillamente no podemos ser neutrales en lo que a los valores se refiere. Cuando nos comportamos de una determinada forma, cuando decimos que aprobamos tal cosa, que aplaudimos tal otra, que esa idea nos parece extraña y aquella otra, reprensible, cuando le permitimos a nuestro hijo esa reunión para jugar con los amigos o esa actividad y no le permitimos aquella otra, transmitimos nuestros valores, nuestras creencias y nuestra cultura a nuestros hijos. No es que los hijos escuchen realmente lo que sus padres *dicen*; ven lo que hacemos y sacan sus propias conclusiones, que aceptan o rechazan según lo bien que, desde su perspectiva, esa forma de vida parezca funcionar. Basándose en estas conclusiones, decidirán una forma de ser que será el claro reflejo de lo que hayamos valorado o una reacción en su contra.

La ética, lejos de ser un componente meramente intelectual o incidental de nuestra vida —la razón por la que decidimos hacer o no una cosa en concreto, hablar o mordernos la lengua, simpatizar con una determinada persona, postura o partido, o mantenernos a una segura distancia—, es la base de casi todas las decisiones que tomamos en la vida, desde las cuestiones más banales de nuestra existencia cotidiana hasta las que implican unos grandes cambios de vida. «¿En qué creo?» no es una pregunta hipotética. Es el cimiento en el que asentamos la educación de nuestros hijos y lo que les enseñamos acerca de la vida.

Todos nuestros hijos necesitan saber cómo está organizado el mundo. Necesitan saber lo que está bien y lo que está mal, qué es lo que hace buenas a las personas buenas, y malas a las malas. Necesitan estrellas con las que orientarse. Y éstos son los principios éticos y los mensajes que transmitimos sobre lo que importa en la vida. Al final, estas lecciones enriquecerán sus vidas mucho más que el deporte, el piano o el ordenador más nuevo. En este capítulo, hablaremos de cómo esta angustia existencial nuestra —para dar un nombre solemne a lo que resulta ser una cuestión pragmática que afecta a todos los aspectos de nuestra vida— alimenta y mueve nuestra hiperpaternidad.

Con la actividad continua nos es fácil evitar la introspección y, evidentemente, nos es difícil conectar con nuestros hijos de forma que resulte ser la más significativa. Durante el embarazo corremos de un lado para otro, intentando prepararnos para todo lo necesario. Cuando nacen los hijos, vamos de acá para allá para educarles convenientemente, para darles alimento y cobijo y las actividades que creemos que necesitan en su vida. Cuando se van haciendo mayores, nos esforzamos por alimentarles y enriquecerles la mente y el cuerpo. Supervisamos los detalles de sus complicados programas, procuramos suavizar las asperezas y estimularles para que traten de hacer un poquito más, todo con la esperanza de que nuestra atenta paternidad hará que les vaya bien en la vida. Cuando llegamos a esas grandes e importantes cuestiones sobre los valores y los principios, sencillamente damos por supuesto que de algún modo se responderán, en algún momento y sobre la marcha.

Pero, a la larga, el modo en el que los adultos vivimos la vida ante nuestros hijos importa mucho más que cualquier cosa que les digamos sobre cómo debieran vivir la suya. Nos guste o no, los hijos son unos magníficos observadores: nos contemplan y, por las elecciones que hacemos y por los principios por los que nos guiamos, sacan sus conclusiones sobre lo que consideramos realmente importante.

Un conocido nuestro hace poco tomó la firme decisión de insistir más en enseñar los valores a sus hijos, pensando que era algo a lo que él y su esposa debían dar una prioridad que hasta entonces no le habían dado. El primer dilema al que se enfrentaron fue difícil. Murió un amigo de la familia, de forma repentina y muy trágica, dejando detrás de sí a una esposa y tres hijos pequeños. Sabían lo incómodo que iba a ser para sus hijos, pero seguían creyendo que era importante, así que el padre insistió en que sus dos hijos, de 7 y 9 años, les acompañaran al funeral para dar el pésame a los desconsolados niños, sus amigos. Les dijo: «Ya sé que no queréis venir. Nadie quiere ir a un funeral. Pero ser una buena persona muchas veces significa hacer lo difícil, aquello que uno realmente no quiere hacer pero debe hacer».

La familia también invitó a casa a la viuda y a sus hijos, aunque las primeras visitas después de la muerte del padre fueron incómodas y llenas de tristes recuerdos que provocaban las lágrimas. Eran unas situaciones indudablemente embarazosas para los niños, pero daban a la familia la oportunidad de hablar de cómo se sienten las personas cuando muere algún ser querido. De vez en cuando, esos padres tranquilizaban a sus preocupados hijos y les decían que gozaban de una salud excelente, que pensaban que vivirían muchos años. Y les aseguraban también que la mamá de sus amigos se recuperaría, como, más o menos, al final hizo. Hacer algo que sabemos que tenemos que hacer, afrontar los sentimientos de incómoda desazón y superarlos: a veces los principios éticos se reducen a este tipo de cosas. La esencia del comportamiento ético es *hacer* lo que uno cree, y no limitarse a decir qué es lo que creemos ni otorgarnos el mérito de que trataríamos de hacerlo si tuviéramos tiempo.

Ese padre pensaba también que estaba preparando a sus hijos para lo inevitable. Ahí estaba él, a su lado, mostrándoles cómo sufren las personas y cómo lo superan, en un momento en el que su conexión con el fallecido no era especialmente íntima. Pensaba que ver aquella muerte y aquel dolor como hechos reales también hacía que sus hijos se inclinaran menos a pensar que la violencia gratuita es aceptable. Y unos meses más tarde, se conmovió mucho cuando su hijo pequeño insistía en que unos pocos alumnos de su clase dejaran de mofarse de un compañero discapacitado. No era que su hijo nunca hubiera sido cruel con otro niño, incluso con éste, sino que el padre veía que la lección empezaba a echar raíces. Pero para que florezca, para que el hijo se convenza plenamente de que la vida es más rica y más fácil si uno trata a los demás como quisiera que éstos le trataran, se necesitarán años y años, y muchas experiencias de este tipo.

Los valores son asunto de todos los días. ¿Devolvemos el dólar que la camarera nos ha dado de más por error aunque no se haya dado cuenta? ¿Nos disculpamos por haber chillado a nuestro hijo? ¿Dejamos que Daniel pase la noche en casa de un amigo aunque acaba de llamar «tonto del culo» a su hermano menor? ¿Reprochamos a papá que haya chillado a nuestra hermana o le pedimos a *ella* que perdone y olvide porque, tengan razón o no, todos debemos respetar a nuestros mayores? Los obras siempre dicen más que las palabras.

No decimos con ello que la vida sea empresa de una seriedad enorme, ni que mayores y pequeños deban estar siempre al acecho y no permitirse nunca un poco de diversión. No podemos vivir una vida de santo, como no podemos pedir a nuestros hijos que sean unos ángeles. ¿Quién desea una conciencia tan severa que no deje espacio para la alegría? Los hijos se beneficiarán enormemente de ver la imagen real de lo que es una vida buena y equilibrada, de la que la alegría y el placer son sin duda componentes fundamentales. Una mujer que conocemos, que recibió una penosa educación, necesitó que un profesional le enseñara que la vida no es una rutina incesante y que su familia saldría ganando si ella empezara a tomarse tiempo para sí misma. Consciente de la paradoja que era tener que «aprender a divertirse» —algo parecido a la expresión redundante de «*actuar* con naturalidad»—, dice que esa revelación parece haber trasformado su vida y que también sus hijos son más felices. No es que se alegren cuando sale de casa sin ellos, pero no hay duda de que les gusta esa mamá más relajada que sabe reír y no se preocupa demasiado por el desorden.

Antes, parecía muchas veces que las grandes cuestiones se traducían en consejos sobre cómo evitar pasar la eternidad en el infierno o cómo reducir al mínimo el tiempo de purgatorio. Esta mentalidad anticuada y punitiva parece hoy fuera de lugar. Pero en cierto modo sorprendente y paradójico, ¿no parece que la forma en la que hoy vivimos se traduce en una especie de purgatorio en vida? Nos organizamos la vida como si lo que podemos y debemos hacer para mejorarnos y conseguir siempre el mejor premio no tuviera límites, como si debiéramos crear un curso interminable de esfuerzos y de logros incesantes y cada vez más impresionantes para escapar del infierno de la decepción y de nuestro miedo fatal al fracaso.

Una madre del área de Nueva York se organiza la vida en torno a las pruebas y los ensayos de su dotado hijo de 10 años, cuya carrera como modelo y actor siempre está a punto de conseguir esa oportunidad de oro. Ha aparecido en dos anuncios de televisión, casi se hizo con un papel secundario en una película y consigue de forma regular pequeños papeles en producciones fuera de Broadway. El chico está perdiendo interés por su «carrera» y su mamá no deja de quejarse de toda esa locura. Pero a pesar de ello insiste al agente de su hijo para que siga buscando y anima a éste para que continúe intentándolo, sólo una vez más. «Merecerá la pena», le promete y se promete. Quizá. Pero lo más probable es que no.

Si todo lo que hacemos es trabajar y actuar, como si la vida fuera de verdad una empresa importante, nuestros hijos nunca creerán que consideramos que la familia sea una prioridad. Y es posible que no se den cuenta de que pensamos que la alegría es un componente importante de una vida buena. Si dedicamos nuestros mayores esfuerzos a maquillar la realidad para que el mundo sólo vea la superficie tan decepcionantemente abrillantada de nuestra vida, nuestros hijos no se harán mayores pensando que para nosotros la verdad y la honradez son importantes. Si les empujamos a que siempre y en todo sean mejores que los demás, no asimilarán los valores de la cooperación y la generosidad. Si siempre intentamos conseguir logros y actuamos como si ganar esa competición de submarinismo fuera la meta más importante a la vista, no creerán que el equilibrio sea un rasgo humano importante.

Cuando los padres llevamos a toda prisa a nuestras familias de una actividad a otra, nos deberíamos preguntar si de verdad estamos haciendo lo que el corazón nos dice que es lo correcto o lo mejor. Al hacer todas esas cosas, ¿realmente estamos proporcionando a nuestros hijos el tipo de infancia que deseamos que tengan? ¿Nuestros actos les enseñan lo que realmente queremos que sepan? ¿Qué aprenden cuando nos ven correr tan deprisa? ¿De verdad que los mayores tenemos tanta prisa, tenemos que hacer realmente todas las cosas que hemos anotado en nuestras agendas o corremos para así no tener que observar la vida y ver que ha ido perdiendo tanto sentido que hemos de fijarnos en nuestros hijos para dárselo?

Un hombre de negocios de mucho éxito cayó en una profunda depresión cuando se acercaba a los sesenta años, y acudió al terapeuta. No le costó mucho darse cuenta de que toda su vida había estado organizada en torno a la necesidad de escapar de la tragedia de una infancia dolorosa, pero, al hacerlo, se había organizado y planificado sin tener en cuenta el tipo de relaciones significativas que ansiaba y que realmente le habrían podido ayudar a curarse. Su larga lista de logros significaba muy poco para él. Si, como él, dedicamos demasiado de nuestro tiempo a unas apresuradas actividades que nada hacen para crear una intimidad y alimentar nuestras auténticas necesidades emocionales, nos perderemos las cosas que hacen de nuestra vida algo único y significativo, las que hacen que sintamos que de verdad la *vivimos*, y no que sencillamente discurre. Es importante que nos obliguemos a este compromiso muy pronto en la vida porque, al final, el tiempo es el único bien irreemplazable.

Hoy en día en Estados Unidos hay hambre espiritual, que se manifiesta en la aceptación popular de los tópicos tranquilizantes espirituales de la New Age, como los cristales y la meditación. Debatimos sobre los valores, la ética, las creencias y el sentido. Puede llegar a la exageración, incluso a lo divertido, en especial cuando hay personas que se plantean irse a vivir a una pirámide para aprovechar su poder, cuando personajes públicos, como Ronald y Nancy Reagan, admiten que consultan a astrólogos para que les aconsejen para planificar acontecimientos de importancia nacional o cuando los hábiles tipos de los anuncios nos convencen de que comprar determinado tipo de coche dará sentido a nuestras vidas vacías. Los libros nos dicen cómo alimentar el alma con sopa de pollo o con parábolas. Otros nos dan las instrucciones para que podamos emular la búsqueda de significado de su autor. Pero pocos son los que nos pueden decir cómo ser mejores personas. Es algo que debemos descubrir solos.

Robert Coles ha dedicado la mayor parte de su carrera a preguntarse qué es un ser humano moral y ético, y si las creencias religiosas tradicionales contribuyen al desarrollo moral del niño. En su obra *La inteligencia moral del niño y del adolescente,* habla de cuando estudiaba pediatría y un día el distinguido pediatra Rustin McIntosh planteó una cuestión importante: ¿qué hace a los niños «buenos»?

> Siempre hablamos de «niños listos» o de «niños emocionalmente perturbados», pero no hablamos con tanta determinación de niños con buen corazón ni de los que nos molestan porque pensamos que no son buenos en

modo alguno, de los que, en realidad, es posible que hayan recorrido un largo trecho del camino que lleva a la maldad.

¿Cuántas veces contamos la «bondad» como una de las cualidades más importantes de nuestros hijos o nos fijamos en su carencia como una deficiencia significativa? ¿Qué es más importante: ser bueno o parecerlo? Son objetivos que no tienen por qué ser mutuamente excluyentes, pero los padres deberíamos saber lo que elegimos y tendríamos que asegurarnos de que nuestros hijos lo saben también.

La felicidad y la satisfacción, y la capacidad de establecer unas relaciones firmes y estrechas no son automáticamente compatibles con la forma que, como sociedad, tenemos de vivir la vida. Muchos carecemos del sentido de comunidad. Giramos la cabeza en silencio para no tener que pedir favores a los demás; en parte no queremos imponernos y en parte no queremos que se nos pidan favores. Uno de nosotros, los autores, admite que supo que su vida no estaba equilibrada el día en que, al escuchar a una amiga que le contaba que había ayudado a un vecino viudo el día que murió su mujer, se dio cuenta de que ella nunca había podido sacar tiempo para estas cosas en su vida, ni siquiera para alguien que realmente necesitaba ayuda, aunque siempre había querido ser ese tipo de persona. Dado lo que quería de la vida, enseguida se hizo evidente que había que introducir cambios, que había que eliminar de su vida familiar obligaciones superfluas para dejar sitio a lo que realmente importa, para ella.

Un amigo, abogado de éxito que vive con todos los símbolos que acompañan a éste en un rico barrio residencial del sudoeste, nos decía que había sido mucho más feliz en su juventud, en Bruma, como hijo pobre de unos misioneros. Aunque la comunidad en la que hoy vive tiene bastante sentido social, las personas son materialistas y competitivas en todos los aspectos de sus vidas —las actividades, los colegios, las propiedades, incluso las profesiones—. Toda esta competencia les aleja entre sí. Siente ante todo la falta de generosidad y de conexión a las que estaba acostumbrado en su juventud cuando, como él recuerda, «todos los hombres eran tíos tuyos y todas las mujeres, tías tuyas». «De niño me sentía abrazado y no aislado», recordaba. «Con aquella confianza y seguridad, podías ser más persona porque no tenías que preocuparte de lo que los demás pensaran de ti.»

¿Es posible que un país como los Estados Unidos de hoy, que tanto valora la competitividad, construya comunidades realmente generosas? Pensamos que sí. Pero es mucho más difícil cuando se intenta por todos los medios ser mejor que el vecino, ganar a todos. Debemos introducir en nuestra vida algunos cambios pequeños pero importantes. Necesitamos más tiempo para pensar en lo que de verdad importa, menos planes organizados, para liberarnos y centrarnos en las cosas realmente importantes. No es necesariamente un modo de vivir eficaz, desde luego. Pero es más enriquecedor y satisfactorio.

Muchas personas mayores censuran la pérdida de valores en la juventud norteamericana y adoptan la idea apocalíptica de que debemos emprender acciones decisivas ya para impartir los valores auténticos. Basta con leer los periódicos para informarse de las últimas historias horribles de niños descarriados —asesinos de compañeros de clase; fabricación de bombas que se llevan a la escuela; agresiones a los profesores; consumo de drogas, alcohol, sexo, malos tratos a uno mismo y a los compañeros—. Todo demuestra que pocas esperanzas le quedan a Estados Unidos cuando nosotros desaparezcamos. Pero esta idea tiene dos problemas.

En primer lugar, no tiene en cuenta la historia. Una publicación sobre la adolescencia del Group for the Advancement of Psychiatry (GAP) citaba a un autor que se lamentaba:

> No veo esperanza para el futuro de nuestro pueblo si tiene que depender de la frívola juventud de hoy porque no hay duda de que todos los jóvenes son más imprudentes de lo que se pueda expresar con palabras. Cuando yo era un muchacho, se nos enseñaba a ser discretos y a respetar a los mayores, pero la juventud actual es sabia hasta la exageración e impaciente sin freno.

El autor era Hesíodo, que escribía en el siglo VIII a.C. Como señala el informe del GAP, pese a las funestas predicciones de desplome social y a las generalizaciones dramáticas sobre la juventud que desde la antigüedad nos han ido acompañando: «Todas las sucesivas generaciones de adultos y todas las sociedades sobreviven de un modo u otro a la supuesta amenaza que representan los adolescentes». Sospechamos que lo mismo ocurrirá con los Estados Unidos de hoy, que la próxima generación nos enseñará algunas cosas acerca de nuestras flaquezas y acerca de nosotros mismos y hará muchas cosas mejor que nosotros, aunque, de paso, escuche la sombría música de Marilyn Manson.

El otro problema es que es muy posible que las exhortaciones a devolver a nuestros hijos al camino de la ética apunten el dedo acusador en dirección equivocada. Es fácil pensar que el problema son los chavales, que en ellos deberíamos centrar nuestros mayores esfuerzos. Con ello, los adultos implícitamente nos absolvemos, un fácil perdón que quizá no merezcamos.

El hecho es que los niños no aprenden los valores cuando escuchan cantar a Barney que hay que compartir y ser amables con los animales, ni cuando atienden a nuestros denodados esfuerzos por leerles historias morales disfrazadas de cuentos para irse a la cama. Son éstos buenos refuerzos, sin duda. Las *Fábulas de Esopo* son imperecederas. Pero en la realidad, los niños siempre han recibido la auténtica educación ética al observar cómo nos comportamos los adultos en la vida. Hacen lo que nosotros hacemos, no lo que decimos. Como lo describía un psicólogo, se nos tragan y nos asimilan.

Y así ocurre especialmente hoy, cuando la lamentable verdad es que los mensajes que propone la cultura popular —al menos cuando abandonan esos insípidos programas infantiles moralistas del tipo Barney— no presentan el tipo de valores que quisiéramos transmitir. El niño que no recibe de sus padres una educación ética podría pensar que el mundo funciona como en la televisión y el cine, que los jóvenes se conocen, se enamoran y se acuestan de un tirón, que todo esto puede ser amor verdadero, que, aunque las cosas no funcionen, no tienen otras consecuencias duraderas que la vergüenza de verse en el vestíbulo de la escuela. Pueden interiorizar la idea de que el lenguaje soez y la violencia son formas normales de resolver los conflictos, que no se puede confiar en nadie, que el mundo de los negocios que se muestra en la televisión es un modelo válido de cómo vivir bien. Los responsables de la programación dicen, para que conste, que producen lo que la gente *quiere* ver, no lo que *debería* ver. La educación ética es tarea de los padres, dicen —y al parecer así debe ser—. Los autores pensamos que eluden su responsabilidad, pero no es éste el lugar para debatir el asunto.

No sólo de pan vive el hombre. Para sentirnos satisfechos, los seres humanos tenemos que encontrar sentido a nuestra existencia, sentir que en la vida tenemos unos fines más elevados que nuestras funciones biológicas más básicas. Estos fines varían con las culturas, pero en todas existe el firme convencimiento de que existen, sean una meta o un preciado estado interior que las personas luchan por alcanzar. Todos debemos encontrar un propósito para nuestra vida, una razón para estar en este mundo, una misión que trascienda de los días buenos y malos, que nos sostenga en las épocas de verde primavera de nuestra vida y en los crudos y oscuros inviernos.

Algunos dicen que lo único que desean es ser felices —y la nuestra es realmente una cultura que cree que tenemos derecho a ello—. Fijémonos en los anuncios de cualquier programa popular de televisión: «¿No se merece usted este coche?», «¿No tiene usted derecho a la experiencia de unas vacaciones así?», «¿Una persona como usted no debería tener una ropa como ésta?». Pero muchos pensadores señalan que la felicidad está en el proceso, no en el producto. Esforzarse por alcanzar la felicidad sólo puede conducir a la decepción porque la auténtica felicidad casi siempre aparece cuando estamos metidos en otras actividades y mirando hacia otro lado. Como decía Victor Frankl, el difunto e insigne psicólogo, que fue superviviente de un campo de concentración, en su tan vendida obra *El hombre en busca de sentido:*

> Porque el éxito, como la felicidad, no se puede buscar; debe surgir, y sólo lo hace como efecto secundario no buscado de la dedicación personal de uno a una causa más importante que él mismo o como subproducto de la entrega de uno a otra persona. La felicidad se tiene que producir, igual que el éxito; hay que dejar que ocurra, sin preocuparse de ello.

La religión nos ha decepcionado a muchos, por eso nuestra búsqueda de símbolos que podamos utilizar para interpretar y comprender la vida y dar sentido a nuestra existencia mortal nos lleva cada vez más a la ciencia y la tecnología. El empeño racional por comprender y dominar la realidad objetiva nos ha llevado a cumbres antes inimaginables. Podemos sacar fotografías de Marte desde un vehículo que allí hemos mandado. Los ordenadores pueden traducir al instante de un idioma a otro. Podemos concebir un hijo fuera del útero utilizando el esperma de un hombre ya muerto.

Estos «milagros» modernos tienen mucha fuerza y son convincentes. Pero, por deslumbrantes que sean, no pueden responder las preguntas fundamentales ni los misterios de la vida, que se refieren a los sentimientos y no a la realidad objetiva. Podemos encontrar respuestas científicas a todo tipo de preguntas en los libros, las revistas y los periódicos, pero nunca encontraremos, en estos lugares, una respuesta para el niño que pregunta, como todos hacen en algún momento: «¿Por qué tú y mamá os tenéis que morir?». (Una pregunta que a más de una familia la ha empujado a buscar una casa de oración.) El argón tiene la misma masa atómica independientemente del lugar en el que los científicos lo pesen; la forma «correcta» de llorar y honrar a los muertos difiere de una comunidad a otra. La ciencia nunca dará con la respuesta universal correcta para el dolor psíquico porque poco puede ofrecer que nos sirva de consuelo cuando nos enfrentamos a la traición de alguien a quien queremos y en quien confiamos. Nada tiene la racionalidad para disipar la angustia, para reparar un corazón roto, para llenar un espíritu inquisitivo. Al final, la ciencia y la medicina ofrecen poco alimento a nuestras almas tan hambrientas.

Para muchas personas, la religión ha dejado de dar sentido a sus vidas, para otras, en cambio, se lo sigue dando. En muchos sentidos son afortunadas. Los creyentes aceptan que el camino de la religión es el que lleva a la vida buena y que la «vida buena» se refleja (así se espera) en todas las decisiones y todos los actos personales. No se trata sólo de lo que uno crea, sino de cómo se comporte. A medida que los tiempos han ido cambiando y las religiones han perdido para muchas personas su poder de persuasión, algunos nos hemos quedado con la sensación de estar perdidos y sin rumbo, sin nuestro mapa de carreteras espiritual. El orgullo de seres humanos, creados a imagen y semejanza de Dios, se ha visto socavado. Hemos perdido la idea de ser la especie preferida de Dios. En una época en la que abandonamos la idea de la comunidad local, abandonamos también los vínculos de la vida familiar. ¿En quién se podrá confiar? ¿Cómo sabremos lo que debemos valorar que no sea la próxima compra?

Nuestra cultura consumista no satisface nuestras necesidades. Los bienes materiales son como la energía y el bienestar inmediatos después de tomarse un buen pastel, una ilusión pasajera sin sustancia alguna. Como decía un señor, divorciado tres veces y miembro de una familia inmensamente rica del medio oeste: «Sin unas relaciones adecuadas, todo lo que hace el dinero es permitirte ser desdichado en un entorno más agradable».

A muchas personas les preocupa que estemos empezando a construir un mundo virtual, donde las relaciones entre las personas —y no digamos con un ser superior— se sustituyen con la idea de que todos pueden ser individuos que se autorrealizan. Si uno no persigue ser el número uno, es culpa suya. La televisión sigue fascinando a nuestros hijos, como nos fascinaba a nosotros hace veinte, treinta o cuarenta años. Pero el mundo completamente electrónico nos puede conducir hoy por un camino un tanto diferente, a adquirir para nuestras familias un mundo independiente, un mundo que parece prometer que no tendremos necesidad del contacto real con otro ser humano. Si a nuestros hijos les molesta que les llevemos a rastras de una actividad a una visita y luego a una clase, pueden escuchar el walkman, jugar con la Nintendo o encontrar otras formas de desconectar de los seres humanos en su vida cotidiana. Pueden jugar al ajedrez con una máquina, competir en una carrera con un oponente generado por ordenador o «jugar» en Internet con una persona real del otro extremo del mundo, con quien no intercambiará una palabra ni una mirada.

Si no ponemos los medios para evitarlo, hoy podemos tener un mundo en el que una familia no interactúe de verdad con sus otros miembros. No es necesario tener unos amigos difíciles que quieran hacer algo que no queremos hacer y no hay razón para tratar de compaginar nuestros intereses con los de otra persona. Estamos hablando de crear una situación que favorece una forma «autista» de interactuar con los demás. Hablamos de una forma de vida que dice al ser humano, el supremo animal social, que no necesita a las otras personas de su vida. Produce terror. El problema de nuestro estilo de vida materialista es que sólo alimenta nuestras necesidades más superficiales y olvida nuestros más profundos deseos. Al final no nos lleva adonde queremos ir ni nos proporciona la intimidad con la que las noches más oscuras parecen un poco más cálidas. En última instancia, toda esa «compañía» de diseño tecnológico deja a las personas solas, más solas que nunca. Y como sentimos tanta hambre espiritual, el materialismo vacío nos hace vulnerables a cualquier gurú, charlatán o fanático chiflado que afirme con seguridad que posee la respuesta a nuestra angustia existencial.

Somos buenas personas, la mayoría. Procuramos ser decentes y amables y nos esforzamos por hacer lo correcto. Nos sacrificamos mucho por nuestras familias, como ha demostrado este libro, y estamos dispuestos a dar más si con ello podemos mejorar la vida de nuestros hijos. Nos fijamos mucho en lo que se requiere para criar a los hijos de manera que no sólo estén sanos y tengan éxito en la vida, sino que se sientan bien emocionalmente, algo que nuestros abuelos no solían pensar que formara parte de su responsabilidad ni que fuera un factor de sus objetivos familiares. Sin embargo, a pesar de nuestras mejores intenciones y nuestros grandes sacrificios, a veces lo que hacemos a corto plazo no es lo que ni nosotros ni nuestros hijos necesitamos a largo plazo. Después de todo, si hay que creerse los recientes informes sobre el «gen del envejecimiento», la esperanza de vida de nuestros hijos puede llegar a los 150 años. Como padres debemos encontrar un mapa de carreteras ético para nuestras familias, que nuestros hijos puedan seguir en ese largo viaje, tanto si nos decidimos por esos programas genéricos de «mayor poder» divididos en doce fases, por el Dios de Abraham o por unos principios éticos de elaboración propia. Y necesitamos caminos más firmes que conduzcan a nuestras familias a una participación más íntima y a una unión más estable.

Para llegar a ser padres independientes y de éxito, para proporcionar a nuestros hijos las auténticas herramientas que necesitan para avanzar bien por la vida, para enseñarles a pensar por sí mismos, debemos pensar *por nosotros* mismos, decidir qué *significa para nosotros* la vida. No es tarea fácil, ni que todos decidan asumir en serio. Pero, nos guste o no, lo hacemos todos los días con nuestra forma de actuar.

Como padres, tenemos que preguntarnos cuál es para nosotros el camino correcto. ¿Qué valores queremos transmitir? ¿Con qué convicción deseamos que nuestros hijos tengan fe en *algo* que puedan valorar y en lo que puedan creer? ¿Qué hacemos para que las decisiones que tomamos sean las correctas? La meta no es el cielo ni unas actividades interminables para evitar una larga estancia en el purgatorio. La meta está en vivir una vida en la que nos impliquemos con pasión, en la que nos sintamos activos y vivos. Está en sentirse completamente entregados a nuestra vida, para así establecer con nuestros hijos las estrechas relaciones que necesitan y necesitamos. Y de todo ello, si tenemos suerte, surgirá la felicidad.

Tal vez sea mucho más fácil olvidarse por completo de estos asuntos, enterrarnos en el trabajo, en la vida académica de los hijos, en la Liga Infantil, en las clases de piano, en la American Heart Association. Podemos pensar que hemos llegado a todas las bases, incluida la de la caridad. Pero si no nos hemos planteado la pregunta de qué es lo que da sentido a nuestra vida, tampoco proporcionaremos a nuestros hijos los medios para que se la planteen. Y necesitan de verdad una guía que les ayude en las difíciles preguntas de la vida, las que empiezan con: «¿Qué hago cuando mi mejor amigo habla mal de mi otro mejor amigo?» y terminan con otras mucho más serias.

Realmente no es difícil aprender a sintonizar con aquello que nosotros y nuestras familias más ansiamos. Pero normalmente no es en esto en lo que más empeño ponemos. Sólo muy de vez en cuando se produce una revelación a la luz de la luna de medianoche en la cima de la montaña. De hecho, lo más probable es que las que se refieren a nuestra forma de vivir cotidiana se produzcan de manera repentina en la cocina, mientras los hijos se están peleando, suena el teléfono y la cazuela de macarrones con queso congelados que está borboteando en el microondas acaba de estallar y se nos está haciendo tarde para el entrenamiento de baloncesto, la reunión de padres o los deberes. Una crisis personal seria, como el diagnóstico de una enfermedad grave, la ruptura de un matrimonio o la pérdida de un ser querido, nos puede incitar a replantearnos nuestra forma de vivir. Pero también lo puede hacer el hecho de darnos cuenta de que la felicidad se ha ido debilitando, poco a poco, mientras perseguíamos con tanto ahínco el sueño americano.

Seamos sinceros. La mayoría, si no todos, de los que nos podemos permitir el estilo de vida que hace posible nuestra hiperpaternidad tenemos mucha suerte. Disponemos de todo lo que necesitamos y mucho de lo que deseamos. A nuestros hijos les va bien en la vida. Quizá no sean perfectos, pero pocos tienen problemas graves. La mayoría de ellos son buenos estudiantes, realizan actividades, tienen muchos amigos y muchas cosas por las que sentirse felices. En Estados Unidos reina la paz, algo que damos por supuesto pero que los padres de muchas otras partes del mundo darían cualquier cosa por poseer. Tenemos nuestras quejas sobre determinados días y nuestra vida dista de ser perfecta; pero cuando pensamos en lo que importa, la mayoría tenemos más que suficiente de lo que necesitamos para vivir bien. Si uno se puede despertar por la mañana en una cama cómoda y caliente, con uno o varios hijos sanos durmiendo en unas habitaciones más allá, si tenemos personas a las que queremos y una vida que nos sostiene, ¿no es una bendición? En nuestro intento por abrillantar y perfeccionarlo todo, perdemos de vista la verdad fundamental.

Tenemos una vida rica y plena. Rebosante, de hecho. No satisfechos con poseer el 95 % de lo que se necesita para ser feliz, nos empeñamos en conseguir el 110 %. Y muchas veces es este 15 % lo que nos sitúa al borde del abismo. La diferencia está en ser realistas sobre qué es una vida buena.

En todos los capítulos de este libro hemos apremiado a los lectores a que se fijen mejor en las elecciones que hacen todos los días de su vida y en lo que las decisiones que tomamos dicen implícitamente a nuestros hijos. Somos muy afortunados. Tenemos mucho. Tenemos *demasiado*. Debemos aprender a seleccionar entre las muchas posibilidades, a identificar las pocas que son realmente importantes —para *nosotros*—. Planes, bienes, consejos, actividades, clases... decidamos cuáles son los que nos enriquecen y cuáles los que no hacen sino producirnos más estrés.

Si aprendemos de verdad a conocernos, también sabremos cuándo es el momento de disminuir el ritmo y dónde podemos recortar de forma segura. Sabremos qué es lo que necesitamos, qué necesitan nuestros hijos y de qué podemos prescindir. Si nuestras relaciones son sanas y sólidas, sabremos también cuándo está bien equilibrada la balanza y cuándo se desequilibra demasiado uno de sus platillos. Sabremos si todos consiguen la merecida parte de lo que quieren, necesitan o se merecen; nos daremos cuenta de cuándo alguien no recibe lo suficiente. Sabremos cuánto espacio necesitamos en nuestras vidas, cuánto necesitan nuestros hijos en las suyas y cuánto espacio nos podemos permitir sin que la hipoteca sea demasiado elevada para que nos quede tiempo para las cosas que realmente importan. Descubriremos la manera de que todos los miembros de la familia se sientan más cómodos entre ellos, no de forma perfecta, pero sí más fácil.

Entonces, quizás, aprenderemos también a vivir más en paz con nosotros mismos.

Y al alcanzar esas metas, al conocernos, también llegaremos a conocer a nuestros hijos. No hay mejor regalo ni mejor consejo para los padres. Al detener nuestra hiperpaternidad, al definir qué es lo que valoramos, al asegurarnos de que todos tenemos lo suficiente de lo que necesitamos, puede desaparecer el resentimiento con el que ejercemos de padres. Puede ser ésta una vida muy buena, no sólo para nuestros tan queridos y afortunados hijos, sino también para nosotros mismos.

10

Cómo terminar ya con la hiperpaternidad

¿Consejos en un libro «anticonsejos» sobre la paternidad? Meditamos mucho la cuestión y de hecho en la primera edición de nuestro libro se evitaron las sugerencias sobre la paternidad por una sencilla razón: creemos que no existe una única forma correcta de criar una familia. Cada uno debe encontrar su propio camino. Pero desde que el libro se publicó por primera vez, se nos ha preguntado repetidamente: «Pero ¿qué se puede hacer?». Así que elaboramos unos principios fundamentales que puedan ayudar al lector a decidir qué puede ser lo mejor para su familia:

Limitar las actividades. Antes de apuntarnos a nuevas actividades pensémoslo detenidamente. Algunas familias establecen normas estrictas (por ejemplo, un deporte por hijo y temporada), mientras que otras deciden según los casos. Pero si decimos que sí a demasiadas oportunidades de enriquecimiento personal, toda la familia tendrá que pagar su precio. Comparemos los beneficios de la participación con los costes —tiempo, energía, esfuerzo logístico, estrés y gastos— que nos supondrán a nosotros, a nuestro hijo y al resto de la familia.

Desarrollar un sano escepticismo. Seamos exigentes con los consejos que consideremos. Los expertos deben contribuir a mitigar el estrés y no a añadir una ansiedad innecesaria a una vida ya excesivamente cargada. Tiene sentido seguir los consejos avalados por la experiencia sobre cómo hacer del hogar un lugar seguro para los niños, por ejemplo; menos sentido tiene alterar de forma drástica la dieta de la familia como reacción al último estudio que promete algún supuesto beneficio, pero que previsiblemente se verá refutado y sustituido por otros descubrimientos dentro de muy poco. La ciencia, la salud, la nutrición y la educación tienen sus tendencias, como las tienen la moda y el diseño de interiores. Un año se nos dice que reduzcamos las grasas en la dieta de los niños; al siguiente se nos advierte de que hacerlo puede ser dañino; dos años después, aparecen estudios donde se anuncia que, de hecho, está bien reducir el consumo de grasas en los niños más pequeños. ¿Quién sabe la verdad? En muchos casos, la moderación y el sano juicio son los mejores criterios.

Démonos un descanso. Se supone que la vida familiar ha de ser una creación nuestra, un siempre cambiante baile entre nosotros, nuestros hijos, nuestro cónyuge, nuestra familia y nuestros amigos y la comunidad en general. Hagámoslo a nuestra manera. Sólo disponemos de una oportunidad. La próxima vez que tengamos esta misma experiencia estaremos observando a nuestros hijos ejerciendo ya de padres. Así que aceptemos la inseguridad, disfrutemos de los nuevos pasos de baile y sepamos que a veces nos sentiremos torpes porque nos esforzamos mucho, porque somos una determinada persona, y porque las cosas nunca se habían hecho antes de esta misma manera.

La familia tiene prioridad. Las relaciones son importantes, quizá más que cualquier otra cosa. Los hijos están con nosotros durante poco tiempo, hasta que emprenden su propia vida, atareados con los amigos, la universidad, el trabajo y, al final, su propia familia. Debemos disfrutar de ellos y del breve espacio de tiempo que con ellos estamos. No hay que sobrecargar la vida familiar con tareas y obligaciones que añadan un resentimiento innecesario a la vida cotidiana. Si los miembros de la familia están demasiado ocupados para salir y divertirse juntos, si casi nunca pasamos tiempo solos con nuestro cónyuge como pareja, hay que intervenir. El tiempo para la familia debe ser tan importante como la educación, el deporte, las actividades sociales y otros compromisos externos.

Cuidado con el consumo. Vivimos en una sociedad regida por el mercado, donde casi todo el mundo vende algo, directa o indirectamente. Salgamos al mundo teniéndolo en cuenta y preguntémonos si un determinado producto o servicio nos va a enriquecer la vida o sencillamente va a distraernos, apaciguar a nuestro hijo y traernos más complicaciones en el futuro. No gastemos en productos innecesarios el dinero que con tanto esfuerzo ganamos por mucho que los anuncios intenten convencernos de que la vida será más tranquila, más feliz y más próxima a la perfección si compramos precisamente ese artículo adicional.

La personalidad tiene importancia. Mucha. Sepamos que nuestra forma de vivir la vida ante los hijos importa más que lo que les digamos sobre cómo deberían vivir la suya. El carácter dura toda la vida. Vivamos los valores que consideremos importantes porque nuestros hijos, cuando se hagan mayores y salgan al mundo, imitarán nuestra conducta.

Seamos improductivos. Una vida que consista en una serie interminable de actividades demuestra a nuestros hijos que esperamos de ellos que sean unos hiperactivos adictos al trabajo, que no paren desde la 6 de la mañana hasta las 9 de la noche. Les dice que tienen que trabajar duro en pulirse y perfeccionarse, e implícitamente les dice que no creemos que, tal como son, sean lo «bastante buenos». Está bien que las familias pasen tiempo juntas sin hacer nada productivo —encestando, paseando, jugando, hablando y leyendo—. El hecho de que nosotros, los padres, disfrutemos de estar con nuestro hijo sin ningún objetivo aparente hace que el chico se dé cuenta de que pensamos que es más interesante que cualquier otra cosa del mundo —nada hay que pueda reforzar su autoestima de forma más eficaz.

La infancia es una preparación, no una representación. Nadie debe estar siempre en el escenario, ni los adultos ni, desde luego, los niños. No hay que juzgar a éstos por cada aspecto de su actuación en la vida, les somete y nos somete a demasiada presión. Por definición, los niños son inmaduros y no hay que esperar que actúen según los criterios de los mayores. Resistamos la presión de los entrenadores y de los medios de comunicación, que nos dicen cómo forzar a nuestro hijo para que pronto destaque.

El placer tiene su sitio en la vida de los padres. Se supone que debemos disfrutar del breve tiempo que estamos en el mundo, al menos algunas veces. Nuestras relaciones más próximas deben ser fuente de placer, no de presión y tensión constantes. Si no nos divertimos mucho con nuestros hijos, cónyuges y amigos —incluso con nosotros mismos—, debemos pensar en introducir algunos cambios en nuestra vida. Reservémonos tiempo para una cena romántica con nuestra pareja; a todos los niños que conocemos les van mejor las cosas si saben que sus padres son felices y disfrutan de la vida y de sus relaciones.

El placer tiene su sitio también en la vida de los niños. La infancia no tiene por qué ser una rutina interminable de productividad y de automejora. Los niños merecen divertirse, pasar el rato sin hacer nada y espacios libres en su vida para que los llenen como les parezca bien. Muchas actividades supuestamente divertidas son cualquier cosa menos esto; son momentos tensos y agobiantes en los que se espera que el niño rinda. Recordemos que, si nuestro hijo disfruta de estar con nosotros, así será siempre. Y, emocionalmente al menos, la relación que tanto ha significado para él como niño seguirá con él y le reforzará como persona adulta.

Dejemos espacios libres en nuestras agendas. A los padres les preocupa que los hijos se aburran, por eso les programan la vida para tenerles ocupados. Pero las horas libres enseñan a los niños cómo crear su propia felicidad —una destreza importante cuyo desarrollo nos beneficiaría a todos—. El *tiempo no programado* estimula a los niños a crear, imaginar, ver nuevas posibilidades en las que nadie había pensado, nadie desde luego de quienes diseñan juegos programados y empaquetados. Con el tiempo libre los niños aprenden a llenarlo de forma que les resulte agradable.

No existe un forma exclusiva y correcta de ser padre. Todas las familias son únicas y deben encontrar su propio camino en el mundo —sus valores y prioridades, sus virtudes y sus intereses—. Así que hagamos caso omiso de los expertos que creen poseer la respuesta correcta. Con algunas salvedades, todos debemos sentirnos libres para educar a nuestros hijos a nuestra manera, pero, para saber en qué consiste esto, todos debemos dedicar cierto tiempo y cierta energía a descubrir qué son nuestras vidas, en qué creemos y qué valoramos. Corramos un poco menos; reflexionemos un poco más.

Confiemos en nosotros mismos. No creamos a los expertos que dicen saber cómo deberíamos educar a *nuestro* hijo. En lo que a nuestra familia se refiere, nosotros somos los expertos. Somos los mejores padres que nuestro hijo podría tener. En palabras del buen doctor Benjamin Spock, que fue quien primero y mejor lo dijo: «Confía en ti mismo. Sabes más de lo que te imaginas».

Bibliografía

CAPÍTULO 1

Kohn, Melvin, «Social Class and the Exercise of Parental Authority», *American Sociological Review*, 1959, págs. 352-366.

CAPÍTULO 2

Bressman, Lillian, «Tales of Mama: Doing What Comes Naturally», *The Jewish News* (ahora *The New Jersey Jewish News*), Newark, Nueva Jersey, agosto de 1976.

Dreger, Alice, «Guilt Trips and the Art of Blaming Mom for Everything», *The New York Times*, 3 de noviembre de 1998, pág. F4.

Eisenberg, Arlene, Heidi Eisenberg Murkoff y Sandee Eisenberg Hathaway, R. N., B. S. N., «The Best-Odds Diet», en *What to Expect When You Are Expecting*, Workman Publishing, 1984, cap. 4, pág. 81 (trad. cast.: *Qué se puede esperar cuando se está esperando*, Barcelona, Medici, 1997).

Katz, Vern L., «Two Trends in Middle Class Birth in the United States», *Human Nature*, vol. 4, nº 4, Universidad de Carolina del Norte, 1993, págs. 367-382.

CAPÍTULO 3

Fordahl, Matthew, «Studies: Listening to Mozart Won't Make You Smart», *The Stamford Advocate*, 29 de agosto de 1999, pág. 23.

Grossman, Cathy Lynn, «Chicken Pox Vaccine Slows Rash of Outbreaks», *USA Today*, 18 de enero de 1999.
Hertzman, Clyde, «The Lifelong Impact of Childhood Experiences», *Daedalus: Journal of the American Academy of Arts & Sciences*, vol. 123, 1994, págs. 167-180.

CAPÍTULO 4

Adler, Jerry, «Does Your Child Need a Tutor?», *Newsweek*, 31 de marzo de 1998.
Begley, Sharon, «Your Child's Brain», *Newsweek*, 19 de febrero de 1996, págs. 55-61.
—, «Do Parents Matter?», *Newsweek*, 7 de septiembre de 1998.
Goode, Erica, «Mozart For Baby? Some Say Not», *The New York Times*, 3 de agosto de 1999, pág. F1.
Harris, Judith Rich, *The Nurture Assumption: Why Children Turn Out the Way They Do*, The Free Press, 1998, pág. 15 (trad. cast.: *El mito de la educación*, Barcelona, Grijalbo, 2000).
Kantrowitz, Barbara y Claudia Kalb, «How to Build a Better Boy», *Newsweek*, 11 de mayo de 1998.
«Your Child from Birth to Three», «Cultivating the Mind», *Newsweek*, nos 38-39, primavera-verano de 1997.

CAPÍTULO 5

Dillard, Annie, *An American Childhood*, HarperCollins, 1998.
Held, R., «Plasticity in Sensory-Motor Systems», *Scientific American*, nº 213, 1965, págs. 89-94.
Milne, A. A., «Winnie-the-Pooh», *Which Pooh and Piglet Go Hunting and Nearly Catch a Woozle*, E. P. Dutton, 1926, cap. 3 (trad. cast.: *Winnie de Puh*, Madrid, Altea, 1993).

CAPÍTULO 6

Adler, Jerry, «Does Your Child Need a Tutor?», *Newsweek*, 31 de marzo de 1998.

«Attention Disorder in Children Still Eludes Treatment Method», *The New York Times*, 19 de noviembre de 1998.

Elliot, Diane y Linn Goldberg, «Intervention and Prevention of Steroid Use in Adolescents», *The American Journal of Sports Medicine*, noviembre de 1996.

Faigenbaum, Avery D. y otros, «Anabolic Steroid Use by Male and Female Middle School Students», Pediatrics, mayo de 1998.

Green, Rick, «For Many, Special Ed Is a Tough Label to Shake», *The Stamford Advocate*, 16 de marzo de 1998.

Gross, Jane, «In Quest for the Perfect Look, More Girls Choose the Scalpel», *The New York Times*, 1 de junio de 1999, pág. F8.

Hancock, LynNell, «Mother's Little Helper», *Newsweek*, 18 de marzo de 1996.

Knutson, Brian y otros, «Selective Alteration of Personality and Social Behavior by Serotonergic Intervention», *American Journal of Psychiatry*, marzo de 1998, págs. 373-378.

Kolata, Gina, «Boom in Ritalin Sales Raises Ethical Issues», *The New York Times*, 15 de mayo de 1996.

Longman, Phillip J., «The Cost of Children», *U. S. News & World Report*, 30 de marzo de 1998.

Noble, Holcomb B., «Steroid Use by Teenage Girls Is Rising», *The New York Times*, 1 de junio de 1999, pág. F8.

«Our Quest to Be Perfect», *Newsweek*, 9 de agosto de 1999, págs. 52-59.

Waitzkin, Fred, *Searching for Bobby Fischer*, Penguin Books, 1989.

CAPÍTULO 7

Bettelheim, B. y A. A. Rosenfeld, *The Art of the Obvious: Developing Insight for Psychotherapy and Everyday Life*, Alfred Knopf, 1993 (trad. cast.: *El arte de lo obvio: el aprendizaje de la práctica de la psicoterapia*, Barcelona, Crítica, 1994).

Buckley, Christopher, «Shouts & Murmurs—Memo from Coach», *The New Yorker*, octubre de 1997.

Hemingway, Ernest, *The Snows of Kilimanjaro and Other Stories*, Charles Scribner's Sons, 1927 (trad. cast.: *Las nieves del Kilimanjaro y otros relatos*, Barcelona, Bibliotex, 1998).

Kristof, Nicolas D., «Correspondence/Uncompetitive in Tokyo: In Japan, Nice Guys (and Girls) Finish Together», *The New York Times*, 12 de abril de 1998.

Tofler, Ian R., M. B., P. S., Penelope Knapp, M. D. y Martin J. Drell, M. D., «The "Achievement by Proxy" Spectrum: Recognition and Clinical Response to Pressured and High-Achieving Children and Adolescents», *The Journal of the American Academy of Child and Adolescent Psychiatry*, febrero de 1999.

CAPÍTULO 8

Hochschild, Arlie Russell, «There's No Place Like Work», *The New York Times Magazine*, 20 de abril de 1997.

—, *The Time Bind: When Work Becomes Home and Home Becomes Work*, Henry Holt & Co., 1997.

McKibbon, Bill, *The Age of Missing Information*, Plume, 1993.

CAPÍTULO 9

Coles, Robert, *The Moral Intelligence of Children: How to Raise a Moral Child*, Plume, 1998 (trad. cast.: *La inteligencia moral del niño y del adolescente*, Barcelona, Kairós, 1998).

Frankl, Viktor E., *Man's Search for Meaning*, Insights Books, 1997 (trad. cast.: *El hombre en busca de sentido*, Barcelona, Herder, 1999).